U0263955

# 糖尿病眼病临床防治

Clinical Prevention and Treatment of Diabetic Eye Disease

主编 张良 胡洁 曹丹

SPM 南方出版传媒
广东科技出版社｜全国优秀出版社
· 广 州 ·

图书在版编目（CIP）数据

糖尿病眼病临床防治 / 张良，胡洁，曹丹主编. —广州：广东科技出版社，2020.10
ISBN 978-7-5359-7516-4

Ⅰ. ①糖… Ⅱ. ①张… ②胡… ③曹… Ⅲ. ①糖尿病—并发症—眼病—防治 Ⅳ. ①R587.2

中国版本图书馆CIP数据核字（2020）第116464号

糖尿病眼病临床防治
Clinical Prevention and Treatment of Diabetic Eye Disease

出 版 人：朱文清
责任编辑：李 旻
封面设计：林少娟
责任校对：李云柯
责任印制：彭海波
出版发行：广东科技出版社
（广州市环市东路水荫路11号 邮政编码：510075）
销售热线：020-37592148/37607413
http：//www.gdstp.com.cn
E-mail：gdkjzbb@gdstp.com.cn（编务室）
经 销：广东新华发行集团股份有限公司
印 刷：广州市彩源印刷有限公司
（广州市黄埔区百合三路8号 邮政编码：510700）
规 格：889mm×1 194mm 1/16 印张15.25 字数305千
版 次：2020年10月第1版
2020年10月第1次印刷
定 价：150.00元

# 编委会


**主编**

张　良（广东省人民医院眼科）

胡　洁（中山大学中山眼科中心）

曹　丹（广东省人民医院眼科）

**编委**（以姓氏笔画为序）

王　军（广东省人民医院眼科）

邝　建（广东省人民医院内分泌科）

刘求红（广州中医药大学第一附属医院眼科）

李晓莉（广东省人民医院眼科）

杨大卫（广东省人民医院眼科）

杨　晖（中山大学中山眼科中心）

余洪华（广东省人民医院眼科）

吴乔伟（广东省人民医院眼科）

张舒婷（广东省人民医院内分泌科）

岳丽菁（广东省第二中医院眼科）

孟倩丽（广东省人民医院眼科）

胡云燕（广东省人民医院眼科）

费文雷（广东省人民医院眼科）

黄中宁（广东省人民医院眼科）

崔　颖（广东省人民医院眼科）

曾运考（广东省人民医院眼科）

詹宇坚（广州中医药大学第一附属医院眼科）

臧思雯（广东省人民医院眼科）

# 主编简介

EDITOR IN CHIEF

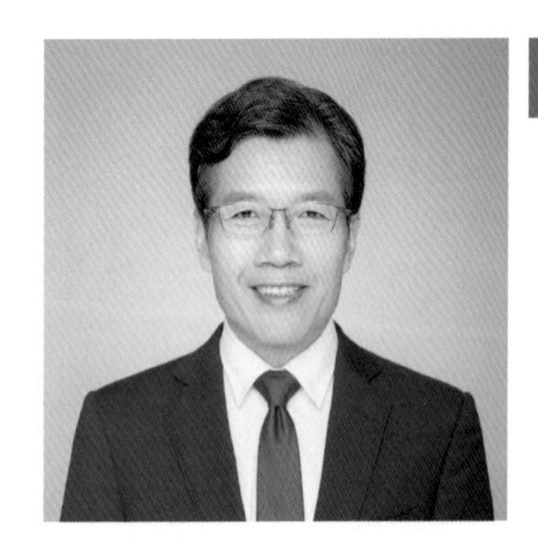

## 张良

医学博士，教授，主任医师，博士研究生导师，广东省眼病防治研究所副所长，广东省人民医院眼科行政主任。全国防盲技术指导组委员、中国糖网筛防工程广东省专家委员会眼科副主委、中国残疾人康复协会康复评定专业委员会常务委员、广东省医师协会眼科分会副主任委员兼防盲学组组长、广东省眼科质量控制中心副组长。

从事眼科临床工作 30 余年。完成各种白内障手术近 4 万例，玻璃体视网膜手术 9 千余例。擅长各种白内障手术、复杂性视网膜脱离及糖尿病视网膜病变手术。主持或作为主要研究人完成及在研国家和省级科研项目 16 项，发表学术论文近 70 篇，其中 SCI 论文 21 篇。科研项目“现代玻璃体手术的推广应用”曾获卫生部科技进步三等奖。

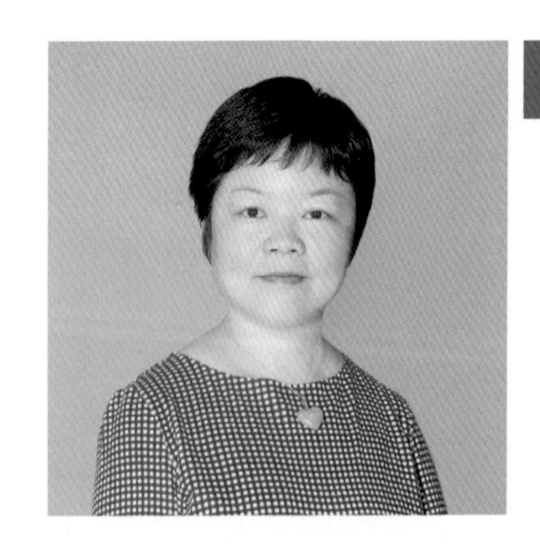

## 胡洁

医学博士，主任医师，博士研究生导师。2003—2005 年赴澳大利亚国立大学从事访问学者、博士后研究工作。中国微循环学会眼微循环专业委员会常委，国际眼循环委员会创始委员，中国女医师协会眼科专委会微创玻璃体学组委员，2019 年荣获“第五届羊城好医生”称号。

擅长各种眼底疾病的诊治，特别是糖尿病性视网膜病变、各种黄斑部病变、各型视网膜脱离和玻璃体疾病的临床诊断、手术及激光治疗，尤其是目前最新发展的针对眼底新生血管性疾病的抗 VEGF 药物治疗及微创玻璃体视网膜手术。

先后主持国家自然科学基金和省部级科研基金 12 项，2005 年起率先提出和开展了“乙酰肝素酶与糖尿病性视网膜病变相关性的系列研究”。迄今已在国内外核心期刊发表论文 30 余篇，参与《黄斑部疾病手术学》等多部学术专著的编写。

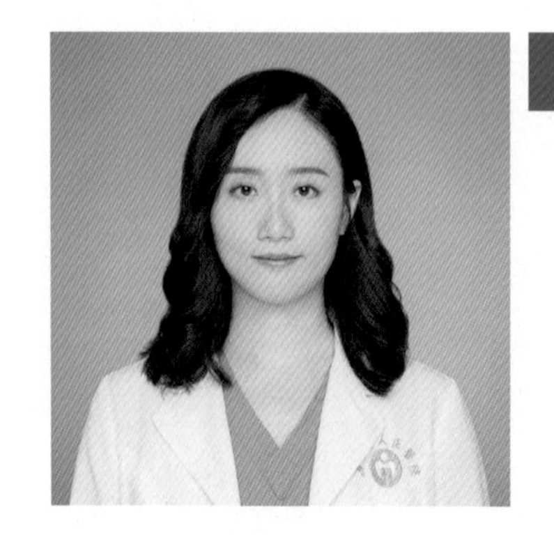

## 曹丹

医学博士，现任广东省眼健康协会青年医师专业委员会副主任委员。

擅长各种青光眼、眼底疾病的诊治，主要研究方向为糖尿病视网膜病变，近年来在国内外眼科专业杂志发表学术论文 20 余篇，其中被 SCI 收录的第一作者论文 9 篇。

目前主持国家自然科学基金青年基金 1 项、广州市科技计划项目 1 项、广东省医学科研基金 1 项，参与在研的广东省科技计划项目、广州市科技计划项目等科研项目 3 项。

# 内容简介

INTRODUCTION

本书详细介绍了糖尿病引起的各种眼部疾病的临床诊断及治疗，总结了包括糖尿病眼病的流行病学、糖尿病性视网膜病变、糖尿病性白内障、糖尿病性眼表疾病、糖尿病性视神经病变、糖尿病合并青光眼及糖尿病合并眼肌病变的发病机制、临床表现、治疗和典型病例，并对如何阅读和理解不同形式的眼科相关检查如荧光素眼底血管造影、光学相干断层扫描、光学相干断层扫描血管成像等进行了全面的解读，尤其对需要手术治疗的糖尿病性白内障、糖尿病性视网膜病变，在手术技术和并发症防治上进行了较为详细的阐述，对于有着重要意义的视网膜光凝治疗，在治疗模式及时机上也有全面的介绍。此外，本书还对糖尿病眼病围手术期管理及中医防治、饮食治疗等进行了探讨，对糖尿病眼病患者的糖尿病综合管理给予了清晰的指导。

本书对成长中的医生手术技术的提高，基层眼科医生遇到糖尿病眼部病变的综合应对以及内分泌医生均有较强的学习指导意义。

# 序言
PREFACE

千百年来，人们追求“民以食为天”，但是，随着社会的不断发展，人民生活越来越好， 生活和工作习惯也发生了很大的变化，高脂高热饮食习以为常，运动越来越少，以糖尿病为代表的“富贵病”越来越常见！糖尿病目前已经成为我国最主要的慢性病之一。根据 2017 年中华医学会糖尿病学会报告，我国成年人的糖尿病发病率已从 1980 年的不到百分之一飙升至近年的将近百分之十一。随着糖尿病病程进展，多种慢性并发症亦随之而来。糖尿病的眼部并发症占到了糖尿病并发症的将近三分之一，其中糖尿病性视网膜病变更是糖尿病的主要致盲性并发症。因此，面对我国如此庞大的糖尿病人群，如何做好糖尿病眼病的管理、预防和治疗，是所有眼科医生、内分泌科医生及社区医生需要共同解决的问题。

近年来，随着眼底病领域检查、药物、激光及手术设备的不断改进，糖尿病性视网膜病变的治疗已经有了长足的进展，除了以往的激光和手术，我们现在有了更多的手段、更好的药物。但是，我们在临床工作中发现糖尿病性视网膜病变的发生率并没有下降，仍有大量的糖尿病人因为糖尿病性视网膜病变致盲，乃至继发新生血管性青光眼，最终失明，让人痛心。然而，令人欣慰的是，由于国家医疗政策的引导，越来越多的糖尿病眼病患者将在基层医院就诊，这就要求基层医院的眼科医生加强对糖尿病眼病的学习和认识。

糖尿病造成的眼部损害，几乎累及全眼球，除了我们熟知的糖尿病性视网膜病变外，还有角膜病变、白内障、青光眼、视神经病变、眼外肌麻痹等等，都可对糖尿病患者的健康及生活造成影响，因此对糖尿病眼病的全面认识和正确处理也是每个眼科医生应该掌握的。

张良教授从医三十多年，年富力强，临床经验丰富，他所领导的团队在糖尿病眼病领域深耕多年。他们将自己多年的临床实践经验结合大量的文献资料、总结到了本书中，并邀请到在糖尿病眼病领域奋战多年的眼科专家共同撰写本书。本书涵盖了糖尿病对眼前段到眼后段的影响及诊疗以及糖尿病眼病的最新研究进展，内容丰富、科学实用，可以为广大眼科医生、内分泌科医生和相关临床医护人员在诊治糖尿病眼病中提供帮助和参考，进一步推动糖尿病眼病专业的发展，有助于为广大糖尿病眼病患者提供更优质的医疗服务。

唐仕波

中南大学爱尔眼科学院

2020 年 4 月

# 前言
POREWORD

随着生活方式的改变，人口老龄化的不断加剧，慢性病已呈现快速增长之势，糖尿病在中国目前已成为危害最为严重的主要慢性疾病。糖尿病能引起各种眼部并发症，较突出的是糖尿病性视网膜病变。病程 5~10 年的糖尿病患者，有 1/3 将会出现糖尿病性视网膜病变。如果病情不能得到控制，有视网膜病变的人中又会有 1/4 的人可以发展成为增殖型糖尿病性视网膜病变，如果不能得到有效治疗，往往成为不可挽救的盲人。需要手术的玻璃体视网膜病变中，糖尿病性玻璃体视网膜手术的占比越来越明显。这在不同地区情况是不一样的，在经济和防病意识较强地区，糖尿病性视网膜病变较少发展到增殖阶段，甚至很少需要手术干预。而当今我国仍有较多地区还需要进行大量的宣传教育工作。糖尿病引起的其他眼部病变如糖尿病性角膜病变、糖尿病性白内障、糖尿病眼肌病变、糖尿病性视神经病变，这些损害也越来越成为临床工作的重要部分。

多年的临床实践，让我们深感糖尿病眼病是将要面对的越来越严重的临床问题。三年前我们就开始筹划《糖

尿病眼病临床防治》书稿。

本书的主要编者，长期致力于糖尿病眼病的临床和科研工作，积累了较为丰富的临床实践经验，又有显著科研产出。由于眼科领域手术技术、检查仪器、手术设备、治疗药物的日新月异，使得我们在编写本书的过程中，总处在一种始终在路上的感觉。因此，本书内容也只限于现阶段的认知与对策，但也尽可能地对未来有希望的诊治手段进行介绍。由于在诊治复杂的糖尿病眼病过程中，目前的许多治疗方案还存在争议，因此编者也在相关章节加入了对于疾病的诊治思辨，希望能够对读者有所启迪。

由于编者水平有限，难免会出现对于疾病的认知较浅，在治疗上也可能挂一漏万。另外，我们处在一个科技突飞猛进的时代，新的治疗方法、新的检查方法不断涌现，还需要我们在未来不断进行归纳和总结，以期越来越完善地防控糖尿病眼病。

张　良

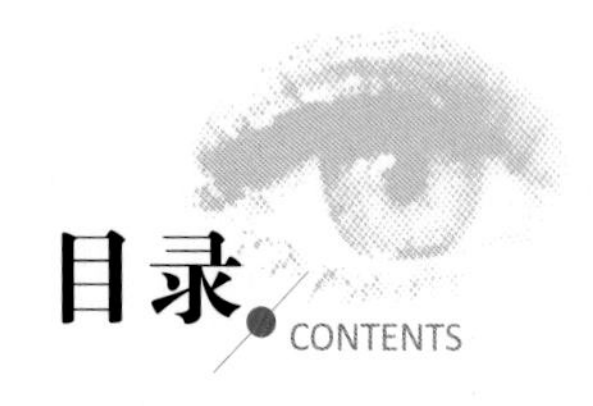

# 目录 CONTENTS

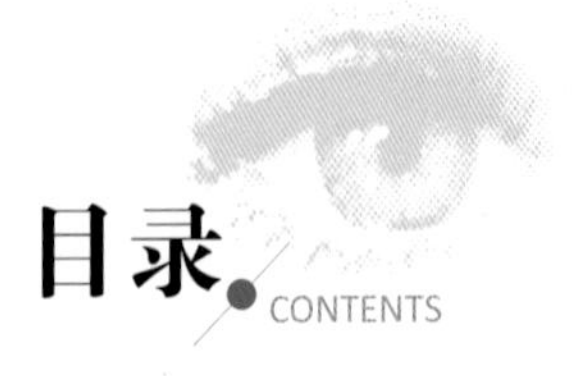

目录 CONTENTS

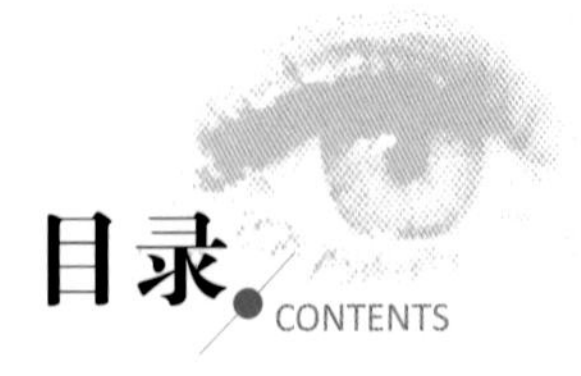

目录 CONTENTS

01

第一章

# 糖尿病**眼病流行病学**

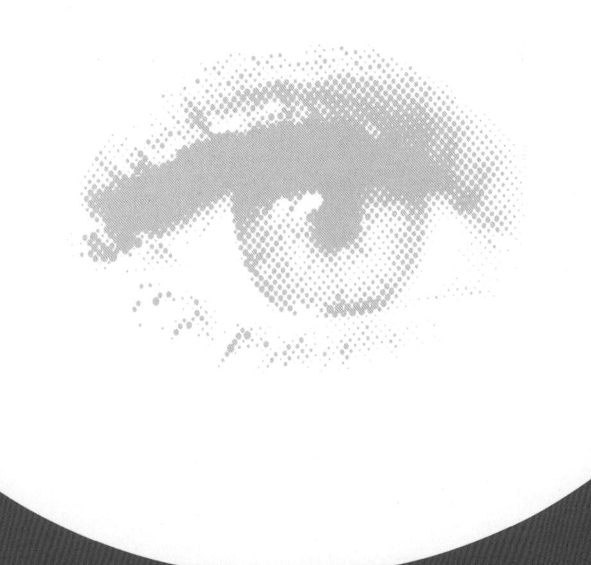

糖尿病（diabetes mellitus，DM）是由胰岛素分泌障碍、胰岛素抵抗等引发的糖、蛋白质、脂肪、水和电解质等一系列代谢紊乱综合征，以高血糖为主要特征，严重危害人类健康，是世界范围内人群致残和致死的主要原因，已经成为严重的公共卫生问题之一。据估计，在全球范围内，DM患病率将由2015年8.8%增加至2040年10.4%。随着我国经济发展和工业化进程的加快，国民生活方式（快节奏、少运动）和饮食结构（高热量、高脂肪和低纤维）的改变，以及老龄化进程的加速，我国DM患病率正呈快速上升趋势，成为全球DM第一大国。1994—1995年我国19省21万人的流行病学调查显示，22～64岁人群中DM患病率为2.28%，2000年增加至5.5%，而2016年一项2型糖尿病患病率的Meta分析结果显示，我国2型糖尿病患病率增加至9.1%，65～74岁年龄组DM患病率高达14.1%，同时呈现女性DM患病率高于男性，城市高于农村的分布特点。随着DM患病率不断增加，包括糖尿病性视网膜病变（diabetic retinopathy，DR）在内的糖尿病眼病作为DM的常见并发症，成为成年人致盲的主要原因之一，越来越受到重视。

## 第一节

## 糖尿病性视网膜病变流行病学

DR是DM最常见微血管并发症之一，在世界范围内，DR筛查方法（直接检眼镜观察，或彩色眼底照相）、眼底视野（标准30° 七视野、45° ～60° 范围单视野、双视野、三视野、超广角）选取，以及DM和DR诊断标准的不同，因此，不同研究所获得的DR患病率也不尽相同。

### 一 糖尿病性视网膜病变患病率

在过去40年，全世界各地进行了一系列以人群为基础的DR流行病学调查，具有代表性的有以下几项：美国以白种人为研究对象的威斯康星DR研究（Wisconsin Epidemiologic Study of Diabetic Retinopathy，WESDR），以拉美人为研究对象的LALES研究（Los Angeles Latino Eye Study），比较不同种族DR患病率研究的Proyecto VER （PVER）研究，澳大利亚蓝山眼病研究（the Blue Mountains

Eye Study，BMES），英国UKPDS（the United Kingdom Prospective Diabetes Study）和DCCT（the Diabetes Control and Complications Trial，其中UKPDS研究和DCCT研究是前瞻性研究）。近年来，亚洲地区也进行了一些关于DR的流行病学调查，例如：印度Andhra Pradesh调查、Aravind调查和Chennai城乡流行病学研究，新加坡马来眼病研究（the Singapore Malay Eye Study）。美国WESDR报道DR患病率为50.3%，LALES报道DR患病率为42.9%，澳大利亚BMES报道DR患病率为32.4%。英国一项研究结果显示1型DM患者DR患病率为56.0%，2型DM患者DR患病率为30.3%。亚洲DR患病率相对较低，以人群为基础的印度CURES农村眼病研究报道DR患病率为17.6%，新加坡马来眼病研究报道DR患病率为35.0%。多数研究在DR患病情况调查的基础上，进行了潜在危险因素评估以及干预效果。一项关于DR患病率Meta分析（包括35项研究，22 896名DM患者）的结果显示，全球DR患病率为34.6%，增殖型糖尿病性视网膜病变（proliferative diabetic retinopathy，PDR）、糖尿病性黄斑水肿（diabetic macular edema，DME）和威胁视力的糖尿病性视网膜病变（vision-threatening diabetic retinopathy，VTDR）患病率分别为6.96%、6.81%和10.2%，1型DM患病率高于2型DM。

我国DR患病率较欧美发达国家报道偏低，基于人群流行病学研究报道的DR患病率为16%～43.1%。2012年一项DR患病率的Meta分析结果显示，我国DR患病率为23%，其中非增殖型糖尿病性视网膜病变（non-proliferative diabetic retinopathy，NPDR）占大多数，且具有北方患病率高于南方，农村高于城市等特点。具有代表性的以人群为基础的DR流行病学调查主要有：中国北京眼病研究（Beijing Eye Study）、邯郸眼病研究（Handan Eye Study）、东莞眼病研究（Dongguan Eye Study，DES）和上海北新泾眼病研究等。中国北京眼病研究和邯郸眼病研究分别调查了华北地区部分城市和农村人群DR患病率，分别为27.9%和43.1%。作者对东莞横沥镇40岁及以上农村居民（DES）进行的DM和DR流行病学结果显示，8 952名受检者中，DM患病率为17.62%，DR患病率为18.2%。

## 二 糖尿病性视网膜病变的危险因素

DR的危险因素可以分为可调控和不可调控两类。可调控的危险因素主要包括高血糖、高血压、高血脂和肥胖；不可调控的危险因素包括DM病程、种族、性别以及妊娠。

## （一）可调控危险因素

1. 高血糖 高血糖是目前公认的DR发生、发展最重要的可调控独立危险因素之一。两项具有里程碑意义的DR临床研究，以DM治疗与改善预后为目的的UKPDS首先报道了严格控制血糖能够降低1型和2型DM患者DR的发生和进展的风险。DCCT研究也证实，与传统治疗组相比，严格血糖控制组DR发生率下降76%，控制DR进展54%。DCCT后续研究——DM干预与并发症流行病学（epidemiology of diabetes interventions and complications，EDIC）研究证实，严格控制血糖可使DR发生和进展率的下降幅度持续至DCCT结束后至少4年。LALES研究表明糖化血红蛋白每增加1%，DR患病率增加22%。早期控制血糖水平对于降低DR发展的风险更为重要。多项研究证实，由于“代谢记忆”效应，即高血糖记忆可以在后续正常血糖内环境中，引发微血管持续、进行性改变，即使通过严格控制使血糖接近“正常水平”可以延缓DR进展，但并不能完全阻断视网膜病变的发生。需要注意的是，严格控制血糖有两种潜在的不良作用：早期DR进展以及低血糖反应。

2. 高血压 高血压与DR的关系，众多研究观点不一，大多数以人群为基础的流行病学和临床研究结果显示高血压是DR发生的重要的可以控制的危险因素之一。多项随机对照临床试验（randomized controlled trials，RCT）结果显示严格控制血压可以降低DR发生率，延缓DR进展。WESDR研究结果表明收缩压与DR发生有关。Marshall等发现舒张压与DR发生有关，是DME和DR的危险因素。UKPDS历时9年的随机对照研究发现血压严格控制组（＜150/85mmHg）较血压控制不良组（＜180/105mmHg）发生DR风险减少34%。有文献报道，每降低10mmHg收缩压，可以降低10%早期DR和15%PDR和DME的发生风险。此外，一些临床研究表明血管紧张素转化酶抑制剂（angiotensin-converting enzyme inhibitor，ACEI）在防治DR进展中的作用优于血管紧张素受体拮抗剂（angiotensin receptor antagonist，ARB）。

3. 血脂 近年来，脂质代谢对于DR发生、发展的影响引起大家越来越多的关注。以往的研究认为脂质代谢紊乱与DM性大血管病变有关，例如低密度脂蛋白（low density lipoprotein，LDL）是冠心病最重要的预测因素之一。ETDR和WESDR研究显示总胆固醇和LDL与DR患者视网膜硬性渗出严重程度有关，DR进展与甘油三酯和低密度脂蛋白有关，减低血脂能明显减少硬性渗出。在荷兰Hoorn地区进行的以人群为基础的Hoorn调查显示升高的血浆总胆固醇、LDL与视网膜硬性渗出的发生呈正相关，动脉粥样硬化社区研究（the atherosclerosis risk in communities study，ARIC）也证实了升高的LDL与视网膜硬性渗出有关。DCCT研究与Sankara Nethralaya DR流行病学和分子遗传学研究（Sankara Nethralaya-diabetic retinopathy epidemiology and molecular genetic study，SN-DREAMS）分别证实了血脂升高是有临床意义的黄斑水肿（clinical significant macular edema，CSME）发生的影响因素。高脂血症进一步加重DM患者的微循环障碍，导致视网膜组织缺血、缺氧，产生血管生长因子刺激视网膜新生血管生长；也可以通过多元醇通路、非酶糖基化等多种通路刺激组织过氧化，进一步加重DR。最新的研究证明，降脂治疗可以有效预防DR进展，从侧面反映了血脂与DR发生、发展的密切关系。DR激光治疗研究（effect of fenofibrate on the need for laser treatment for diabetic retinopathy，FIELD）和控制DM患者心血管疾病风险（action to control cardiovascular risk in diabetes，ACCORD）研究是降脂治疗和DR研究领域具有划时代意义的两项研究，结果证明，在血压和血糖控制良好的情况下，使用贝特类药物可以预防DR进展。FIELD研究第一次报道了长期服用贝特类药物降脂治疗可以有效降低2型DM患者发生微血管并发症的风险。随访5年，服用贝特类降脂药物的DM患者DR进展和DME的发生风险降低，接受激光治疗DR的可能性随之降低。ACCORD研究也得到了相似的结果。

4. 肥胖　目前尚未阐明肥胖与DR的关系。有研究认为体重指数（body mass index，BMI）和反映中心性肥胖的指标腰臀比（waist-to-hip ratio，WHR）是发生DR的危险因素。Hoorn研究发现WHR大者尤其是腰围大者更易罹患视网膜病变。美国多种族人群研究也发现大的腰臀比是DR的独立危险因子。DCCT研究发现BMI与DR程度成正相关关系，即BMI大者其DR病变严重；然而WESDR研究得出相反的结论，低体重DM患者（BMI＜20kg/$m^2$）发生DR风险增加3倍，反映全身情况较差的DM患者可能同时伴随体重的下降。

5. 血尿酸　尿酸与DR关系尚不明确。有学者认为，尿酸具有抗氧化作用，是机体内主要的水溶性抗氧化剂之一。Lee等前瞻性研究结果显示，DR的严重程度与血尿酸呈正相关。尿酸已经被证明是在血管内皮细胞NO水平上起着负反馈调节作用，血尿酸水平升高可以削弱血管内皮功能。

6. 肾病与尿微量白蛋白　DR与糖尿病肾病（diabetic nephropathy，DN）都是DM微血管并发症，具有相似的发病机制。毛细血管内皮缺血缺氧性损伤，基底膜增厚是DR和DN共有的病变基础，二者同时发生常被称为“糖尿病视网膜–肾病综合征”，国内外多项研究表明DR的发生、发展与DN有关。EI–Asrar等调查发现肾脏病变与DR高度相关，轻、中度NPDR患者肾脏病变患病率为14.4%，中度NPDR患者肾脏病变患病率为17.4%，PDR肾脏病变患病率为56.3%，差异具有统计学意义。尿微量白蛋白检测是肾脏早期损伤的一个重要诊断指标，也是反映肾小球功能非常敏感的指标。DM患者出现蛋白尿提示有广泛微血管病变，这不仅预示DN的发生，同时也表明已出现其他微血管并发症。尿微量白蛋白排泄率即尿蛋白/肌酐比值（urinary albumin/creatinine ratio，ALB/Creat ratio）的异常，被公认是诊断早期DN微血管病变的敏感指标。尿ALB/Cr 的异常与DR的出现和严重程度有关，DR的程度可随尿微量白蛋白的增高而加重。

7. 吸烟　吸烟会增加DR发生率，是2型DM发生DR独立可控危险因素。不吸烟者相比吸烟者视网膜病变6年发生率低1/3，相对风险率为0.63，戒烟可以帮助预防DR进展。

**（二）DR不可调控危险因素**

1. DM病程　病程是DM患者暴露于高血糖和各种危险因素的一个过程。国内外多项研究证实病程是DR的独立危险因素，DM病程越长，DR患病率越高，病情越严重。WESDR研究显示DR、PDR的发生、发展与DM病程有关，DM病程＜5年的患者，DR患病率为28.8%，病程＞15年者DR患病率高达77.8%；PDR患病率也随病程延长，由2%（病程＜5年）增加至15.5%（DM病程≥5年）。巴巴多斯眼病研究（Barbados Eye Study）连续随访发现病史在5～9年者DR发病率比病史在4年以下者增加1倍。LALES研究发现病程每增加1年，DR患病风险增加8%。东莞眼病研究结果显示DM病程＞10年的患者DR患病率是病程＜5年的8倍。

2. 种族和遗传易感性　以人群为基础的流行病学研究显示，DR的患病率具有显著的地区和种族差异。有研究发现，非洲裔和西班牙裔美国人具有较高的DR患病率，亚洲人DR患病率最低。DR发生风险的种族差异可能与对血糖水平升高的遗传易感性差别、能获得的医疗条件以及环境差异有关。

鉴于疾病的复杂性，DR遗传风险因素的研究尚处于起步阶段，仅局限于双胞胎研究、家族研究、候选基因、连锁分析以及小型全基因组关联分析（genome-wide association study，GWAS）研究。随着分子遗传学研究的深入和人类基因组计划的完成，DM易感基因研究已确认有数十个1型DM基因位点及近百个2型DM的易感基因位点。目前推断与DR严重程度和进展情况相关的基因和遗传变异包括血管内皮生长因子（vascular endothelial growth factor，VEGF）基因、醛糖还原酶（aldose reductase，ALR2）基因、糖基化终末产物受体（receptor for advance glycation endproducts，RAGE）基因、转化生长因子β1（transforming growth factor beta 1，TGF-beta 1）基因、内皮型一氧化氮合酶（endothelial nitric oxide synthase，eNOS）基因、维生素D受体和胰岛素样生长因子（insulin-like growth factor）基因等。

3. 性别　性激素与DR发病有相关性。在1型DM中，DR患病以男性为主，尤其在青春期后。雌激素对女性血管内皮的保护作用已得到证实，在DM患者中，女性在微血管并发症方面具有一定的保护作用。东莞眼病研究（DES）认为男性是DR发生、发展的独立危险因素；但绝经后女性发生血管性并发症的风险更高，这可能与绝经后女性易患DR有关。

4. 妊娠　妊娠对DR的影响尚有争议。妊娠对于DR的影响主要取决于两方面，一方面是妊娠前DM病程，另一方面是妊娠前视网膜病变程度。此外，妊娠使孕妇的激素（如雌激素、孕激素、催乳素等）、代谢、血液流变学、心血管以及免疫功能发生改变，如瘦素、脂连素和抵抗素等变化导致血糖控制不佳。孕酮的增加可能导致眼内VEGF产生，这些改变均可能对视网膜造成损害。

## 第二节 糖尿病性黄斑水肿流行病学

糖尿病性黄斑水肿（diabetic macular edema，DME）是指由DM导致的黄斑病变，是引起DM患者视力减退的主要原因。一项Meta分析显示世界范围内DME患病率为6.81%。多项以人群为基础的DME患病率及危险因素调查结果显示，1型DM患者DME患病率为4.2%～7.9%，2型DM患者DME患病率为1.4%～12.8%。美国Wisconsin DR流行病学研究中心研究显示，病程10年以上1型DM患者黄斑水肿患病率为20.1%，使用胰岛素治疗及未使用胰岛素治疗的2型DM患者黄斑水肿患病率分别为25.4%和13.9%。美国一项关于DME的横断面流行病学调查结果显示，40岁以上

DM患者DME患病率为3.8%，且非西班牙裔黑人、高HbA1c和DM病程较长的DM患者DME患病风险较高。WESDR对1型DM患者进行长达25年的随访，结果显示DME和CSME发病率为29%和17%。

上海北新泾社区DM患者中黄斑水肿患病率为37.1%，OCT主要表现为三种类型：视网膜海绵样肿胀、黄斑囊样水肿及神经上皮层脱离。杨晓璐等另一项DME患病率及危险因素调查结果显示，1型和2型DM患者DME患病率分别为8.16%和17.21%，1型和2型DM病程≥10年的患者DME患病率分别为15.39%和27.03%。使用胰岛素和未使用胰岛素治疗者DME的患病率分别为12.92%和29.23%。

国内外的研究报道，DME患病相关的危险因素与DR相似，包括年龄、DM病程、男性、高血压、蛋白尿、胰岛素治疗、高血糖、高糖化血红蛋白、高血脂、心血管疾病、DR病变程度以及全视网膜光凝治疗等，其中血脂异常是DME发生、发展的重要危险因素。DCCT、英国前瞻性糖尿病研究小组（UKPDS）以及美国WESDR研究小组认为高血糖、高血压和高血脂是DME的独立危险因素。

## 第三节

# 糖尿病与白内障流行病学

我国东莞眼病研究结果显示，白内障是DM患者的首要致盲眼病。以往的临床流行病学调查和基础研究证明，DM与白内障形成密切相关。威斯康星Beaver Dam（Wisconsin Beaver Dam Study）研究、澳大利亚蓝山研究（Australian Blue Mountain Study）和德国KORA-Age 研究结果显示患有DM的患者发生白内障的风险增加了2~5倍。此外，与非DM患者相比，DM患者平均提前20年发生白内障，且发展速度快，更早接受白内障手术。尽管超声乳化手术是治疗白内障的有效措施，然而白内障仍然是很多地区DM患者的主要致盲眼病之一。多项流行病学调查显示年龄、性别、BMI、DM病程、教育水平、吸烟史、HbA1c是DC发生、发展的危险因素。

糖尿病性白内障（diabetic cataract，DC）包括两种，一种是真性DC，较少见，在白内障患者中不超过1%~2%，主要见于青少年1型糖尿病患者；另一种是合并老年性白内障，其发病率较高，发病较早，进展较快。我国2型糖尿病患者中白内障发病率高达62.36%，且发病率随DM病程延长而显著增加。一项关于白内障和2型糖尿病的Meta分析结果显示，2型糖尿病患者发生白内障的风险较非糖尿病患者高，且与皮质性、后囊下性白内障有关，与核性白内障无关。Beaver Dam研究中心对3 684名年龄在43岁以上的患者进行随访，结果显示皮质性和后囊性白内障的患病率与DM病情程度呈正相关。此外，糖化血红蛋白水平的升高与核性和皮质性白内障的患病率有关。Blue Mountains地区进行的队列研究结果显示空腹血糖受损患者5年白内障的发病率是普通人的2倍，且DM是后囊下型白内障发病的独立危险因素。

## 第四节 糖尿病与角膜病流行病学

DM在眼部并发症的研究主要集中在DR和DC方面，糖尿病角膜病变（diabetic keratopathy，DK）也逐渐引起临床医生的重视。1981年Schultz提出了DK的概念，其主要临床特征包括角膜触觉阈值显著升高，敏感性降低，且降低程度与DM病程显著相关。47%～64%DM患者可出现原发性角膜病变，其临床特征主要表现为角膜敏感性下降、上皮愈合延迟、神经营养性角膜溃疡等症状。病理主要表现在上皮基底膜、上皮修复速度、角膜内皮和角膜神经的异常。继发性DK包括白内障或视网膜手术后角膜上皮再生延迟，甚至出现反复剥脱的现象。

## 第五节 糖尿病与青光眼流行病学

DM与青光眼之间关系复杂，本节主要阐述糖尿病与原发性青光眼（primariy open-angle glaucoma，POAG）的流行病学。

DM是否为POAG的危险因素尚存争议。多项眼病流行病学调查发现DM人群

POAG患病率较非DM人群高，两者之间存在正相关。Beaver Dam eye study发现2型DM患者与非DM患者POAG患病率分别为4.2%和2%，差异有统计学意义；8%的DM患者眼压超过21mmHg，而非DM患者仅占3%。Rotterdam study发现新诊断DM患者高眼压性POAG发生风险升高3倍。一项Meta分析报告称，DM患者发生青光眼的相对风险为1.48，此外，青光眼发生的风险随着DM病变延长而增加。另一些研究则认为DM与POAG没有相关性，如Framingham eye study得出POAG患病率为2%，与正常人无统计学差异。这些差异可能与研究人群、样本量、检测偏倚、DM和POAG的诊断标准和检测方法不同有关。

## 第六节 糖尿病性屈光不正流行病学

糖尿病性屈光不正是DM患者可逆性双眼视力障碍的最主要原因之一，分为急性和慢性两种。急性糖尿病性屈光不正多见于血糖迅速波动导致的屈光状态变化，例如：DM初期血糖迅速升高时或刚使用胰岛素等强化降血糖治疗致血糖迅速降低时；慢性糖尿病性屈光不正指长期高血糖导致的屈光变化。多数研究观察到血糖剧烈升高时屈光状态向近视漂移，血糖降低时屈光多向远视漂移，但也有部分观察结果得出相反结论，部分结果还伴有散光改变。

DM与屈光不正的相关性，各家报道结果存在差异，多数报道认为DM是近视的危险因素之一。Jacobsen等学者认为DM患者近视患病率高于非DM患者，血糖控制不良是近视发生的危险因素之一。一项台湾金门进行的2型DM患者屈光不正患病率的研究显示，近视的患病率为44.1%，高于普通人群，在2型DM人群近视比远视更常见。新加坡的一项研究结果也显示1型糖尿病患者近视患病率较普通人群高。此外，国内有研究发现初次应用胰岛素的DM患者，发生一过性屈光不正发生率为36.9%，出现屈光不正均为远视，表现为波动性屈光不正。因此建议为年轻糖尿病患者出具屈光处方前需要询问HbA1c和空腹血糖结果，即在血糖稳定情况下给予配镜处方。

（崔颖）

## 参考文献

[1] 李筱荣，黎晓新，惠延年. 糖尿病眼病[M]. 北京：人民卫生出版社，2010，259-267.
[2] 丁文静，夏欣，许迅. 糖尿病视网膜病变发病机制最新研究进展[J]. 中国实用眼科杂志，2009，27（5）：434-437.
[3] 雎瑞芳. 认识糖尿病视网膜病变易感基因研究现状与挑战，提高糖尿病视网膜病变易感基因研究水平[J]. 中华眼底病杂志，2016，32（2）：122-125.
[4] 王默，王方. 全身相关危险因素对糖尿病视网膜病变发生发展的影响[J].国际眼科纵览，2015，39（6）：409-413.
[5] 王宁，许迅，邹海东，等. 上海北新泾社区2型糖尿病患者黄斑水肿患病情况调查[J]. 中华眼科杂志，2017，43（7）：626-630.
[6] 杨晓璐，邹海东，许迅，等. 糖尿病黄斑水肿患病率调查及相关因素分析[J]. 上海交通大学学报（医学版），2012，32（2）：160-167.
[7] 刘丽英，董方田，李蕙. 糖尿病黄斑水肿类型与相关因素[J]. 中国医学科学院报，2007，29（6）：797-802.
[8] 邹海东，徐娴，贺江南，等. 上海市北新泾社区2型糖尿病患者轻度视力损伤的患病率及影响因素分析[J]. 中华医学杂志，2016，96（3）：210-215.
[9] 王晔，周庆军，谢立信. 糖尿病角膜病变发病机制的研究进展[J]. 中华眼科杂志，2014，50（1）：69-72.
[10] 郭征东，黄东辉，唐先格，等. 胰岛素性屈光不正的研究[J]. 中国糖尿病杂志，2014，22（3）：240-242.
[11] OGURTSOVA K，DA ROCHA FERNANDES JD，HUANG Y，et al. IDF Diabetes Atlas：Global estimates for the prevalence of diabetes for 2015 and 2040[J]. Diabetes Res Clin Pract，2017，128：40-50.
[12] GU D，REYNOLDS K，DUAN X，et al. Prevalence of diabetes and impaired fasting glucose in the Chinese adult population：International Collaborative Study of Cardiovascular Disease in Asia（InterASIA）[J]. Diabetologia，2003，46（9）：1190-1198.
[13] YANG L，SHAO J，BIAN Y，et al. Prevalence of type 2 diabetes mellitus among inland residents in China（2000—2014）：a meta-analysis[J]. J Diabetes Investig，2016，7（6）：845-852.
[14] YAU J W，ROGERS SL，KAWASAKI R，et al. Global prevalence and major risk factors of diabetic retinopathy[J]. Diabetes Care，2012，35（3），556-564.
[15] KLEIN R，KLEIN BE，MOSS SE. The Wisconsin epidemiologic study of diabetic retinopathy. Ⅲ. Prevalence and risk of diabetic retinopathy when age at diagnosis is 30 or more years[J]. Arch Ophthalmol，1984，102（4）：527-532.
[16] VARMA R，TORTS M，PENA F，et al. Prevalence of diabetic retinopathy in adult Latinos：The Los Angeles Latino Eye Study[J]. Ophthalmology，2004，111（7）：1298-1306.
[17] KLEIN R，KLEIN BE，MOSS SE，et al. The Beaver Dam Eye Study：retinopathy in

adults with newly discovered and previously diagnosed diabetes mellitus[J]. Ophthalmology, 1992, 99（1）: 58–62.

[18] MITCHELL P, SMITH W, WANG JJ, et al. Prevalence of diabetic retinopathy in an older community: the Blue Mountain Eye Study[J]. Ophthalmology, 1998, 105（3）: 406–411.

[19] REMA M, PREMKUMAR S, ANITHA B, et al. Prevalence of diabetic retinopathy in urban India: the Chennai Urban Rural Epidemiology Study（CURES）eye study[J].Invest Ophthalmol Vis Sci, 2005, 46（7）: 2328–2333.

[20] WONG TY, CHEUNG N, TAY WT, et al. Prevalence and risk factors for diabetic retinopathy: the Singapore Malay Eye Study[J].Ophthalmology, 2008, 115（11）: 1869–1875.

[21] MENG, Q, CUI Y, ZHANG M, et al. Design and baseline characteristics of a population–based study of eye disease in southern Chinese people: the Dongguan Eye Study[J]. Clin Exp Ophthalmol, 2016, 44（3）, 170–180.

[22] CUI Y, ZHANG M, ZHANG L, et al. Prevalence and risk factors for diabetic retinopathy in a cross–sectional population–based study from rural southern China: Dongguan Eye Study[J]. BMJ Open, 2019, 9（9）: e023586.

[23] XIE XW, XU L, WANG YX, et al. Prevalence and associated factors of diabetic retinopathy. The Beijing Eye Study 2006[J].Graefes Arch Clin Exp Ophthalmol, 2008, 246（11）: 1519–1526.

[24] WANG FH, LIANG YB, ZHANG F, et al. Prevalence of diabetic retinopathy in rural china: the Handan eye study[J]. Ophthalmology, 2009, 116（3）: 461–467.

[25] UK Prospective Diabetes Study（UKPDS）Group. Intensive blood–glucose control with sulphonylureas or insulin compared with conventional treatment and risk of complications in patients with type 2 diabetes（UKPDS 33）[J]. Lancet, 1998, 352（9131）: 837–853.

[26] The Diabetes Control and Complications Trial Research Group. The effect of intensive treatment of diabetes on the development and progression of long–term complications in insulin–dependent diabetes mellitus[J]. N Engl J Med, 1993, 329（14）: 977–986.

[27] VARMA R, MACIAS GL, TORRES M, et al. Biologic risk factors associated with diabetic retinopathy: the Los Angeles Latino Eye Study[J].Ophthalmology, 2007, 114（7）: 1332–1340.

[28] KLEIN R, KNUDTSON MD, LEE KE, et al. The Wisconsin Epidemiologic Study of Diabetic Retinopathy: XXII the twenty–five–year progression of retinopathy in persons with type 1 diabetes[J]. Ophthalmology, 2008, 115（11）: 1859–1868.

[29] KLEIN R, KNUDTSON MD, LEE KE, et al. The Wisconsin Epidemiologic Study of Diabetic Retinopathy XXIII: the twenty–five–year incidence of macular edema in persons with type 1 diabetes[J]. Ophthalmology, 2009, 116（3）: 497–503.

[30] UK Prospective Diabetes Study Group. Efficacy of atenolol and captopril in reducing risk of macrovascular and microvascular complications in type 2 diabetes: UKPDS 39[J]. BMJ, 1998, 317（7160）: 713–720.

[31] CHEW EY, KLEIN ML, FERRIS FL 3rd, et al. Association of elevated serum lipid levels

with retinal hard exudate in diabetic retinopathy. Early Treatment Diabetic Retinopathy Study（ETDRS）Report 22[J].Arch Ophthalmol，1996，114（9）：1079–1084.

[32] MOHAMED Q，GILIES MC，WONG TY. Management of diabetic retinopathy：a systematic review[J]. JAMA，2007，298（8）：902–916.

[33] VAN LEIDEN HA，DEKKER JM，MOLL AC，et al. Blood pressure，lipids，and obesity are associated with retinopathy：the hoorn study[J]. Diabetes Care ，2002，25（8）：1320–1325.

[34] KEECH AC，MITCHELL P，SUMMANEN PA，et al. Effect of fenofibrate on the need for laser treatment for diabetic retinopathy（FIELD study）：a randomized controlled trial[J]. Lancet，2007，370：1687–1697.

[35] ISMAIL–BEIGI F，CRAVEN T，BANERJI MA，et al. Effect of intensive treatment of hyperglycaemia on microvascular outcomes in type 2 diabetes：an analysis of the ACCORD randomized trial[J]. Lancet，2010，376（9379）：419–430.

[36] WONG TY，KLEIN R，ISLAM FM，et al. Diabetic retinopathy in a multi–ethnic cohort in the United States[J]. Am J Ophthalmol，2006，141（3）：446–455.

[37] ZHANG LY，KRZENTOWSKI G，ALBERT A，et al. Risk of developing retinopathy in diabetes control and complications trial type 1 diabetic patients with good or poor metabolic control[J]. Diabetes Care ，2001，24（7）：1275–1279.

[38] LEE JJ，YANG IH，KUO HK，et al. Serum uric acid concentration is associated with worsening in severity of diabetic retinopathy among type 2 diabetic patients in Taiwan a 3–year prospective study[J]. Diabetes Res Clin pract，2014，106（2）：366–372.

[39] WANNAMETHEE SGI，SHAPER AG，PERRY IJ，et al. Smoking as a modifiable risk factor for type 2 diabetes in middle–aged men[J]. Diabetes Care，2001，24（9）：1590–1595.

[40] STRATTON IM，KOHNER EM，ALDINGTON SJ，et al. UKPDS 50：risk factors for incidence and progression of retinopathy in Type II diabetes over 6 years from diagnosis[J]. Diabetologia，2001，44（2）：156–163.

[41] LI R，ZHANG P，BARKER LE，et al. Cost–effectiveness of interventions to prevent and control diabetes mellitus：a systematic review [J].Diabetes Care，2010，33（8）：1872–1894.

[42] LESKE MC，WU SY，HENNIS A，et al. Hyperglycemia，blood pressure，and the 9–year incidence of diabetic retinopathy：the Barbados Eye Studies[J]. Ophthalmology，2005，112（5）：799–805.

[43] SIVAPRASAD S，GUPTA B，CROSBY–NWAOBI R，et al. Prevalence of diabetic retinopathy in various ethnic groups：a worldwide perspective[J]. Surv Ophthalmol，2012，57（4）：347–370.

[44] TAKEUCHI M，OKAMOTO K，TAKAGI T，et al. Ethnic difference in inter–East Asian subjects with normal glucose tolerance and impaired glucose regulation：a systematic review and meta––analysis focusing on fasting serum insulin[J]. Diabetes Res Clin Pract，2008，82（3）：383–390.

[45] LIEW G，KLEIN R，WONG TY. The role of genetics in susceptibility to diabetic retinopathy[J]. Int Ophthalmol Clin，2009，49（2）：35–52.

[46] VARMA R，BRESSLER NM，DOAN QV，et al. Prevalence of and risk factors for diabetic macular edema in the United States[J]. JAMA Ophthalmol，2014，132（11）：1334–1340.

[47] BOURNE RR，STEVEN GA，WHITE RA，et al. Causes of vision loss worldwide，1990–2010：a systematic analysis[J]. Lancet Glob Health，2013，1（6）：e339–349.

[48] KANTHAN GL，MITCHELL P，BURLUTSKY G，et al. Fasting blood glucose levels and the long–term incidence and progression of cataract：The Blue Mountains Eye Study[J]. Acta Ophthalmol，2011，89（5）：e434–438.

[49] KLEIN BE，KLEIN R，LEE KE. Diabetes，cardiovascular disease，selected cardiovascular disease risk factors，and the 5–year incidence of age–related cataract and progression of lens opacities：The Beaver Dam Eye study[J]. Am J Ophthalmol，1998，126（6）：782–790.

[50] CUI Y，ZHANG L，ZHANG M，et al. Prevalence and causes of low vision and blindness in a Chinese population with type 2 diabetes：the Dongguan Eye Study[J]. Sci Rep，2017，7（1）：11195.

[51] KLEIN BE，KLEIN R，WANG O，et al. Older–onset diabetes and lens opacities. The Beaver Dam Eye Study[J]. Ophthalmic Epidemiol，1995，2（1）：49–55.

[52] SAXENA S，MITCHEH P，ROCHTCHINA E. Five–year incidence of cataract in older parsons with diabetes and prediabetes [J]. Ophthalmic Epidemiol，2004，11（4）：271–277.

[53] LI L，WAN XH，ZHAO GH.Meta–analysis of the risk of cataract in type 2 diabetes[J]. BMC Ophthalmol，2014，14：94.

[54] SCHUHZ RO，VAN HORN DL，PETERS MA，et al. Diabetic keratopathy[J]. Trans Am Ophthalmol Soc，1981，79：180–199.

[55] ZHAO D，CHO K，KIM MH，et al. Diabetes，fasting glucose，and the risk of glaucoma：a meta analysis[J]. Ophthalmology，2015，122（1）：72–78.

[56] THAM YC，LI X，WONG TY，et al. Global prevalence of glaucoma and projections of glaucoma burden through 2040：a systematic review and meta–analysis[J]. Ophthalmology，2014，121（11）：2081–2090.

[57] KO F，BOLAND MV，GUPTA P，et al. Diabetes，triglyceride levels，and other risk factors for glaucoma in the National Health and Nutrition Examination Survey 2005–2008[J]. Invest Ophthalmol Vis Sci，2016，57（4）：2152–2157.

[58] ELLIS JD，EVANS JM，RUTA DA，et al. Glaucoma incidence in an unselected cohort of diabetic patients：is diabetes mellitus a risk factor for glaucoma? DARTS/MEMO collaboration. Diabetes Audit and Research in Tayside Study. Medicines Monitoring Unit[J]. Br J Ophthalmol，2000，84（11）：1218–1224.

[59] JACOBSEN N，JENSEN H，LUND–ANDERSEN H，et al. Is poor glycaemic control in diabetic patients a risk factor of myopia?[J]. Acta Ophthalmol，2008，86（5）：510–514.

[60] CHEN SJ，TUNG TH，LIU JH，et al.Prevalence and associated factors of refractive errors among type 2 diabetics in Kinmen，Taiwan[J]. Ophthalmic Epidemiol，2008，15（1）：2–9.

[61] HANDA S，CHIA A，HTOON HM，et al. Myopia in young patients with type 1 diabetes mellitus[J]. Singapore Med J，2015，56（8）：450–454.

02

第二章

# 糖尿病的**综合管理**

据国际糖尿病联盟（International Diabetes Federation，IDF）最新统计，2017年全球糖尿病患者（20～79岁）人数已达4.25亿，预计到2045年全球将有近6.29亿糖尿病患者。在IDF的统计中，中国糖尿病的患病人数（20～79岁年龄段患者人数达1.096亿）位居全球首位。我国成人2型糖尿病患病率（2013年）已达10.4%，糖尿病已成为当前威胁全球人类健康的最重要非感染性疾病之一。

糖尿病的重要危害在于并发症。包括急性和慢性并发症。急性并发症包括糖尿病酮症酸中毒（DKA）、高血糖高渗状态（HHS）、高血糖性糖尿病昏迷、癫痫发作或意识丧失和感染、低血糖等。慢性并发症分为微血管并发症和大血管并发症，其中微血管并发症包括视网膜病变、肾病和神经病变；而大血管并发症主要为冠状动脉疾病（CAD）导致心绞痛或心肌梗死和外周动脉疾病所致卒中、糖尿病脑病或糖尿病足。研究显示糖尿病患者合并心血管疾病为非糖尿病者的2～3倍；糖尿病所致终末期肾病是非糖尿病患者的10倍；糖尿病周围神经病变患病率为16%～66%；与非糖尿病患者相比，糖尿病患者的截肢风险高10～20倍。此外，糖尿病是20～65岁人群主要的致盲原因，糖尿病性视网膜病变的患病率为35%，而增殖型视网膜病变（威胁视力）为7%，糖尿病黄斑水肿患病率达7.6%。因此，糖尿病及其并发症的防治任重而道远。

## 第一节

# 糖尿病和糖尿病前期的诊断标准

### 一 糖尿病分期和诊断标准

我国目前采用国际通用的WHO糖尿病专家委员会（1999）提出的诊断和分类标准，见表2-1-1和表2-1-2。

表 2-1-1　糖尿病诊断标准 [ WHO 糖尿病专家委员会（1999）]

| 诊断标准 | 静脉血浆葡萄糖水平/（$mmol \cdot L^{-1}$） |
|---|---|
| （1）典型糖尿病症状（烦渴多饮、多尿、多食、不明原因的体重下降）加随机血糖* 或加上 | ≥11.1 |

（续表）

| 诊断标准 | 静脉血浆葡萄糖水平/（$mmol \cdot L^{-1}$） |
|---|---|
| （2）空腹血糖**<br>或加上 | ≥7.0 |
| （3）葡萄糖负荷后2h血糖检测无糖尿病症状者，需改日重复检查确认 | ≥11.1 |

*随机血糖指不考虑上次用餐时间，一天中任意时间的血糖，不能用来诊断IFG（空腹血糖受损）或IGT（糖耐量异常）；

**空腹状态指至少8h内无任何热量摄入。

表 2-1-2　糖代谢状态分类［WHO 糖尿病专家委员会（1999）］

| 糖代谢分类 | 静脉血浆葡萄糖/（$mmol \cdot L^{-1}$） | |
|---|---|---|
| | 空腹血糖（FPG） | 糖负荷后2小时血糖（2h PPG） |
| 正常血糖（NGR） | <6.1 | <7.8 |
| 空腹血糖受损（IFG） | 6.1～7.0 | <7.8 |
| 糖耐量减低（IGT） | <7.0 | 7.8～11.1 |
| 糖尿病（DM） | ≥7.0 | ≥11.1 |

但新近研究显示糖化血红蛋白在5.7%～6.4%，未来发展为糖尿病的风险显著升高，而糖化血红蛋白≥6.5%，出现微血管及大血管并发症风险明显增加。美国ADA及AACE等标准和指南中提出糖尿病诊断除了基于1999年WHO的空腹、任意时间或75g葡萄糖的OGTT中2h血糖值外，糖化血红蛋白也列入了诊断标准。并对空腹血糖受损的界限值修订为5.6～6.9 mmol/L，具体见表2-1-3。2011年WHO建议在条件具备的国家和地区采用HbA1c诊断糖尿病，诊断切点为HbA1c≥6.5%。但我国HbA1c检测标准各地区差别仍较大，目前仍未广泛采用HbA1c作为诊断标准。

表 2-1-3　ADA 及 AACE 糖尿病及糖尿病前期诊断标准

| | 糖尿病 | 糖尿病前期 |
|---|---|---|
| HbA1c（%） | ≥6.5* | 5.7～6.4 |
| 空腹血糖 /（$mmol \cdot L^{-1}$） | ≥7.0 | 5.6～6.9 |
| 餐后2h血糖 /（$mmol \cdot L^{-1}$） | ≥11.1 | 7.8～11.0 |
| 有典型糖尿病症状者的随机血糖/（$mmol \cdot L^{-1}$） | ≥11.1 | N/A |

*糖化血红蛋白的检测方法需有NGSP认证且有DCCT检验标准。如果没有明确的高血糖，应重复检测对结果确认。

## 二、糖尿病危险人群与筛查

《中国2型糖尿病防治指南（2017版）》中，对于合并以下因素的无症状性成人，建议进行糖尿病或糖尿病前期筛查。

1. 年龄≥40岁。

2. 有糖尿病前期（IGT、IFG或两者同时存在）史。

3. 超重（BMI≥24kg/$m^2$）或肥胖（BMI≥28 kg/$m^2$）和（或）中心型肥胖（男性腰围≥90cm，女性腰围≥85cm）。

4. 静坐生活方式。

5. 一级亲属中有2型糖尿病家族史。

6. 有GDM史的妇女。

7. 高血压[收缩压≥140mmHg和（或）舒张压≥90mmHg]，或正在接受降压治疗。

8. 血脂异常[高密度脂蛋白胆固醇（HDL-C）≤0.91mmol/L和（或）甘油三酯（TG）≥2.22mmol/L]，或正在接受调脂治疗。

9. 动脉粥样硬化性心血管疾病（ASCVD）患者。

10. 有一过性类固醇糖尿病病史者。

11. 多囊卵巢综合征（PCOS）患者或伴有与胰岛素抵抗相关的临床状态（如黑棘皮征等）。

12. 长期接受抗精神病药物和（或）抗抑郁药物治疗和他汀类药物治疗的患者。

首次筛查结果正常者，宜至少每3年重复进行一次筛查或根据初始结果和风险情况决定监测频率（例如：糖尿病前期应每年检测一次）。

第二节

# 糖尿病分型

目前糖尿病可分为以下四个类型：

1. 1型糖尿病（T1DM）　主要由于自身免疫对胰岛β细胞破坏，通常导致绝对胰岛素缺乏。

2. 2型糖尿病（T2DM） 在胰岛素抵抗背景下伴随胰岛β细胞胰岛素分泌进行性下降。

3. 特殊类型糖尿病 例如单基因糖尿病综合征［如新生儿糖尿病（NDM）和青少年发病的成年型糖尿病（MODY）］，胰腺外分泌疾病（如胰腺炎、囊性纤维化）和药物–化学物质所致糖尿病（如糖皮质激素的使用、移植后糖尿病）等。

4. 妊娠糖尿病（GDM） 妊娠前无糖尿病史，孕期任何时间行75g葡萄糖粉的OGTT，5.1mmol/L≤空腹血糖＜7.0mmol/L，OGTT（1h）≥10.0mmol/L，8.5mmol/L≤OGTT（2h）＜11.1mmol/L，上述血糖值之一达标即诊断GDM。但孕早期单纯空腹血糖＞5.1mmol/L不能诊断GDM，需要随访。若孕期任何时间被发现且达到非孕人群糖尿病诊断标准：空腹血糖≥7.0mmol/L或糖负荷后2h血糖≥11.1mmol/L，或随机血糖≥11.1 mmol/L，称为妊娠期显性糖尿病。

## 第三节 糖尿病综合管理措施

### 一 不同人群血糖控制目标

基于目前多项大型前瞻性随机对照研究证据，良好控制血糖可以对糖尿病大血管及微血管病变获益，但考虑严格控制血糖所带来的心血管疾病和低血糖风险，糖尿病患者血糖控制应遵循个体化原则。

根据《中国2型糖尿病防治指南（2017版）》《ADA糖尿病诊疗标准（2019版）》《美国妇产科医师妇女保健（ACOG）临床指南（2017版）》及《英国临床糖尿病协会与肾病协会（ABCD/RA）推荐（2018版）》，对不同糖尿病患者制定以下个体化血糖控制目标。

1. 非妊娠的成人糖尿病血糖控制目标建议

（1）对于大多数非妊娠糖尿病成人患者应将HbA1c控制在7%以下，以降低大血管、微血管疾病风险。理想情况为空腹血糖及餐前血糖在4.4 ~ 7.2 mmol/L，同时餐后血糖在10.0 mmol/L以下。

（2）对于某些患者（病程短、仅用生活方式或二甲双胍可以控制的2型糖尿病、预期寿命长、无明显脑血管疾病），在不引起显著低血糖或其他不良影响的前提下，应更严格地控制糖化血红蛋白：HbA1c<6.5%；

（3）存在以下情况的患者应适当放宽糖化血红蛋白控制目标：对于严重低血糖、预期寿命较短、晚期并发症、认知功能障碍、多种合并疾病及联合多种措施血糖仍难以达标的患者，HbA1c<8%。

2. 儿童和青少年1型糖尿病控制目标建议（见表2–3–1）。

表 2–3–1　儿童和青少年 1 型糖尿病控制目标

| 血糖 | | HbA1c | 合理性 |
|---|---|---|---|
| 餐前 | 睡前/夜间 | | |
| 5.0 ~ 7.2mmol/L | 5.0 ~ 8.3mmol/L | <7.5% | 如无低血糖发生，HbA1c<7%是合理的 |

注意：血糖控制应权衡利弊，实行个体化目标；低血糖风险较高或尚无低血糖风险意识的患儿可适当放宽标准；当餐前血糖值与糖化血红蛋白之间存在差异时，应考虑加用餐后血糖值来评估及调整基础–餐前胰岛素或胰岛素泵患者餐前胰岛素剂量。

3. 妊娠期间糖尿病的控制目标　由于妊娠期间红细胞更新加快，其糖化血红蛋白水平比正常非妊娠者偏低。建议妊娠期间HbA1c控制目标为6% ~ 6.5%；如果没有明显低血糖，HbA1c可以控制在6.0%以下；但如果需防止低血糖，HbA1c目标可放宽到<7.0%。建议患者自我监测血糖，目标是：空腹血糖≤5.3 mmol/L，餐后1h血糖≤7.8 mmol/L或餐后2h血糖≤6.7 mmol/L。

4. 老年人血糖控制目标　老年糖尿病患者（≥65岁）年龄、病程、身体状况（包括肝、肾等重要脏器功能）、并发症与合并症、合并用药情况、经济状况及医疗支持、对治疗的预期以及其预期生存期均不同。对于血糖的控制应个体化，控制目标可适当放宽（见表2–3–2）。

表 2–3–2　根据患者健康状况分层的老年人血糖控制建议

| 患者特征/身体状况 | 理由 | HbA1c目标/% | 空腹或餐前血糖/（$mmol \cdot L^{-1}$） | 睡前血糖/（$mmol \cdot L^{-1}$） |
|---|---|---|---|---|
| 健康（慢性合并症少，认知及功能状态好） | 预期寿命更长 | <7.5 | 5.0 ~ 7.2 | 5.0 ~ 8.3 |
| 复杂/中等（合并多种慢性疾病*或2个以上日常生活障碍或轻中度认知功能障碍） | 预期寿命中等，治疗负担重，低血糖脆性弱，跌倒风险 | <8.0 | 5.0 ~ 8.3 | 5.6 ~ 10.0 |

（续表）

| 患者特征/身体状况 | 理由 | HbA1c目标/% | 空腹或餐前血糖/（mmol·L$^{-1}$） | 睡前血糖/（mmol·L$^{-1}$） |
|---|---|---|---|---|
| 非常复杂/健康状况很差（慢性疾病终末期**或中重度认知功能障碍或2个以上日常生活依赖） | 预期寿命有限，获益不确定 | <8.5 | 5.6～10.0 | 6.1～11.1 |

注：不是每个患者都会明显属于一个特定的类别，根据患者及护理人员的用药习惯是个体化治疗的重要方面。此外，患者的健康状况和意愿可能会随着时间改变。在没有反复发作或严重低血糖及超出治疗负担情况下，可设定较低的HbA1c的目标。*合并慢性疾病指严重到需要药物或生活方式管理的状态，可能包括关节炎、癌症、充血性心力衰竭、抑郁症、肺气肿、跌倒、高血压、尿失禁、3期或更严重的慢性肾脏疾病、心肌梗死和卒中。**终末期慢性疾病如3～4期充血性心力衰竭或氧依赖性肺疾病，需透析的慢性肾疾病或不受控制的转移性癌症，可能导致显著的症状或功能受损，大大降低预期寿命。HbA1c 8.5%相当于平均血糖水平11.1 mmol/L，不推荐更宽松的超过8.5%的HbA1c控制目标，因为患者会更频繁地暴露于高血糖状态，导致急性并发症发生风险。

5. 合并糖尿病肾病的患者血糖控制目标建议（见表2-3-3）。

表 2-3-3 糖尿病和糖尿病肾病的血糖控制目标

| | HbA1c目标/% | 注意事项 |
|---|---|---|
| 1型糖尿病 | 6.5～7.5 | 病程<10年的年轻患者，微量蛋白尿-CKD2期 |
| | 7.5～7.8 | 大部分患者有蛋白尿和（或）CKD 3～4期 |
| | 7.5～8.5 | CKD5期或透析患者 |
| 2型糖尿病 | 6.5～7.5 | 年龄<40岁或CKD 1～2期（没必要设定目标<6.9%，除非患者年龄<40岁及处于CKD 1～2期） |
| | 7.5～7.8 | 该目标适用于仍可以使用GLP-1/SGLT2抑制剂而非胰岛素治疗的CKD 3～4期患者 |
| | 7.5～8.5 | 胰岛素治疗的CKD 3～4期患者和在透析的CKD5期患者 |

6. 住院患者血糖控制目标　我国对于不同患者住院的原因及疾病状态设定了不同的血糖控制目标，更好地对患者进行分层管理，见表2-3-4、表2-3-5。

表 2-3-4 住院患者血糖控制目标分层

| | 严格 | 一般 | 宽松 |
|---|---|---|---|
| 空腹或餐前血糖/（mmol·L$^{-1}$） | 4.4～6.1 | 6.1～7.8 | 7.8～10.0 |
| 餐后2h或随机血糖/（mmol·L$^{-1}$） | 6.1～7.8 | 7.8～10.0 | 7.8～13.9 |

表 2-3-5　住院患者血糖控制目标

| 不同类型的患者 | | | 血糖控制目标 |
|---|---|---|---|
| 内分泌科或其他内科 | 新诊断、非老年、无并发症及伴发疾病、降糖治疗无低血糖风险 | | 严格 |
| | 低血糖高危人群[*] | | 宽松 |
| | 心脑血管疾病高危人群[**]，同时伴有稳定心脑血管疾病 | | 一般 |
| | 因心脑血管疾病入院 | | 宽松 |
| | 特殊群体 | 糖皮质激素治疗 | 一般 |
| | | 中、重度肝肾功能不全 | 宽松 |
| | | 75岁以上老年人 | 宽松 |
| | | 预期寿命<5年（如癌症等） | 宽松 |
| | | 精神或智力障碍 | 宽松 |
| 外科手术 | 择期手术（术前、术中、术后） | 大、中、小手术 | 一般 |
| | | 器官移植手术 | 一般 |
| | | 精细手术（如整形） | 严格 |
| | 急诊手术（术中、术后） | 大、中、小手术 | 宽松 |
| | | 器官移植手术 | 一般 |
| | | 精细手术（如整形） | 严格 |
| 重症监护（ICU） | 胃肠内或外营养 | | 宽松 |
| | 外科ICU | | 一般 |
| | 内科ICU | | 宽松 |

*糖尿病病程>15年，存在无感知性低血糖病史，有严重伴发病如肝肾功能不全或全天血糖波动大并反复出现低血糖的患者。

**具有高危心脑血管疾病风险（10年心血管风险>10%）者，包括大部分>50岁的男性或>60岁的女性合并一项高危因素者（即心血管疾病家族史、高血压、吸烟、血脂紊乱或蛋白尿）。

## 二　预防或延缓2型糖尿病

1．生活方式干预　所有糖尿病，包括糖尿病前期患者，强化生活方式干预是最基础的控制方式。中国大庆研究、美国糖尿病预防计划（DPP研究）和芬兰糖尿病预防研究（DPS）均提示生活方式干预能有效预防新发糖尿病。

生活方式干预的关键组成包括：医学营养治疗、常规运动、足够睡眠、行为支持、戒烟和远离烟草产品等。

结合《中国2型糖尿病防治指南（2017版）》《ADA糖尿病诊疗标准（2019版）》及美国临床内分泌协会（AACE）美国内分泌学会（ACE）指南（2019）指出：

（1）建议患者主要以多种不饱和脂肪酸和单不饱和脂肪酸为基础饮食并维持健康体重（超重/肥胖患者减重的目标是3～6个月减轻体重的5%～10%），减少饱和脂肪酸和反式脂肪的摄入。推荐使用水果、豆类、蔬菜、全麦、乳制品以代替其他碳水化合物，其中地中海饮食被认为有利于血糖控制。

（2）运动治疗应在医师指导下进行。建议成年2型糖尿病患者每天进行规律的体育锻炼和每周参加中等强度有氧活动（中等强度有氧活动指达到50%～70%最大心率，运动时有点用力，心跳和呼吸加快但不急促，例如快走、打太极拳、乒乓球等）的时间至少150 min（如每周运动5天，每次30min）。对于成人T2DM患者，久坐时应每隔30min进行一次短暂的身体活动。

注意：空腹血糖＞16.7mmol/L、反复低血糖或血糖波动较大、有DKA等急性代谢并发症、合并急性感染、增殖性视网膜病变、严重肾病、严重心脑血管疾病（不稳定性心绞痛、严重心律失常、一过性脑缺血发作）等情况下禁忌运动，病情控制稳定后方可逐步恢复运动，需在专业医师指导下运动。

（3）保持足够的睡眠，建议睡眠时间每天保持约7h。

（4）建议戒烟和远离烟草产品。困难戒烟者可考虑使用尼古丁替代疗法。

2. 药物干预　除了生活方式，药物干预也是2型糖尿病预防的重要组成部分。对于糖尿病前期患者，尤其BMI≥35kg/m$^2$、年龄＜60岁、有GDM病史的女性以及尽管进行了生活方式干预但HbA1c仍不达标的患者，排除禁忌证，可考虑使用二甲双胍预防治疗。另外，阿卡波糖心血管评价（ACE）研究提示在生活方式干预基础上，阿卡波糖可进一步降低新发糖尿病的风险。

## 三 降糖药物治疗

糖尿病药物治疗主要有口服降糖药物及注射制剂，其中注射制剂包括胰岛素及胰岛素类似物和GLP-1受体激动剂。

1. 口服降糖药物　根据药物的作用效果不同，口服降糖药物可分为主要以促进胰岛素分泌为主要作用的药物（磺脲类、格列奈类、DDP-4i）和其他机制降低血糖的药物（双胍类、α-葡萄糖苷酶抑制剂、噻唑烷二酮类、SGLT-2i）。

（1）双胍类　主要通过抑制肝葡萄糖输出，改善外周组织对胰岛素敏感性、增加葡萄糖的摄取和利用降低血糖。单独使用二甲双胍不导致低血糖，且该类药物不增加体重，并可降低心血管疾病风险，目前已为我国及国际糖尿病指南中推荐作为2型糖尿病患者控制高血糖的一线用药和联合用药中的基础用药。该类药物主要不良反应为胃肠道反应，包括腹泻、恶心、呕吐、腹胀、消化不良、腹部不适等。长期使用二甲双胍可能与维生素$B_{12}$缺乏相关，需定期检测血清维生素$B_{12}$水平，对于贫血或周围神经病变患者，需要补充维生素$B_{12}$。双胍类药物有发生乳酸性酸中毒风险，禁用于肾功能不全［eGFR＜30mL/（min·1.73$m^2$）］、肝功能不全、严重感染、缺氧或接受大手术的患者。正在服用二甲双胍者当eGFR在45~59mL/（min·1.73$m^2$）时不需停用，但需适当减量。对于eGFR在30~45mL/（min·1.73$m^2$）的患者，不建议使用二甲双胍。目前临床使用的双胍类药物主要为盐酸二甲双胍，在500~2 000mg/d剂量范围内，二甲双胍疗效呈现剂量依赖效应。

（2）磺脲类　磺脲类属于促胰岛素分泌剂。主要作用于β细胞膜上ATP敏感的钾离子通道（$K_{ATP}$），促进钙离子内流及细胞内钙离子浓度增高，促进胰岛素颗粒外移和胰岛素释放。该类药物有低血糖风险，特别是老年患者和肝肾功能不全者，且可导致体重增加。主要代表药物有格列美脲、格列齐特及其缓释片、格列吡嗪及其缓释片、格列喹酮等。

（3）格列奈类　非磺脲类促胰岛素分泌剂。主要作用在β细胞膜上$K_{ATP}$，但结合位点与SUs不同，可刺激胰岛素的早相分泌而降低餐后血糖，具有吸收快、起效快和作用时间短的特点，需在餐前即刻服用。格列奈类药物常见不良反应为低血糖和体重增加，与磺脲类药物联合使用需慎重。主要代表药物有瑞格列奈、那格列奈、米格列奈。

（4）噻唑烷二酮类　噻唑烷二酮类主要通过激活PPAR-γ，增加靶组织对胰岛素的敏感性而降低血糖，其副作用为水肿、心力衰竭、骨质疏松、骨折、膀胱肿瘤等风险。主要代表药物有罗格列酮、吡格列酮。如果患者有心力衰竭、黄斑水肿、膀胱肿瘤或未排除膀胱肿瘤的无痛性血尿情况，建议避免使用。对于纽约心脏学会（NYHA）心功能分级Ⅱ级以上患者应禁用噻唑烷二酮类药物。

（5）α-葡萄糖苷酶抑制剂　食物中淀粉、糊精和双糖需要小肠黏膜刷状缘的α-葡萄糖苷酶将其分解为单糖被吸收，该类药物抑制该酶从而延迟碳水化合物吸收，降低餐后高血糖。适用于以碳水化合物为主食和餐后血糖升高的患者。该类药物应在进食第一口食物后立即服用。α-葡萄糖苷酶抑制剂常见不良反应为胃肠道反应如腹胀、排气等，单药使用通常不会发生低血糖，一旦发生低血糖，需直接给予葡萄糖口服或静脉注射，进食双糖或淀粉类食物无效。对于伴有消化和吸收障碍的胃肠道疾病者慎用。主要代表药物有阿卡波糖、伏格列波糖、米格列醇。

（6）二基肽酶-4抑制剂　DPP-4i抑制DPP-4活性而减少GLP-1的失活，提高内源性GLP-1水平。GLP-1以葡萄糖浓度依赖的方式增强胰岛素分泌，抑制胰高血糖素分泌。目前临床使用有西格列汀、维格列汀、沙格列汀、利格列汀、阿格列汀等。在肾功能不全的患者中使用西格列汀、沙格列汀、维格列汀时需按药物说明书调整药物剂量；在肝、肾功能不全患者中使用利格列汀不需调整剂量。沙格列汀在2型糖尿病患者心血管结局评估研究中发现，沙格列汀与因心力衰竭而住院的风险增加相关，但未发现死亡风险增加。

（7）钠-葡萄糖协同转运蛋白-2抑制剂（SGLT-2i）　SGLT-2i主要选择性作用于肾脏近曲小管的钠-葡萄糖协同转运蛋白2，抑制肾小管葡萄糖重吸收，促进葡萄糖从尿中排出，从而降低血糖，不依赖胰岛素的分泌。新近有研究显示SGLT-2i可显著降低糖尿病患者心力衰竭风险，且有效降低蛋白尿、延缓肾脏疾病进展，降低肾脏终点事件风险。该类药物主要不良反应为生殖泌尿道感染，罕见不良反应为酮症酸中毒（主要发生于1型糖尿病患者），可能不良反应包括急性肾损伤（罕见）、骨折（罕见）和截肢。在中度肾功能不全患者中建议减量使用，在重度肾功能不全患者中不建议使用。目前在我国被批准临床使用的药物有恩格列净、达格列净、卡格列净。

2. 注射制剂

（1）胰高血糖素样肽-1受体激动剂（GLP-IRA）　GLP-1RA以葡萄糖浓度依赖的方式增强胰岛素分泌，抑制胰高血糖素分泌，并能延缓胃排空，通过中枢性的食欲抑制减少进食量，可有效降低血糖并显著降低体重和改善血脂、血压。GLP-1RA常见不良反应为胃肠道症状（恶心、呕吐等），主要见于初始治疗时。主要代表药物有日制剂型（艾塞那肽、利拉鲁肽、利司那肽）和周制剂型（度拉糖肽、索马鲁肽、艾塞那肽周制剂）等，均需皮下注射。利拉鲁肽在糖尿病患者中的心血管结局评估（LEADER）研究及索马鲁肽的心血管及其他长期结局评估（SUSTAIN-6）研究发现，利拉鲁肽及索马鲁肽除可降低血糖外，还能减轻体重，改善血脂代谢，对合并心血管疾病及糖尿病肾病患者有保护作用。

（2）胰岛素　胰岛素是控制高血糖的重要和有效手段。根据来源和化学结构不同，胰岛素可分为动物胰岛素、人胰岛素和胰岛素类似物。根据作用特点不同，胰岛素又可分为速效胰岛素类似物、常规（短效）胰岛素、中效胰岛素（NPH）、长效胰岛素、长效胰岛素类似物、预混胰岛素和预混胰岛素类似物。

1）胰岛素使用适应证　1型糖尿病，各种严重的糖尿病伴急性或慢性并发症，手术期、妊娠和分娩期，新发病且与1型糖尿病鉴别困难的消瘦型糖尿病患者，新诊断的2型糖尿病伴有明显高血糖，伴有胰岛β细胞功能明显减退的2型糖尿病，某些特殊类型糖尿病等。

2）胰岛素不良反应　胰岛素使用最常见不良反应为低血糖，主要与剂量及胰岛素药理学作用相关。在胰岛素治疗的初始阶段，可能会出现屈光不正、水肿及注射部位反应（注射部位疼痛、皮疹、瘙痒和肿胀），这些现象通常为一过性的。胰岛素强化治疗使血糖控制迅速改善，可能会暂时性恶化糖尿病性视网膜病变，但长期改善血糖控制可以降低糖尿病性视网膜病变进展的风险。

3）胰岛素的分类及其作用特点（见表2-3-6）。

表 2-3-6　胰岛素的分类及作用特点

| 胰岛素制剂 | 起效时间 | 峰值时间 | 作用持续时间 |
|---|---|---|---|
| 人胰岛素 | | | |
| 短效（RI） | 15 ~ 60min | 2 ~ 4h | 5 ~ 8h |
| 中效胰岛素（NPH） | 2.5 ~ 3h | 5 ~ 7h | 13 ~ 16h |
| 长效胰岛素（PZI） | 3 ~ 4h | 8 ~ 10h | 长达20h |
| 预混胰岛素（HI 30R，HI 70/30） | 0.5h | 2 ~ 12h | 14 ~ 24h |
| 预混胰岛素（50R） | 0.5h | 2 ~ 3h | 10 ~ 24h |
| 胰岛素类似物 | | | |
| 速效胰岛素类似物（门冬胰岛素） | 10 ~ 15min | 1 ~ 2h | 4 ~ 6h |
| 速效胰岛素类似物（赖脯胰岛素） | 10 ~ 15min | 1 ~ 1.5h | 4 ~ 5h |
| 速效胰岛素类似物（谷赖胰岛素） | 10 ~ 15min | 1 ~ 2h | 4 ~ 6h |
| 长效胰岛素类似物（甘精胰岛素） | 2 ~ 3h | 无峰 | 长达30h |
| 长效胰岛素类似物（地特胰岛素） | 3 ~ 4h | 3 ~ 14h | 长达24h |
| 长效胰岛素类似物（德谷胰岛素） | 1h | 无峰 | 长达42h |
| 预混胰岛素类似物（预混门冬胰岛素30） | 10 ~ 20min | 1 ~ 4h | 14 ~ 24h |
| 预混胰岛素类似物（预混赖脯胰岛素25） | 15min | 30 ~ 70min | 16 ~ 24h |
| 预混胰岛素类似物（预混赖脯胰岛素50） | 15min | 30 ~ 70min | 16 ~ 24h |

美国AACE/ACE指南（2019）对各类降糖药物进行了一个概述，见表2-3-7。

表 2-3-7　各类降糖药物的作用

|  | MET | GLP-1 RA | SGLT-2i | DPP-4i | AGI | TZD 中等剂量 | SU/GLN | INSULIN |
|---|---|---|---|---|---|---|---|---|
| 低血糖 | 中性 | 中性 | 中性 | 中性 | 中性 | 中性 | 中、重/轻 | 中/重 |
| 体重 | 轻度减轻 | 减轻 | 减轻 | 中性 | 中性 | 增加 | 增加 | 增加 |
| 肾/泌尿生殖系统 | 如eGFR＜30mL/（min·1.73$m^2$），禁用 | CrCl＜30，不用艾塞那肽<br>利拉鲁肽可能有益 | eGFR＜45mL/（min·1.73$m^2$），不用<br>生殖系统霉菌感染<br>恩格列净可能有益 | 需要调整剂量（利格列汀除外），对减少尿蛋白有效 | 中性 | 中性 | 增加低血糖风险 | 增加低血糖风险 |
| 胃肠道 | 中度 | 中度 | 中性 | 中性 | 中度 | 中性 | 中性 | 中性 |
| 心力衰竭、动脉粥样硬化性心血管疾病 | 中性 | 见#1 | 见#2 | 见#3 | 中性 | 中度<br>可能降低卒中风险 | 中性<br>可能有ASCVD风险 | 增加心力衰竭风险<br>中性 |
| 骨 | 中性 | 中性 | 中度骨折风险 | 中性 | 中性 | 中度骨折风险 | 中性 | 中性 |
| 酮症酸中毒 | 中性 | 中性 | DKA发生于处在各种应激状态下的糖尿病患者 | 中性 | 中性 | 中性 | 中性 | 中性 |

不良事件很少或可能获益　　谨慎使用　　可能发生不良事件

#1利拉鲁肽—FDA证实其可以预防MACEA事件。
#2恩格列净—FDA证实其可以减少心血管死亡率，卡格列净-FDA证实其可以减少MACE事件。
#3阿格列汀及沙格列汀可能增加心力衰竭住院风险。

## 四　糖尿病高血糖药物治疗

1. 1型糖尿病患者建议在生活方式干预基础上以胰岛素治疗为主，可选择多次胰岛素（基础+餐时胰岛素）皮下注射或皮下胰岛素泵治疗。

2. 生活方式干预是2型糖尿病的基础治疗措施，应贯穿于糖尿病治疗的始终。若单纯生活方式控制血糖仍不达标（HbA1c≥7%），应开始单药治疗。但随着糖尿病的进展，高血糖的控制常需要多种手段联合治疗。若无禁忌证，二甲双胍为2型糖尿病药物治疗的首选药物。如单独使用二甲双胍治疗血糖仍未达标，可二联药物治疗，加用胰岛素促泌剂、α-葡萄糖苷酶抑制剂、DPP-4抑制剂、噻唑烷二酮类、SGLT-2抑制剂、胰岛素或GLP-1受体激动剂。若血糖仍不达标，可上述不同机制的三种降糖药物联合使用。如三联治疗控制血糖仍不达标，则可调整治疗方案为胰岛素治疗。

我国2型糖尿病药物治疗路径见图2-3-8，胰岛素治疗路径见图2-3-9。

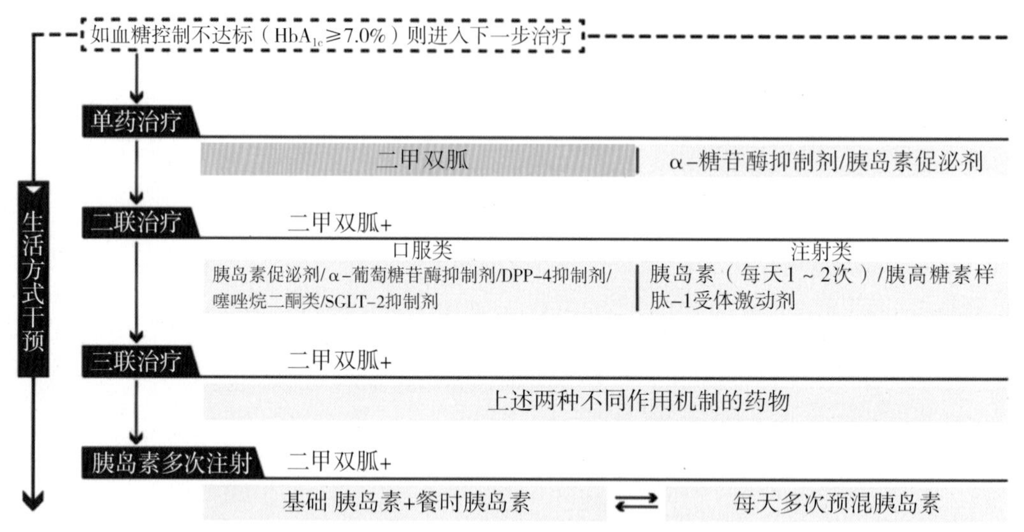


注：二甲双胍为单药治疗的首选；在胰岛素多次注射时，对于肥胖患者可考虑加用二甲双胍。本图是根据药物疗效和安全性、卫生经济学等方面的临床证据以及我国国情等因素权衡考虑后推荐的主要药物治疗路径。

图2-3-8 2型糖尿病患者药物治疗简易路径［《中国2型糖尿病防治指南（2017版）》］

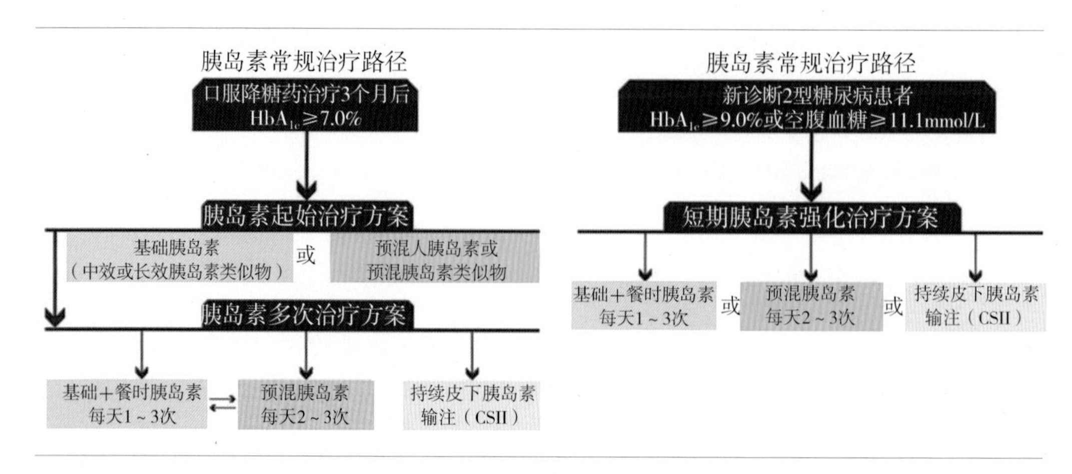


图2-3-9 2型糖尿病胰岛素治疗路径［《中国2型糖尿病防治指南（2017版）》］

3. 住院特殊情况处理

（1）肠内或肠外营养 ①持续肠内营养，每天1次或2次基础胰岛素，同时每4h给予短效或速效胰岛素皮下注射。②分次肠内营养，维持原基础胰岛素治疗方案，如为初始治疗，给予10U基础胰岛素。③肠外营养，全胃肠外静脉营养液中添加短效胰岛素，同时每4h给予短效或速效胰岛素皮下注射。

（2）正在使用糖皮质激素的患者 可使用中效或长效胰岛素控制血糖。

（3）围手术期 根据患者的血糖情况、一般状况及手术类型决定是否需要停用之前的口服降糖药物以及是否需要胰岛素治疗。对于需要禁食的手术，在进行手术当天早上，停用口服降糖药物，给予半剂量中效胰岛素（NPH）或全剂量长效胰岛素类似物，或全剂量胰岛素泵基础量。在禁食期间，每4～6h进行血糖监测，超过血糖控制目标时给予短效或速效胰岛素。

# 第四节 低血糖的分类及处理

## 一 低血糖的标准与分类

低血糖是糖尿病治疗的一个常见并发症，且与心血管事件及死亡率相关。在糖尿病综合管理中，预防低血糖发生是一个非常重要的目标。对非糖尿病患者来说，低血糖症的诊断标准为血糖＜2.8 mmol/L。而接受药物治疗的糖尿病患者只要血糖水平≤3.9 mmol/L 就属低血糖范畴。国际低血糖研究小组将低血糖分为了低血糖警戒值、临床症状明显的低血糖及严重低血糖三类，其中严重低血糖定义为需要他人帮助的严重认知功能障碍，见表2-4-1。

表 2-4-1 低血糖分类

| 水平 | 血糖标准 | 意义 |
|---|---|---|
| 低血糖警戒值 | ≤3.9 mmol/L | 需要速效碳水化合物治疗，并调整降糖治疗剂量 |
| 临床症状明显的低血糖 | ＜3.0 mmol/L | 提示存在严重、有临床意义的低血糖 |
| 严重低血糖 | 无特定的血糖界限 | 与严重认知功能障碍相关的低血糖症，需要外部援助 |

## 二 低血糖的诱因及预防

1. 低血糖的诱因　糖尿病患者在治疗过程中可能发生不同程度低血糖，其诱发因素有以下原因：

（1）医学因素　①严格的血糖控制。②既往有严重低血糖病史。③病程较长的1型糖尿病患者。④长时间胰岛素治疗的2型糖尿病患者。⑤注射部位脂肪增生。⑥低血糖意识障碍。⑦严重的肝功能障碍。⑧肾功能受损（包括肾脏替代治疗的患者）。⑨脓毒症。⑩低血糖处理不当。⑪认知功能障碍和痴呆。⑫终末期疾病。⑬长期使用糖皮质激素突然停用。⑭不正确使用胰岛素或口服降糖药物。

（2）生活因素　①运动量增加。②生活方式不规律。③酒精。④年龄增加。⑤怀孕早期。⑥母乳喂养。⑦没有或血糖监测不足。

（3）碳水化合物摄入减少或吸收障碍　①食物吸收不良，如胃肠炎、腹腔疾病。②涉及肠切除的减肥手术。③未按时进食或进食过少。

2. 低血糖的预防

（1）定时定量进餐，如果进餐量减少则相应减少降糖药物剂量，有可能午餐时应提前做好准备。

（2）运动前应增加额外的碳水化合物摄入。

（3）避免酗酒及空腹饮酒。

（4）选择合适的胰岛素或胰岛素促泌剂，并从小剂量开始，逐渐调整剂量。

（5）反复发生低血糖或严重低血糖患者，应及时调整糖尿病治疗方案及治疗目标。

（6）糖尿病患者应常规随身备用碳水化合物类食品，一旦发生低血糖立即食用。

## 三 低血糖的处理

糖尿病患者血糖≤3.9 mmol/L，即需要补充葡萄糖或含糖食物。严重的低血糖需要根据患者的意识和血糖情况给予相应的治疗和监护，见图2-4-1。

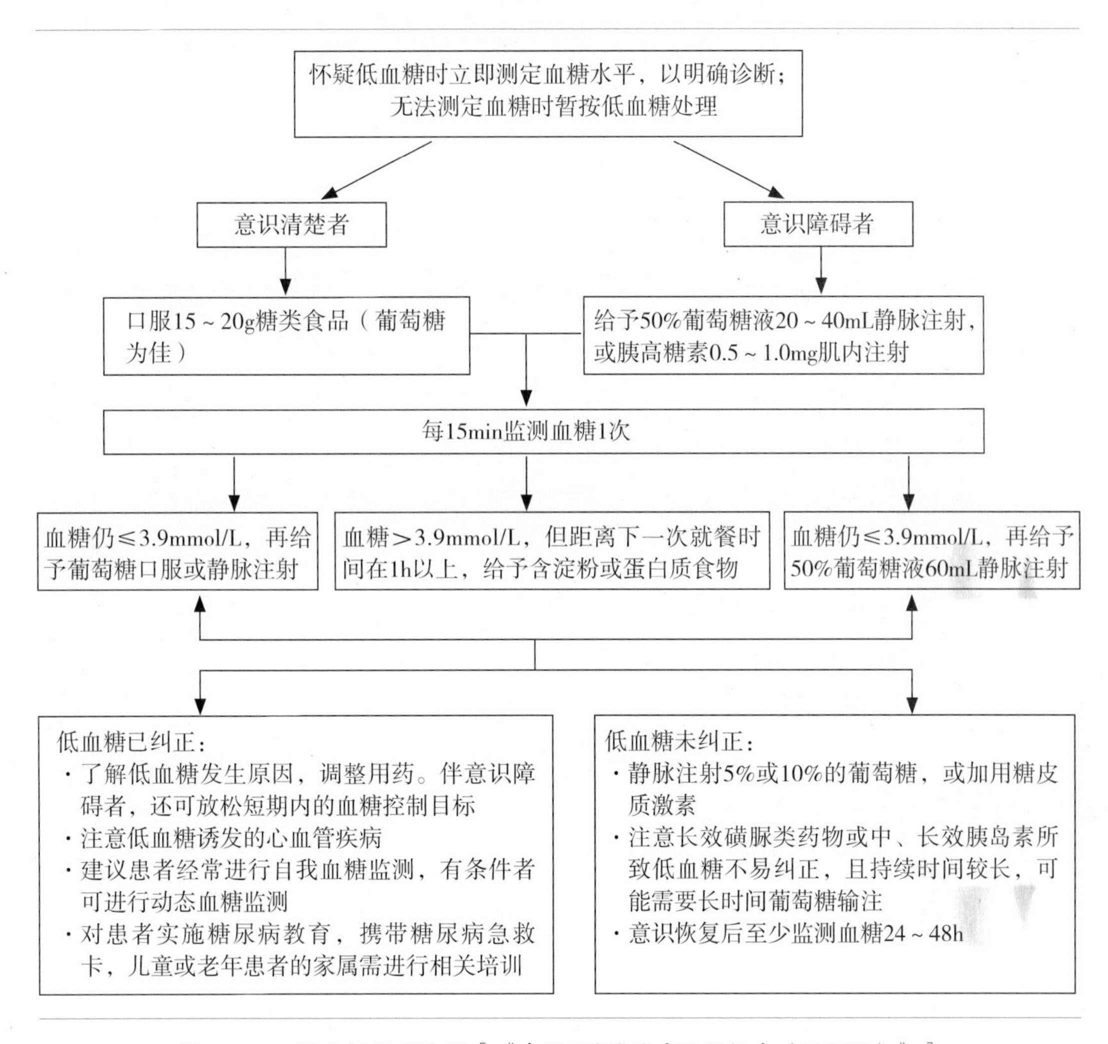


图2-4-1　低血糖处理流程［《中国2型糖尿病防治指南（2017版）》］

## 第五节
# 肥胖管理

大量研究结果表明，肥胖管理有助于2型糖尿病的治疗，适度的减重有助于改善血糖水平并减少对降糖药物的需求。根据我国糖尿病指南及2型糖尿病合并肥胖综合管理专家的共识，建议生活方式干预（包括饮食、运动、心理干预）作为所有T2DM

合并肥胖治疗的长期基础性措施。对于采取非手术治疗后减重或血糖控制效果不理想的T2DM合并肥胖患者，可以考虑减重手术治疗。减重手术方式有腹腔镜袖状胃切除术（LSG）、胃旁路术（RYGB）、腹腔镜下可调节胃束带术（LAGB）和胆胰旁路术（BPD）。

### （一）手术适应证

1. 年龄在18～60岁，一般状况较好，手术风险较低，经生活方式干预和各种药物治疗难以控制的2型糖尿病患者(HbA1C>7.0%)。

2. 根据患者的BMI和临床情况来判断是否行手术治疗　①积极手术：BMI≥32kg/m²，无论是否存在其他合并症（阻塞性睡眠呼吸暂停综合征、非酒精性脂肪性肝炎、高尿酸血症、多囊卵巢综合征、肾功能异常等）。②慎重手术：BMI 28～32kg/m²，至少符合额外的2个代谢综合征组分，或存在合并症。③暂不推荐：BMI 25～28kg/m²。如果患者合并腹型肥胖，且至少符合额外的2个代谢综合征组分，可酌情提高手术推荐等级。

### （二）手术禁忌证

1. 滥用药物、酒精成瘾、患有难以控制的精神疾病患者，以及对减重手术的风险、益处、预期后果缺乏理解能力的患者。

2. 明确诊断为1型糖尿病的患者。

3. 胰岛β细胞功能已明显衰竭的2型糖尿病患者。

4. 外科手术禁忌者。

5. BMI<25kg/m²。

6. 妊娠糖尿病及其他特殊类型的糖尿病。

## 第六节

# 血压管理

70%～80%2型糖尿病患者合并高血压，而糖尿病患者中血压升高是增加脑血管疾病风险的主要因素。我国糖尿病指南中建议对于大多数糖尿病合并高血压患者，其目标血压为130/80mmHg；老年或伴严重冠心病的糖尿病患者，血压控制目标可放宽至＜140/90mmHg。在糖尿病人群中，对于无白蛋白尿的高血压患者，血管紧张素转化酶抑制剂（ACEI）、血管紧张素受体拮抗剂（ARB）、二氢吡啶类钙离子拮抗剂、利尿剂及β受体阻滞剂可用于糖尿病患者降压治疗；对于合并微量白蛋白尿的患者，推荐将最大耐受剂量的ACEI或ARB 作为一线降压药物，但不建议这两种药物同时合用。

## 第七节

# 血脂管理

2型糖尿病患者的血脂异常主要表现为低密度脂蛋白胆固醇（LDL-C）、甘油三酯升高，而高密度脂蛋白胆固醇（HDL-C）降低，这与冠心病发生密切相关。目前大量临床研究显示他汀类药物治疗可以降低2型糖尿病患者主要冠脉事件发生风险。推荐LDL-C为首要目标，LDL-C目标值：极高危＜1.8mmol/L，高危＜2.6mmol/L。临床上首选他汀类药物，若他汀类药物不能耐受的患者，可考虑选择依折麦布或PSK9抑制剂。但对于空腹甘油三酯＞5.7mmol/L患者，建议首选降低甘油三酯的药物如贝特类药物治疗，减少胰腺炎的风险。ADA指南明确提出他汀类药物与贝特类或烟酸类药物联合使用相对于他汀类药物单独使用对于心血管疾病并没有额外获益，不推荐他汀类药物和贝特类或烟酸类药物联合使用。

## 第八节

# 抗血小板治疗

动脉粥样硬化性心血管疾病为糖尿病常见的并发症之一，推荐将小剂量阿司匹林（75～150mg/d）作为有动脉粥样硬化性心血管疾病病史的糖尿病患者的二级预防策略。若患者对阿司匹林过敏，则可用氯吡格雷（75mg/d）替代；而对于伴有动脉粥样硬化性心血管疾病危险因素、年龄≥50岁的1型或2型糖尿病患者，可考虑将小剂量阿司匹林作为一级预防策略。

随着糖尿病患病率的日益增加，糖尿病相关眼病，以及合并糖尿病的眼部疾病患者，都需要良好的血糖控制以及多危险因素的综合管理，才能有效预防、治疗眼部疾病。根据糖尿病患者的实际状况制订合理的血糖控制目标；以合理、安全的生活方式干预为基础，以患者心血管终点事件为出发点，为每一个患者制定个体化药物治疗方案并避免低血糖的发生。早期预防及良好的糖尿病综合管理对于防止眼部疾病的发生和发展有重要意义。

（张舒婷　邝　建）

## 参考文献

[1] 中华医学会糖尿病学分会. 中国2型糖尿病防治指南（2017版）[J]. 中华糖尿病杂志 2018，10：4-67.

[2] 中国医师协会内分泌代谢医师分会，中国住院患者血糖管理专家组. 中国住院患者血糖管理专家共识[J]. 中华内分泌代谢杂志，2017，33：1-10.

[3] 中华医学会内分泌学分会. 中国2型糖尿病合并肥胖综合管理专家共识[J]. 中华内分泌代谢杂志，2016，32：623-627.

[4] 中华医学会内分泌学分会脂代谢学组. 中国2型糖尿病合并血脂异常防治专家共识（2017年修订版）[J]. 中华内分泌代谢杂志，2017，33（11）：925-936.

[5] International Diabetes Federation. IDF Diabetes Atlas：eighth edition 2017[OL].（2017-11-14）http：//www. diabetesatlas. org/.

[6] WANG L，GAO P，ZHANG M，et al. Prevalence and Ethnic Pattern of Diabetes and Prediabetes in China in 2013[J].JAMA，2017，317（24）：2515-2523.

[7] HEIANZA Y，HARA S，ARASER Y，et al. HbA1c 5.7-6.4% and impaired fasting plasma glucose for diagnosis of prediabetes and risk of progression to diabetes in Japan（TOPICS 3）：a longitudinal cohort study[J]. Lancet，2011，378：147 - 155.

[8] American Diabetes Association. Standards of Medical Care in Diabetes-2019[J]. Diabetes Care 2019，42（Suppl 1）：S1-S201.

[9] GARBER A J，ABRAHAMSON M J，BARZILAY J I，et al. Consensus statement by the American Association of Clinical Endocrinologists and American College of Endocrinology on the comprehensive type 2 diabetes management algorithm—2019 executive summary[J]. Endocr Pract，2019，25（1）：69-100.

[10] JOHN W G，HILLSON R，ALBERTI SG. Use of haemoglobin A1c（HbA1c）in the diagnosis of diabetes mellitus. The implementation of World Health Organisation（WHO）guidance 2011[J]. Practical Diabetes，2012，29（1）：12-12a.

[11] The American College of Obstetricians and Gynecologists–Women's Health Care Physicians. ACOG Practice Bulletin – Clinical Management Guidelines for Obstetrician–Gynecologists[J]. Obstetrics& Gynecology，2017，130（1）：e17–e31.

[12] WINOCOUR P，BAIN S C，CHOWDHURY T A et al. Managing hyperglycaemia in patients with diabetes and diabetic nephropathy–chronic kidney disease–Summary of recommendations 2018[J].British Journal of Diabetes，2018，18：78–89.

[13] PAN XR，LI GW，HU YH，et al. Effects of diet and exercise in preventing NIDDM in people with impaired glucose tolerance. The Da Qing IGT and Diabetes Study[J]. Diabetes care，1997，20（4）：537–544.

[14] AN YL，ZHANG P，WANG JP，et al. Cardiovascular and all–cause mortality over a 23–year period among chinese with newly diagnosed diabetes in the Da Qing IGT and diabetes study[J]. Diabetes Care，2015，38：1365 – 1371.

[15] KNOWLER WC，BARRET–CONNOR E，FOWLER SE，et al. Reduction in the incidence of type 2 diabetes with lifestyle intervention or metformin[J]. N Engl J Med，2002，346：393 – 403.

[16] HERMAN WH，PAN Q，EDELSTEIN SL，et al. Impact of Lifestyle and metformin interventions on the risk of progression to diabetes and regression to normal glucose regulation in overweight or obese people with impaired glucose regulation[J]. Diabetes Care，2017，40（12）：1668–1677.

[17] LINDSTROM J，PELTONEN M，ERIKSSON JG，et al. Improved lifestyle and decreased diabetes risk over 13 years：long–term follow–up of the randomised Finnish Diabetes Prevention Study（DPS）[J]. Diabetologia，2013，56（2）：284–293.

[18] HOLMAN RR，COLEMAN RL，CHAN JCN，et al. Effects of acarbose on cardiovascular and diabetes outcomes in patients with coronary heart disease and impaired glucose tolerance（ACE）：a randomised，double–blind，placebo–controlled trial[J]. Lancet Diabetes Endocrinol，2017，5（11）：877–886.

[19] TURNER RC，HOLMAN RR，CULL CA，et al. Intensive blood– glucose control with sulphonylureas or insulin compared with conventional treatment and risk of complications in patients with type 2 diabetes（UKPDS 33）[J]. Lancet，1998，352：837–853.

[20] SELVIN，ADLER AI，NEIL HA，et al. Association of glycaemia with macrovascular and microvascular complications of type 2 diabetes（UKPDS 35）：prospective observational study[J]. BMJ，2000，321：405–412.

[21] U.S. Food and Drug Administration. FDA Drug Safety Communication：FDA revises warnings regarding use of the diabetes medicine metformin in certain patients with reduced kidney function[OL].（2017–11–14）. https：//www.fda.gov/media/96771/download.

[22] IMAM TH. Changes in metformin use in chronic kidney disease[J]. Clin Kidney J，2017，10：301–304.

[23] LALAU JD，KAJBAF F，BENNIS Y，et al. Metformin treatment in patients with type 2 diabetes and chronic kidney disease stages 3A，3B，or 4[J]. Diabetes Care，2018，41：547–553.

[24] JI L，HAN P，WANG X，et al. Randomized clinical trial of the safety and efficacy of sitagliptin and metformin co-administered to Chinese patients with type 2 diabetes mellitus[J]. J Diabetes Investig，2016，7：727-736.

[25] JI L，Li L，KUANG J，et al. Efficacy and safety of fixed-dose combination therapy，alogliptin plus metformin，in Asian patients with type 2 diabetes：a phase 3 trial[J]. Diabetes Obes Metab，2017，19：754-758.

[26] DU J，LIANG L，FANG H，et al. Efficacy and safety of saxagliptin compared with acarbose in Chinese patients with type 2 diabetes mellitus uncontrolled on metformin monotherapy：results of a phase Ⅳ open-label randomized controlled study（the SMART study）[J]. Diabetes Obes Metab，2017，19：1513-1520.

[27] ZINMAN B，WANNER C，LACHIN JM，et al. Empagliflozin，cardiovascular outcomes，and mortality in type 2 diabetes[J]. N Engl J Med，2015，373：2117-2128.

[28] NEAL B，PERKOVIC V，MAHAFFEY KW，et al. Canagliflozin and cardiovascular and renal events in type 2 diabetes[J]. N Engl J Med，2017，377：644-657.

[29] PERKOVIC V，JARDINE MJ，NEAL B，et al. Canagliflozin and renal outcomes in type 2 diabetes and nephropathy[J]. N Engl J Med，2019，380（24），2295-2306.

[30] MANN JFE，ORSTED DD，BROWN-FRANDSEN K，et al. liraglutide and renal outcomes in type 2 diabetes[J]. N Engl J Med，2017，377：839-848.

[31] MARSO SP，DANIELS GH，BROWN-FRANDSEN K，et al. LEADER Steering Committee；LEADER Trial Investigators. Liraglutide and cardiovascular outcomes in type 2 diabetes[J]. N Engl J Med，2016，375：311-322.

[32] MARSO SP，BAIN SC，CONSOLI A，et al. for the SUSTAIN Investigators. Semaglutide and cardiovascular outcomes in patients with type 2 diabetes[J]. N Eng J Med，2016，375：1834-1844.

[33] JBDS-IP.[M] The Hospital Management of Hypoglycaemia in Adults with Diabetes Mellitus 3rd edition（2018）.

[34] BERGLUND L，BRUNZELL JD，GOLDBERG AC，et al. Evaluation and treatment of hypertriglyceridemia：an Endocrine Society clinical practice guideline[J]. J Clin Endocrinol Metab，2012，97：2969-2989.

03

第三章

# 糖尿病性**视网膜病变**

## 第一节 概述

糖尿病性视网膜病变（diabetic retinopathy，DR）是糖尿病患者常见的微血管并发症之一，其患病率高、病程长且可致盲。长期高血糖是其发生、发展的重要原因。糖尿病性视网膜病变的病理特征包括血管内皮的损害及周细胞的丢失。了解其中的多种致病分子机制有助于加深对该疾病的认识及指导疾病的诊治。糖尿病性视网膜病变的诊断并不难，如何有效延缓甚至防止其发生与进展则需要更多的努力。作为糖尿病的全身并发症之一，糖尿病性视网膜病变的管理需要综合考虑患者的全身因素，制定血糖、血压、肾脏功能的管理目标，统筹安排随访、疾病监控及药物调整，才能全面提升包括糖尿病性视网膜病变在内的糖尿病并发症的防控水平。

### 一 糖尿病性视网膜病变的流行病学

糖尿病性视网膜病变是糖尿病常见的眼底并发症。糖尿病性视网膜病变是目前发达国家及地区工作年龄人群中的首位致盲眼病，糖尿病性黄斑水肿（diabetic macular edema，DME）亦严重影响患者的视力。在美国，40岁以上糖尿病患者中糖尿病性视网膜病变患病率为28.5%，其中威胁视力的糖尿病性视网膜病变比例为4.4%。不同人种的糖尿病性视网膜病变和DME的发病存在差异。我国糖尿病性视网膜病变在糖尿病患者人群中的患病率为24.7%～37.5%，其中增殖型视网膜病变占3.3%～7.4%。一项我国流行病学的meta分析显示，我国糖尿病性视网膜病变、非增殖型糖尿病性视网膜病变（non-proliferative diabetic retinopathy，NPDR）与增殖型糖尿病性视网膜病变（proliferative diabetic retinopathy，PDR）在总体人群中的发病率分别为1.3%、1.1%和0.1%，在糖尿病患者人群中的发病率分别是23%、19.1%和2.8%。

糖尿病病程是视网膜病变最重要的发生因素。1型糖尿病患者病程5年、10年、15年视网膜病变发生率分别为25%、60%和80%。2型糖尿病病程5年以下与25年以上发生增殖型视网膜病变的比例分别为2%和25%。除糖尿病病程以外，糖尿病性视网膜病变发生、发展的危险因素还包括慢性高血糖、周围神经病变、高血压和血脂异常。

## 二 糖尿病性视网膜病变的发病机制

糖尿病是影响全身每一个组织和器官的疾病，在各组织器官中的表现与该处的生理结构和特定性环境相关。视网膜主要由神经元、神经胶质细胞和血管组成，还有小胶质细胞、色素上皮。其中神经元和神经胶质细胞占到视网膜总量的95%以上，血管总量比例虽然不多，但糖尿病主要影响微血管的内皮细胞和周细胞，由此产生一系列的血流改变效应将影响巨大。因此，糖尿病性视网膜病变主要是微血管病变和神经退行性病变。其发生、发展机制有如下几条途径。

### （一）生物化学及分子学

多种途径最终导致糖尿病性视网膜病变的病理学改变，如周细胞丧失和神经元凋亡等。

1. 多元醇途径　糖尿病时，较高的葡萄糖在醛糖还原酶的作用下成为过量的山梨醇，细胞内的山梨醇增加也产生高渗透压，对细胞器产生损害。

2. 晚期糖基化终末产物　糖基化终末产物是由细胞内外蛋白质和脂质非酶糖基化反应形成的。它可以改变细胞基底膜间质成分，包括四型胶原蛋白和层粘连蛋白的功能。其损害包括直接效应和间接效应，直接效应是糖基化终末产物与基质中的胶原蛋白结合，或者胶原蛋白发生糖基化形成糖基化终末产物，这些都改变了胶原蛋白的特性，尤其在视网膜中影响了毛细血管的基底膜；间接效应主要是糖基化终末产物能够与单核细胞上的受体结合而产生一些细胞因子，造成炎症。

3. 氨基己糖途径　在正常情况下，只有少量的葡萄糖（大约3%）进入氨基己糖途径，产生葡萄糖胺，葡萄糖胺是合成糖蛋白、糖脂、神经节苷脂的必需底物。高糖环境下，葡萄糖进入氨基己糖途径的量增加，导致葡萄糖胺大量增加，葡萄糖胺增加的直接作用就是导致胰岛素抵抗，另外，氨基己糖途径激活能够直接导致视网膜神经元凋亡。

4. 蛋白激酶c（PKC）的激活　在动物实验中发现，高糖环境下甘油三酯水平升高，从而活化蛋白激酶c，PKC活化以后可以介导多种改变，比如内皮细胞的通透性增加，诱导生成血管生成因子等。

### （二）炎症免疫机制

糖尿病性视网膜病变微血管里可见白细胞聚集及血小板活化，细胞间黏附分子（ICAM-1）活性增高，均提示炎症在糖尿病性视网膜病变中有显著的作用。整合素在中性粒细胞与内皮细胞的紧密黏附过程中也起了关键作用。另外，视网膜中的细胞凋亡增加，神经元的逐渐丢失，以及小胶质细胞的活化等，均提示糖尿病性视网膜病变也是一种慢性的神经退行性变。

### （三）活性氧自由基（reactive oxygen species，ROS）

细胞内少量的活性氧自由基（reactive oxygen species，ROS）是生理所必需的。如果产生大量ROS以及清除系统能力下降，导致氧化抗氧化系统失衡，便产生病理状态，导致细胞病变。在糖尿病和胰岛素抵抗的情况下，氧化应激水平明显增高，并且可能是糖尿病微血管病变和大血管病变的原因。ROS除了对细胞的直接损害，还可以活化其他代谢途径造成炎症因子释放，而其他活化的途径也会产生大量的ROS，造成恶性循环。

### （四）基因多态性

在糖尿病人群中，同样的糖尿病控制状况，但却有明显不同的视网膜改变，提示基因易感性在糖尿病性视网膜病变的发生和进展方面起到一定的作用。目前被研究的这些易感基因主要包括醛糖还原酶基因、一氧化氮合成酶基因、糖基化终末产物受体基因、血管紧张素转化酶基因、血管内皮生长因子基因等。

糖尿病性视网膜病变的形成是个复杂的过程，可能多种机制并存，阻断其中某一个通路，如抗炎治疗，能够暂缓或减轻部分病变。虽然试验中醛糖还原酶抑制剂的应用，可以减少山梨糖醇的形成，但临床研究表明醛糖还原酶抑制剂不能预防或者减缓1型糖尿病患者的视网膜病变发生。目前，在治疗糖尿病性视网膜病变上，虽然不断取得进展，但并不能彻底治愈，需要基础和临床工作者继续深入探索。

## 三 糖尿病性视网膜病变的诊断、分类和处理

DR致盲率高，早期发现、早期治疗可避免后期的视力丧失，为糖尿病患者争取有用的生活视力。糖尿病性视网膜病变的正确诊断、及时治疗和跟踪随访非常重要，有赖于全面的眼部检查。

### （一）糖尿病性视网膜病变的定义与体征

1. 定义　糖尿病性视网膜病变是糖尿病导致的视网膜微血管损害所引起的一系

列典型病变，是一种影响视力甚至致盲的慢性进行性疾病。

2. 体征

（1）微血管瘤　微血管瘤是检眼镜下最早可见的糖尿病性视网膜病变临床表现，微血管瘤的形成与小静脉、小动脉和毛细血管内皮细胞和周细胞丢失，导致管壁向侧方凸出有关，微血管瘤是视网膜早期出血和硬性渗出的根源。微血管瘤在检眼镜下观察呈红色边界清楚的小点状（图3–1–1A），在眼底荧光血管造影上表现为点状强荧光。

（2）视网膜内出血　视网膜出血的部位决定了视网膜内出血的形态。如果出血位于神经纤维层，出血沿神经纤维分布呈火焰状；如果出血位于视网膜的内核层，则表现为斑点状的出血；如果出血位于内界膜和神经纤维层之间，或在内界膜和玻璃体之间，则表现为视网膜前出血，视网膜前出血若进入玻璃体腔，可引起严重的视力障碍。

（3）硬性渗出、棉绒斑　硬性渗出是位于视网膜的外丛状层的黄色蜡样聚集物，来源于血管渗漏出来的血清样物质（图3–1–1B）。由于黄斑中心区域的外丛状层纤维倾斜走行，当硬性渗出分布在黄斑中心凹周围时，渗出可呈星芒状。

棉绒斑，也称软性渗出，其实质是局灶性神经纤维层的梗死，毛细血管床血流中断所致，在眼底检查时可见边界不清的灰白斑（图3–1–1C），边缘上可见出血斑、微血管瘤。该体征是糖尿病性视网膜病变进展迅速的标志，需及时进行干预。

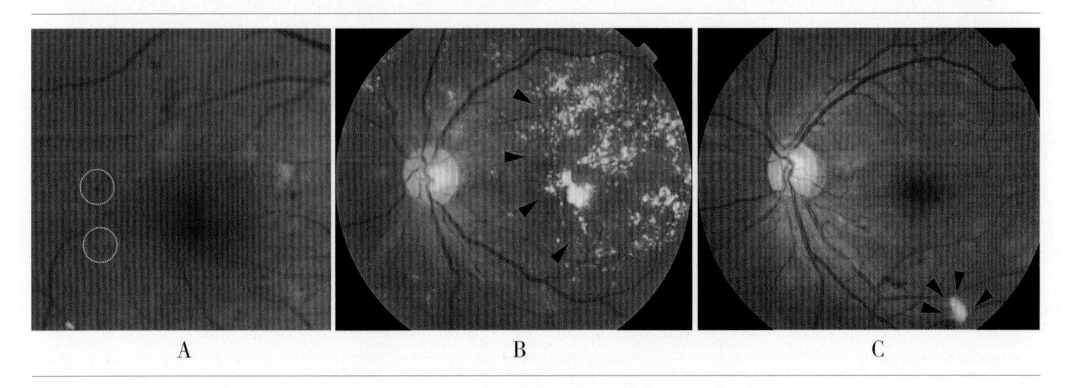


图3–1–1　糖尿病性视网膜病变眼底

A．微血管瘤（黄色圈内所示）。B．硬性渗出（黑色箭头包围区域所示）。C．棉绒斑（黑色箭头所示）。

（4）视网膜血管病变　糖尿病视网膜血管病变包括视网膜动脉、静脉及毛细血管的异常。视网膜动脉的病变主要有小动脉闭塞和小动脉硬化两种。在糖尿病的早期，眼底就可以见到视网膜静脉扩张充盈，随着疾病的进展，静脉管径可进一步变得粗细不均，甚至出现静脉串珠的改变。

随着糖尿病性视网膜病变的发展，视网膜组织缺氧不断加重，毛细血管异常包括毛细血管闭塞、扩张及视网膜内微血管异常（intraretinal microvascular abnormality，IRMA）出现。IRMA常位于血管无灌注区附近，看起来像局部平坦的视网膜新生血管，但是在眼底荧光血管造影时一般没有强荧光渗漏的表现。

（5）视网膜新生血管形成 增殖型糖尿病性视网膜病变最明显的特征就是新生血管的形成。新生血管在光学显微镜下表现为不规则走行、迂曲、扩张的薄壁血管，没有完整的周细胞覆盖，内皮细胞间缺少正常的紧密连接结构。新生血管最常发生的部位为后极部，静脉端靠近动静脉交叉处，其次为视盘表面（图3-1-2）。

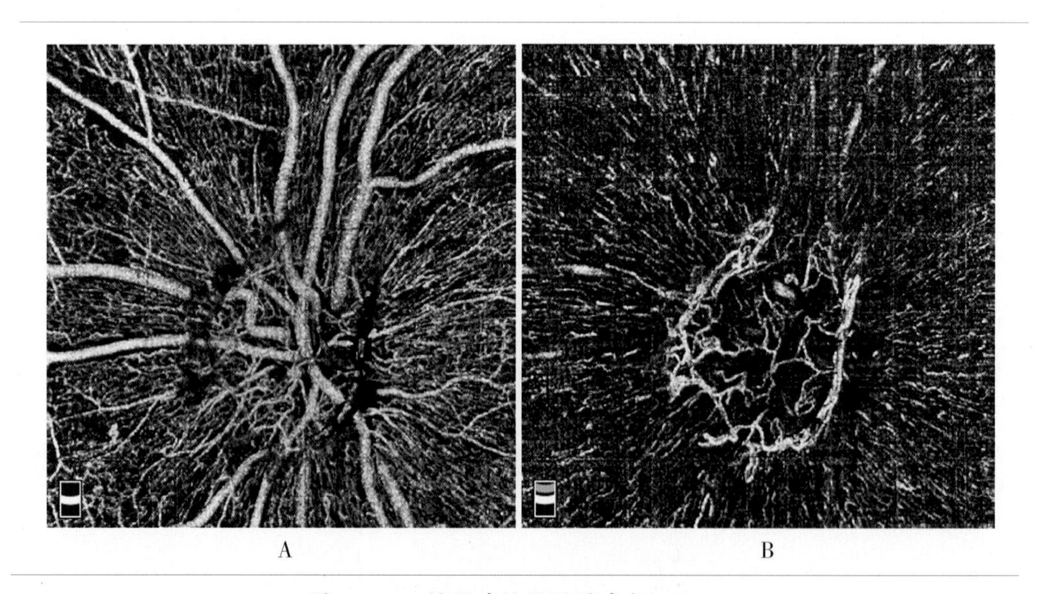

A B

图3-1-2 糖尿病性视网膜病变OCTA

A. 视盘层面。B. 玻璃体层面，可见清晰的网状视盘新生血管。

### （二）糖尿病性视网膜病变的分期

我国在2014年建立了新的糖尿病性视网膜病变分期，该分期方法延续了1985年中华医学会眼科学分会眼底病学组的分期方法，在内容中与国际分期相衔接（表3-1-1）。具体如下：

NPDR分为 Ⅰ期：轻度非增殖型（mild NPDR），仅有毛细血管瘤样膨出改变（对应我国1985年糖尿病性视网膜病变分期Ⅰ期+）；Ⅱ期：中度非增殖型（moderate

NPDR），介于轻度到重度之间的视网膜病变，可合并视网膜出血、硬渗和（或）棉绒斑；Ⅲ期：重度非增殖型（severe NPDR），每象限视网膜内出血≥20个出血点，或者至少2个象限已有明确的静脉串珠样改变，或者至少1个象限视网膜内微血管异常（intraretinal microvascular abnormalities，IRMA），无明显特征的增殖型糖尿病性视网膜病变（对应我国1985年糖尿病性视网膜病变分期Ⅲ期++）。

PDR分为 Ⅳ期：增生早期（early PDR），出现视网膜新生血管（neovascular elsewhere，NVE）或视盘新生血管（neovascular of the disc，NVD），当NVD＞1/4～1/3视盘直径（disc area，DA）或NVE＞1/2DA，或伴视网膜前出血或玻璃体积血时称“高危增生型”（high risk PDR）（对应我国1985年糖尿病性视网膜病变分期Ⅳ期）；Ⅴ期：纤维增殖型（fibrous proliferation），出现纤维膜，可伴视网膜前出血或玻璃体积血（对应我国1985年糖尿病性视网膜病变分期Ⅴ期）；Ⅵ期：增生晚期（advanced PDR），牵拉性视网膜脱离，合并纤维膜，可合并或不合并玻璃体积血，也包括虹膜和房角的新生血管（对应我国1985年糖尿病性视网膜病变分期Ⅵ期）。

表3-1-1 《中国糖尿病性视网膜病变临床诊疗指南（2014年）》分期与国际糖尿病性视网膜病变分期

| 国际分期 | 我国分期 | 散瞳眼底所见 |
|---|---|---|
| 轻度NPDR | Ⅰ期：轻度非增殖型 | 仅有毛细血管瘤样膨出 |
| 中度NPDR | Ⅱ期：中度非增殖型 | 介于轻度到重度，可合并视网膜出血、硬渗和（或）棉絮斑 |
| 重度NPDR | Ⅲ期：重度非增殖型 | 出现以下任一改变，但无增生性视网膜病变的体征：<br>（1）在4个象限的每一象限中出现多于20处视网膜内出血<br>（2）在2个或以上象限出现静脉串珠样改变<br>（3）至少有1个象限出现明显的视网膜微血管异常 |
| PDR | Ⅳ期：增生早期 | 出现视网膜新生血管或视盘新生血管 |
|  | Ⅴ期：纤维增殖型 | 出现纤维膜，可伴视网膜前出血或玻璃体出血 |
|  | Ⅵ期：增生晚期 | 牵拉性视网膜脱离，合并纤维膜，可合并或不合并玻璃体积血，也包括虹膜和房角的新生血管 |

各期病变眼底表现见图3-1-3。

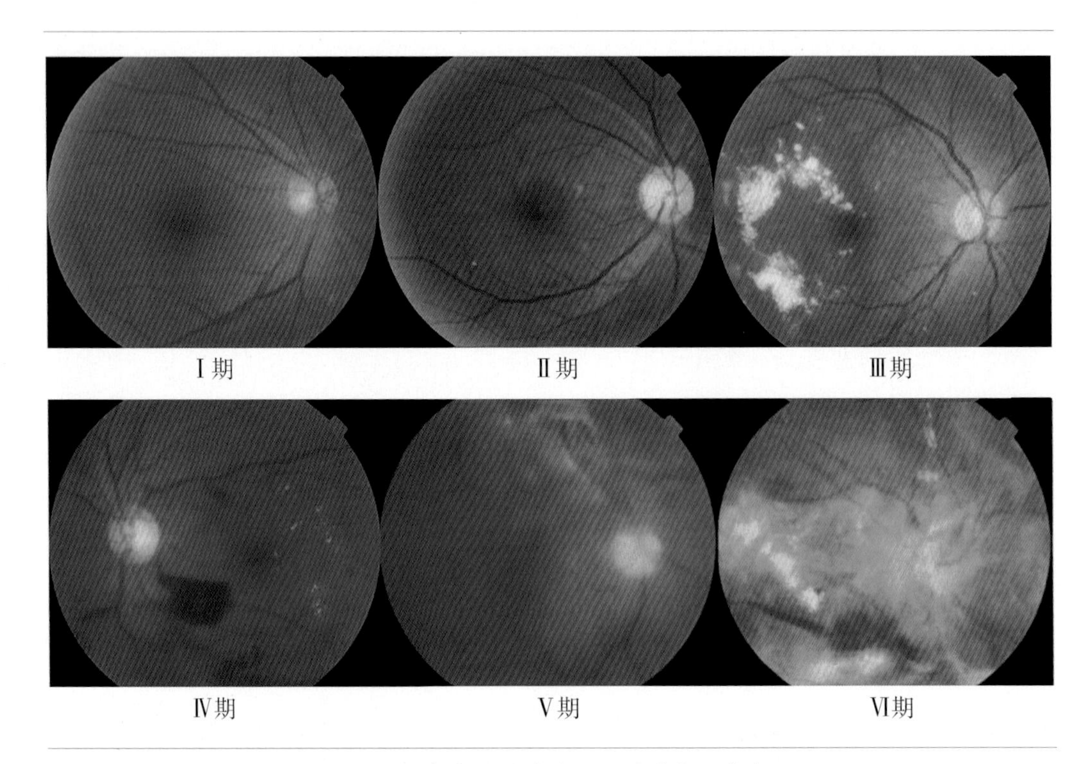


图3-1-3　各期糖尿病性视网膜病变眼底表现

### （三）糖尿病性黄斑水肿

糖尿病性视网膜病变患者血–视网膜屏障破坏导致渗出液聚积，引起黄斑区视网膜增厚，常合并硬性渗出，即糖尿病性黄斑水肿（DME）。早期糖尿病性视网膜病变治疗研究组（early treatment diabetic retinopathy study，ETDRS）将有临床意义的糖尿病性黄斑水肿（clinical significant macular edema，CSME）定义为：①距黄斑中心500μm以内出现视网膜增厚；②距黄斑中心500μm以内出现硬性渗出，合并邻近区域内有视网膜增厚（不包括有视网膜增厚治疗史残余的硬性渗出）；③一处或多处视网膜增厚的面积为≥1个视盘面积，且病变任何部分距黄斑中心为1个视盘直径之内。除了CSME外，DME还可以表现为弥漫性黄斑水肿及缺血性黄斑改变。

### （四）糖尿病性视网膜病变的处理

糖尿病性视网膜病变的处理流程总结见图3–1–4。

1. 非增殖型糖尿病性视网膜病变　根据视网膜病变的程度以及是否合并黄斑水肿决策是否选行激光治疗。对于未合并黄斑水肿的糖尿病性视网膜病变不建议行全视网膜光凝（panretinal photocoagulation，PRP）治疗。NPDR如合并有临床意义的

DME进行光凝治疗可以减少5年内视力严重下降的风险，一般先行黄斑局部光凝+推迟的PRP，PRP只在发生重度NPDR或PDR时再进行，这种方式是降低中等度视力下降最有效的战略布局。对NPDR早期行光凝治疗可能会对视力带来不利影响和引起视野缩小。

2. 增殖型糖尿病性视网膜病变　增生早期糖尿病性视网膜病变如果不合并黄斑水肿可以考虑推迟PRP，直至出现黄斑水肿。根据ETDRS研究报告，不合并黄斑水肿的严重糖尿病性视网膜病变（严重视网膜病变指严重NPDR或早期PDR）不要行PRP，作了PRP的比推迟光凝更容易进展到中度视力下降。合并黄斑水肿的增生早期糖尿病性视网膜病变可以先进行PRP，PRP后如果仍存在黄斑水肿再进行黄斑局部光凝。不建议PRP和黄斑光凝同时进行。对高危PDR增生早期应在能看清眼底时尽快积极进行PRP。增生晚期存在纤维血管膜（胶质型PDR）和牵拉性视网膜脱离者，建议行玻璃体切割术治疗。

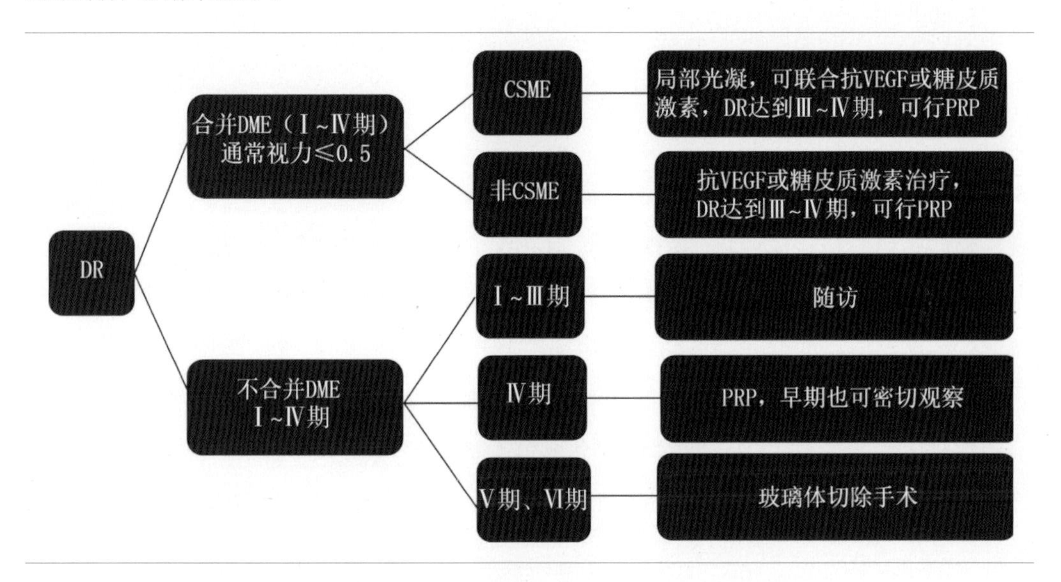


图3-1-4　糖尿病视网膜性视网膜病变的处理流程

注：DR，糖尿病性视网膜病变；DME，糖尿病黄斑水肿；CSME，临床有意义的黄斑水肿；VEGF，血管内皮生长因子；PRP，全视网膜光凝。

（引自：中华医学会眼科学会眼底病学组：《中国糖尿病性视网膜病变临床诊疗指南（2014年）》《中华眼科杂志》2014年第50期，第851-865页。）

3. 激光及手术治疗　糖尿病性视网膜病变的治疗重在早期发现、早期干预和定期随访，如果能够通过激光治疗或者抗VEGF治疗将病变稳定在非增殖型或增生早期，可避免严重的视力丧失。结合我国的国情，糖尿病性视网膜病变的公众认知率低、患者依从性较差，激光治疗仍然是目前糖尿病性视网膜病变治疗的主要手段。而随着微创玻璃体视网膜手术的日益成熟和完善，对玻璃体积血的患者更早地进行玻璃体手术也是目前的趋势。眼科近年来发展迅速的抗血管内皮生长因子治疗在糖尿病性黄斑水肿、增殖型糖尿病性视网膜病变玻璃体手术辅助治疗当中也发挥了重要的作用。

（1）全视网膜光凝（PRP） PRP的适应证主要是严重糖尿病性视网膜病变，包括重度NPDR和早期PDR。PRP的原理是基于糖尿病性视网膜病变波及视网膜的范围广，视网膜血管周细胞和内皮细胞的损伤导致毛细血管塌陷，大面积无灌注区形成，并刺激产生视网膜新生血管。PRP的目的是破坏视网膜的无灌注区，降低全视网膜的氧耗，使得已形成的视网膜新生血管消退或阻止其发生。PRP的具体介绍详见后续章节。

（2）增殖型糖尿病性视网膜病变的玻璃体手术 增殖型糖尿病性视网膜病变行玻璃体切除手术的目的是要清除混浊的玻璃体，切断玻璃体内前后方向牵拉视网膜的纤维条索，分割并尽可能剥除视网膜前的纤维血管膜，合并孔源性视网膜脱离时，凝固裂孔，使视网膜复位。

玻璃体切除手术的适应证：①严重的不吸收的玻璃体积血；②牵拉性视网膜脱离合并早期黄斑牵拉；③混合的牵拉和孔源性视网膜脱离；④致密的视网膜前出血和黄斑前纤维膜；⑤严重的进行性视网膜纤维血管增殖；⑥玻璃体积血合并早期虹膜新生血管；⑦玻璃体积血合并白内障；⑧溶血性青光眼。

目前糖尿病性视网膜病变的玻璃体切除手术已经进入了微创玻璃体手术时代，采用扁平部的三通道切口，玻璃体切除头从传统的20G已缩小为23G、25G甚至27G，高速的玻璃体切除头切除速度已达7 500～10 000次/min，巩膜穿刺可用带阀门的套管针，大大增加了手术的安全性。

（3）玻璃体腔内抗血管内皮生长因子药物注射 VEGF是介导糖尿病性视网膜病变新生血管及炎性过程的核心因素，已有大量证据显示抗VEGF治疗在DME治疗中的疗效。目前市面上的抗VEGF药物主要有单克隆抗体及融合蛋白两类，单克隆抗体类药物包括：贝伐单抗（bevacizumab）、雷珠单抗（ranibizumab），融合蛋白类药物包括：阿柏西普（aflibercept）及康柏西普（conbercept）。贝伐单抗目前并未被批准用于眼内注射。

雷珠单抗的一项长达3年的随机双盲多中心Ⅲ期注册研究（RESTORE扩展研

究）结果显示，雷珠单抗连续3个月每月1次给药，之后行按需模式给药可提高视力6.1个字母，雷珠单抗联合激光治疗模式视力提高5.9个字母，效果优于单独激光治疗。美国The Diabetic Retinopathy Clinical Research Network的一个为期2年的对比阿柏西普、贝伐单抗及雷珠单抗在累及黄斑中心的DME随机临床对照研究显示，3种药物均具有较好的疗效，但长期疗效阿柏西普及雷珠单抗优于贝伐单抗。对于初始视力较差（＜0.4）的DME患者，抗VEGF药物可考虑首选融合蛋白类药物；而对于初始视力较好（＞0.5）的患者，3种药物的疗效的差异并无统计学意义。

玻璃体腔注射抗VEGF药物流程包括：散大瞳孔，采用表面麻醉，应用10%聚维酮碘溶液进行术眼区消毒，5%聚维酮碘滴眼液结膜囊消毒，注射部位位于角膜缘后3.5～4mm处，向眼球中心进针缓慢推注药物，然后缓慢移除针头，术后给予广谱抗生素滴眼液滴眼3天。

**（五）糖尿病性视网膜病变的随访**

1. 中国的糖尿病性视网膜病变诊疗指南　目前我国糖尿病性视网膜病变的诊疗规范遵循2014年由中华医学会眼科学会眼底病学组发布的《中国糖尿病性视网膜病变临床诊疗指南（2014年）》，该指南重新定义了糖尿病性视网膜病变的各个分期及相应的干预措施，并且对我国糖尿病患者进行眼科检查及随诊的时间建议如下（表3–1–2）。

表3–1–2　中国不同类型糖尿病患者接受眼科检查首诊和随诊时间建议

| 类型 | 首次眼底检查时间 | 随诊时间 |
|---|---|---|
| 1型糖尿病 | 青春期前或青春期发病，可在12岁开始筛查，青春期后发病患者一旦诊断即进行筛查 | 每年1次或根据情况调整 |
| 2型糖尿病 | 确诊时 | 每年1次或根据情况调整 |
| 妊娠糖尿病 | 妊娠前或妊娠初3个月 | 中度NPDR：每3～12个月<br>重度NPDR：每1～3个月 |

2. 美国糖尿病学会的糖尿病性视网膜病变指南　2017年2月，ADA发布了题为“Diabetic Retinopathy: A Position Statement by the American Diabetes Association”的糖尿病性视网膜病变立场声明，阐述了糖尿病性视网膜病变的危险因素、筛查策略、筛查设备和治疗方法等方面的最新观点。

在糖尿病性视网膜病变的发病机制方面，该指南首次指出，糖尿病性视网膜病变既为微血管病变，也为原发神经元退行变性疾病。该指南糖尿病性视网膜病变的分期仍沿用2002年ADA的分期标准（表3–1–3）。

表 3-1-3　美国糖尿病学会的糖尿病性视网膜病变分期标准

| 分期 | 描述 |
|---|---|
| 轻度NPDR | 微小动脉瘤，通常发生在疾病早期，可导致液体渗漏 |
| 中度NPDR | 随病程进展，供氧视网膜血管可发生水肿及变形，且失去供血能力，导致特征性视网膜微血管病变，并加重或促进黄斑水肿生成 |
| 重度NPDR | 血管阻塞范围扩大，导致视网膜无灌注区扩大，这些区域可释放促视网膜新生血管生成生长因子，导致视网膜新生血管的生成 |
| PDR | 由视网膜释放的生长因子可促使新生血管在视网膜内表面及玻璃体内增殖，沿视网膜内表面生长并进入玻璃体，眼内渗出增多。新生血管相对脆弱，更易发生渗出及出血。随着瘢痕组织收缩可引起视网膜与下层组织的分离，视网膜脱离可引起永久视力损伤 |

该指南强调要注重眼底筛查，筛查时机与策略取决于是否存在DR的风险因素，以及发病及进展的速度（表3–1–4）。

表 3-1-4　针对 1 型、2 型及妊娠糖尿病患者进行眼底筛查时间节点的建议

| |
|---|
| 1型糖尿病成年患者在糖尿病发病5年内，应通过眼科医师或验光师进行散瞳和全面的眼科检查（B） |
| 2型糖尿病患者在糖尿病确诊时，应通过眼科医师或验光师进行散瞳和全面的眼科检查（B） |
| 糖尿病患者可以考虑每2年进行一次眼科检查。如果已出现糖尿病性视网膜病变，1型或2型糖尿病患者至少每年由眼科医师或验光师散瞳眼底检查一次。对于糖尿病性视网膜病变正在进展或已威胁视力的患者，应该考虑增加检查频次（B） |
| 对于备孕或已经怀孕的1型或2型糖尿病患者，应该告知妊娠期间糖尿病性视网膜病变有发生或进展的风险（B） |
| 1型或2型糖尿病患者在备孕时或妊娠早期应该进行眼科检查，且在妊娠各期和产后根据糖尿病性视网膜病变的程度决定1年内监测糖尿病性视网膜病变的频次（B） |
| 虽然眼底照相可以作为筛查工具，但不能代替全面的眼科检查。因此，糖尿病患者应至少在发病初始及之后定期进行全面的眼科检查，时间间隔由眼科医师推荐（E） |

注：B、E，循证医学证据分别为B级和E级。

对于如何随访和治疗不同分期的糖尿病性视网膜病变，该指南也给出了详细的建议（表3-1-5）。抗VEGF药物的应用是新版指南中治疗糖尿病性视网膜病变的亮点。累及黄斑中心凹的DME首选抗VEGF药物。该指南首次提出在条件允许的情况下，PDR患者也可选择抗VEGF治疗。

随着糖尿病发病率的不断升高，糖尿病性视网膜病变的筛查和随访也变得尤为重要，目前主要面临的是远程会诊问题，远程医疗是否需要增加频率、能否为眼科医师提供帮助尚在讨论中。虽然目前尚未达成共识，但是至少对于缺乏眼科医生的边远地区，远程医疗是一个有效手段。

表3-1-5 关于不同分期的糖尿病性视网膜病变的转诊及治疗的建议

| 指征 | 转诊至眼科医师 | 随访 | 眼内治疗推荐 |
|---|---|---|---|
| 无DR | 1年内 | 每1～2年 | 无 |
| 轻度PDR | 1年内 | 每年 | 无 |
| 中度NPDR | 3～6个月内 | 每6～9个月 | 无 |
| 重度NPDR | 立即 | 每3～6个月 | 2型糖尿病患者可以考虑早期PRP |
| PDR | 立即 | 每3个月 | PRP或者玻璃体内注射抗VEGF治疗，尤其是存在高危特征时 |
| 无DME | 1年内 | 每1～2年 | 无 |
| 非CIDME | 3～6个月内 | 每6个月 | 无，但要密切观察是否进展至CIDME |
| CIDME | 立即 | 每1～4个月 | 对于大多数患者，玻璃体内抗VEGF为一线治疗。使用抗VEGF治疗后仍持续有CIDME，考虑黄斑激光治疗作为辅助治疗。对于某些患者，玻璃体内皮质类固醇治疗可作为另一种选择 |

注：DR，糖尿病性视网膜病变；NPDR，非增殖期糖尿病性视网膜病变；PDR，增殖期糖尿病性视网膜病变；DME，糖尿病性黄斑水肿；CIDME，累及黄斑中心凹的糖尿病性黄斑水肿；PRP，全视网膜光凝术；VEGF，血管内皮生长因子。

（张良 曾运考）

第二节

# 糖尿病性视网膜病变的荧光素眼底血管造影

## 一 荧光素眼底血管造影在糖尿病性视网膜病变中的临床应用

荧光素眼底血管造影（fundus fluorescein angiography，FFA）自20世纪60年代起开始应用于临床，我国于20世纪70年代初引进该项技术。FFA可以动态观察眼底微循环的改变，在活体眼中反映出视网膜大血管至毛细血管水平的生理与病理情况，已成为眼底病诊断、治疗、研究必不可少的检查方法之一，尤其是对糖尿病性视网膜病变的诊断、鉴别诊断、临床分期、治疗指导、随访监测等具有重要价值。

### （一）荧光素眼底血管造影基本原理

FFA的原理是将荧光素钠经肘前静脉快速注入被检者体内，当染料到达视网膜循环时，受蓝光的激发而产生黄绿色荧光，利用配有特殊滤光片的眼底照相机，观察并及时将染料在眼底循环的整个过程拍摄下来。

1. 荧光素钠的理化特性　荧光素钠是一种染料，为高度水溶性的有机分子，相对分子质量为376.27，分子式$C_{20}H_{12}O_5Na$。在蓝光照射下，荧光素钠能发出荧光，其激发光的波长为465～490nm，所发出的荧光波长为520～530nm，呈黄绿色。

2. 体内过程　荧光素钠注入血管后，60%～80%与血浆蛋白结合，20%游离在血液中。只有游离的荧光素钠在蓝光的激发下才能发出荧光。静脉注射1min后，荧光素钠即遍布全身组织。正常的视网膜与中枢神经系统因有生理屏障，荧光素钠不能渗漏，其余的组织血管均可渗漏荧光素钠而使组织染色，如皮肤和黏膜在注射后0.5～4h呈现黄色。荧光素钠于24h内经肝脏和肾脏完全排泄，少量经胆道排出。

3. 血–眼屏障对FFA的影响　血–视网膜屏障（内屏障）是指视网膜血管内皮细胞之间的紧密连接，在正常情况下不渗漏荧光素钠，因而可使视网膜血管形态清晰显示。血–视网膜色素上皮屏障（外屏障）是指色素上皮细胞之间的闭锁小带，使脉络膜循环内的荧光素钠不渗漏入视网膜，同时由于视网膜色素上皮层内色素的遮挡，可以显示出视网膜色素上皮层的情况。由于脉络膜毛细血管的通透性比视网膜大，荧光素钠可经脉络膜毛细血管自由渗出。视网膜血管或视网膜色素上皮层的疾病可引起上述血-眼屏障的破坏，导致荧光素钠渗漏，因而可为视网膜疾病的诊断提供依据。

4. 毒副作用　荧光素钠为无毒染料，少数人在注射后有一过性恶心，偶有眩晕、呕吐和皮肤过敏反应等。极个别病例报告有发生过敏性休克甚至死亡者。鉴于糖尿病性视网膜病变患者常合并有其他糖尿病并发症或伴有其他重要组织器官的损害，因而应谨慎使用。本节后附FFA检查禁忌证，供读者参考。

### （二）正常荧光素眼底血管造影表现

1. 臂-视网膜循环时间　是指荧光素钠经肘前静脉注入血管后，随血流经右心、肺循环、左心、主动脉、颈动脉和眼动脉到达眼底的时间。臂-视网膜循环时间受多种因素的影响，如受检者的年龄、血管粗细、心脏和血流的速度、荧光素钠的浓度、注射速度及造影技术等，因此个体差异较大。正常人臂-视网膜循环时间为10～15s。

2. FFA的过程分期　根据荧光素钠流经视网膜中央血管系统的不同阶段，将FFA的过程分为以下4期。

（1）视网膜动脉前期或脉络膜循环期　在视网膜中央动脉充盈前0.5～1s可见脉络膜荧光，为斑块状或地图状，各部位充盈时间略有差别。视盘也在此时充盈，呈扇形分区状。有睫状视网膜动脉者也在此期充盈。脉络膜充盈完成时间延长至静脉早期，完全充盈后，斑块状脉络膜荧光融合为均匀的背景荧光。

（2）视网膜动脉期　视网膜动脉充盈一般在1～2s内完成。当荧光素钠充盈毛细血管网时，整个眼底呈现明亮的弥漫荧光。

（3）视网膜动静脉期　当荧光素钠经小静脉汇入较大的静脉主干时，荧光素钠首先沿静脉壁流动，而血管中央则无荧光，形成静脉层流，直至管腔完全被荧光素钠充盈，层流现象消失。视网膜静脉荧光持续15～20s，之后开始逐渐减弱。

（4）晚期　约10min后，视网膜血管内的荧光明显减弱，只能看到微弱的脉络膜背景荧光及视盘边缘的残留荧光。

3. 黄斑荧光　造影过程中黄斑始终呈现为暗区，其中央为无血管区，呈圆形或椭圆形。无血管区周围的毛细血管网为黄斑拱环，环缘完整。

4. 视盘荧光　动脉前期和早期深层毛细血管网充盈后显示朦胧荧光，晚期视盘组织呈弥漫的荧光染色，其边缘组织着染并残留模糊的荧光环。

### （三）糖尿病性视网膜病变的荧光素眼底血管造影表现

1. 轻度非增殖型糖尿病性视网膜病变（NPDR）　轻度NPDR的眼底表现主要是微血管瘤。FFA表现为边界清晰的圆形小强荧光点，晚期可有渗漏。FFA常能发现检眼镜下不能查见的微血管瘤（图3-2-1）。

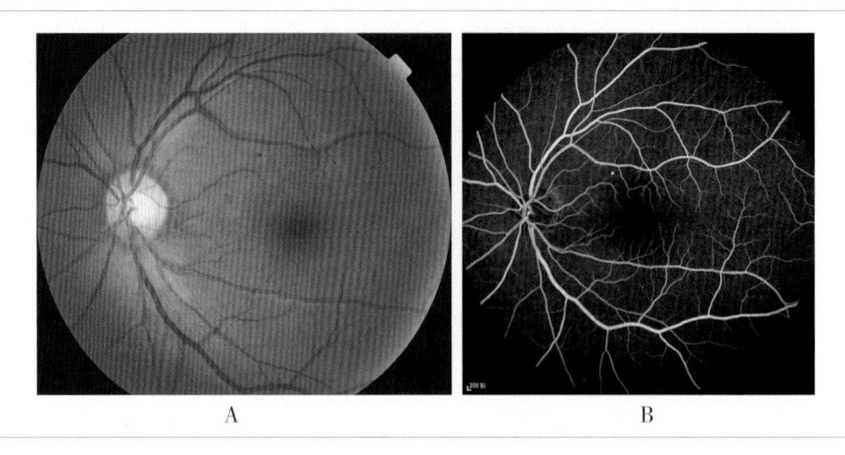


图3-2-1　轻度非增殖型糖尿病性视网膜病变

A. 眼底彩色照相可见视网膜微血管瘤。B. FFA见微血管瘤样荧光渗漏。

2. 中度NPDR　中度NPDR除微血管瘤外，可合并视网膜出血、硬性渗出、棉绒斑。出血斑点在FFA中表现为大小与出血斑点一致的黑色遮蔽荧光，与微动脉瘤的强荧光点不同，可与之鉴别。硬性渗出在FFA中表现为轻微遮蔽荧光或正常荧光（图3-2-2）。棉绒斑在FFA中表现为毛细血管前小动脉阻塞区无灌注，其外围扩张的毛细血管出现荧光渗漏。棉绒斑的出现常预示视网膜病变有迅速发展为增殖型病变的趋势。

在FFA中还可观察到中度NPDR及以上分期中出现视网膜毛细血管扩张、染料渗漏以及毛细血管无灌注区。黄斑区周围毛细血管扩张渗漏可导致黄斑水肿；视盘周围辐射状毛细血管扩张渗漏可导致视盘染色或水肿。毛细血管无灌注区是由于毛细血管

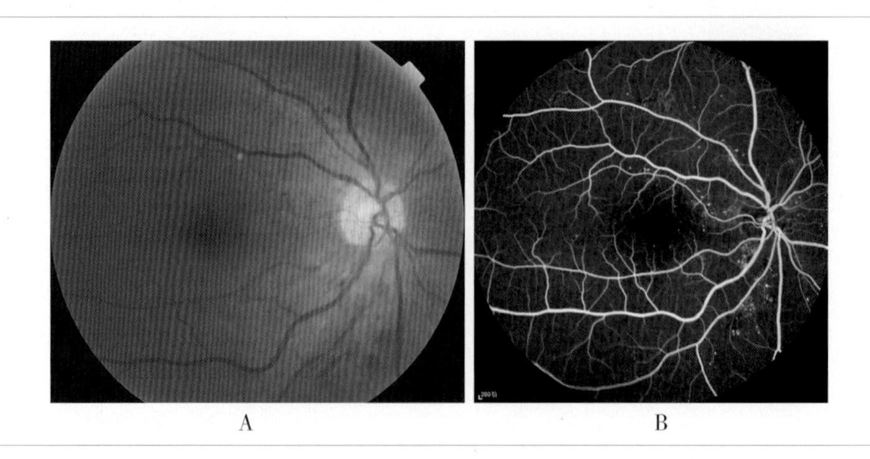


图3-2-2　中度非增殖型糖尿病性视网膜病变

A. 眼底彩色照相可见视网膜微血管瘤、出血及渗出。B. FFA见微血管瘤样荧光渗漏、出血遮蔽荧光。

壁内周细胞、内皮细胞丧失，致使毛细血管闭塞所致。FFA表现为范围大小不一的无染料灌注的弱荧光区，周围绕以毛细血管扩张及微动脉瘤，多见于视网膜鼻侧（包括鼻上象限和鼻下象限）。

3. 重度NPDR　重度NPDR无增殖型体征，视网膜病变表现为4个象限中任一个象限有20个以上的视网膜内出血点，或2个以上象限有明确的静脉串珠样改变，或1个以上象限有明确的视网膜内微血管异常（intraretinal microvascular abnormalities，IRMA）。若上述3种表现同时出现2项，则为极重度NPDR。

静脉串珠是对严重的视网膜缺血的过度反应。FFA可清晰地显示静脉节段性扩张呈串珠样、腊肠状或球形，可伴有静脉管壁荧光染色，也可显示出因静脉管道重塑形成的静脉襻。

IRMA是指视网膜内跨越毛细血管床的小动脉流向小静脉的不规则节段状迂曲扩张的异常微血管，常位于无灌注区边缘，多见于鼻侧中周部视网膜（包括鼻上象限和鼻下象限）。FFA可清晰地显示出无灌注区边缘迂曲扩张的微小血管，不伴有明显的荧光渗漏，代表早期视网膜内新生血管形成或分路血管（图3-2-3）。

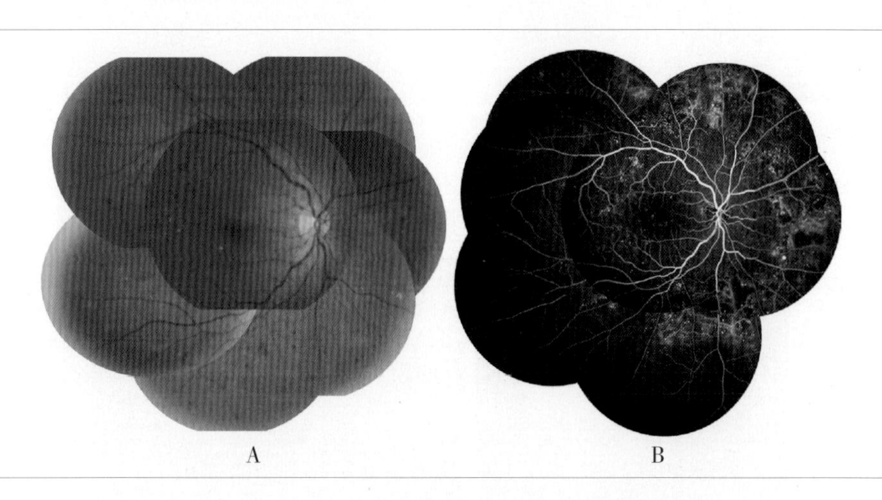

A　　B

图3-2-3　重度非增殖型糖尿病性视网膜病变

A. 眼底彩色照相可见视网膜广泛微血管瘤、出血及渗出。B. FFA见视网膜广泛微血管瘤样荧光渗漏、出血遮蔽荧光、无灌注弱荧光区及视网膜内微血管异常。

4. 增殖型糖尿病性视网膜病变（PDR）　PDR以视盘或视网膜新生血管形成为标志，并可出现视网膜前出血、玻璃体积血、纤维组织增生、牵拉性视网膜脱离等病变。

由于新生血管的管壁异常，FFA早期即可表现为特异性的团状强荧光渗漏，晚期邻近的多个新生血管渗漏荧光可融合呈强荧光团。视网膜纤维组织增生是由新生血管附近的组织发生细胞增殖形成的纤维条带，通常含有较多的新生血管，因而FFA常表现为条带状或片状的强荧光渗漏（图3-2-4）。

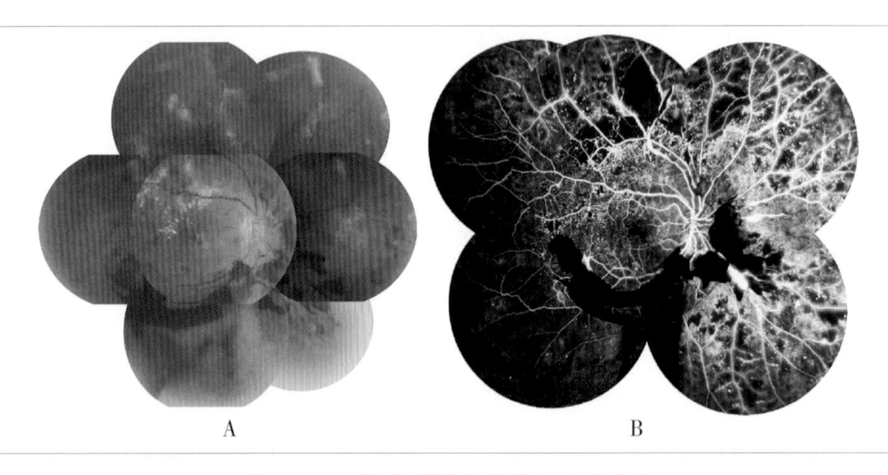


图3-2-4　增殖型糖尿病性视网膜病变

A. 眼底彩色照相可见视网膜血管迂曲扩张，广泛微血管瘤、出血、渗出、视网膜新生血管及条带状视网膜前出血。B. FFA见视网膜血管迂曲壁染，广泛微血管瘤样荧光渗漏、出血遮蔽荧光、无灌注弱荧光区、视网膜内微血管异常及视网膜新生血管样强荧光渗漏。

5. 糖尿病性黄斑水肿　通常黄斑水肿的FFA表现为晚期黄斑区斑片状强荧光渗漏，但不同类型的黄斑水肿FFA表现略有不同，黄斑囊样水肿可表现为花瓣状或蜂窝状强荧光（图3-2-5）。

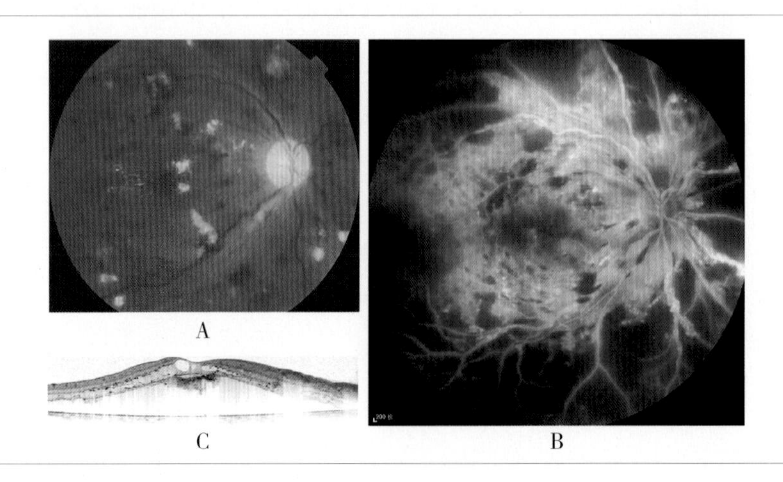


图3-2-5　糖尿病性黄斑水肿

A. 眼底彩色照相可见视网膜广泛微血管瘤、出血、硬性渗出及棉绒斑，硬性渗出累及黄斑中心凹。B. FFA见视网膜广泛微血管瘤样荧光渗漏、出血遮蔽荧光、无灌注弱荧光区及视网膜内微血管异常，晚期黄斑区呈花瓣样荧光积存。C. OCT示黄斑囊样水肿合并神经上皮脱离。

6. 糖尿病性视神经病变

（1）糖尿病性视盘病变　多见于年轻糖尿病患者，通常是由于微血管病变累及视盘表面或盘周毛细血管导致渗漏及视神经轴浆流传导阻滞所致。可表现为视盘充血水肿、视盘表面毛细血管扩张。FFA早期可见视盘毛细血管扩张渗漏，晚期呈强荧光（图3-2-6）。

（2）糖尿病性前部缺血性视神经病变　多见于中老年糖尿病患者，眼底主要表现为视盘色淡肿胀。FFA早期表现为视盘部分呈充盈迟缓或充盈缺损，其他部分呈正常荧光；晚期整个视盘呈强荧光表现（图3-2-7）。

（3）视神经萎缩　视神经萎缩常是上述糖尿病性视神经病变发展的最终结局，

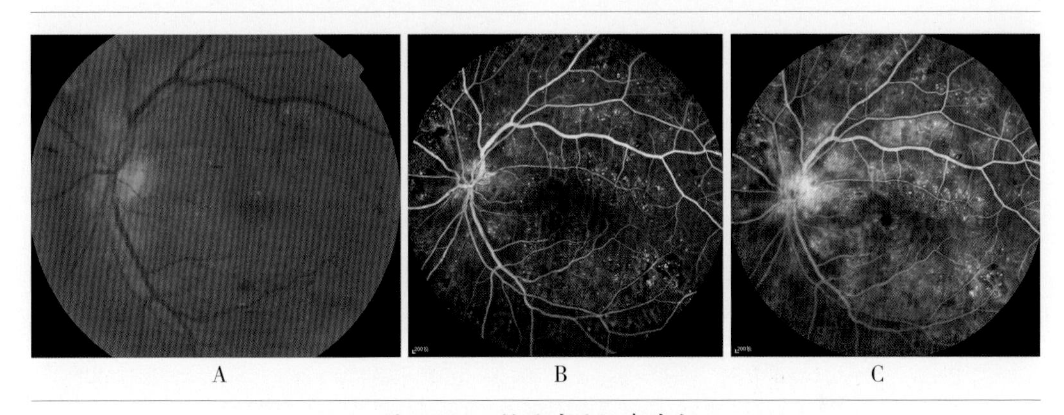

A　　B　　C

图3-2-6　糖尿病性视盘病变

A. 眼底彩色照相可见视盘充血水肿、视盘表面毛细血管扩张，视网膜广泛微血管瘤、出血及渗出。B. FFA早期可见视盘毛细血管扩张渗漏，视网膜广泛微血管瘤样荧光渗漏、出血遮蔽荧光、无灌注弱荧光区。C. FFA晚期视盘呈强荧光渗漏。

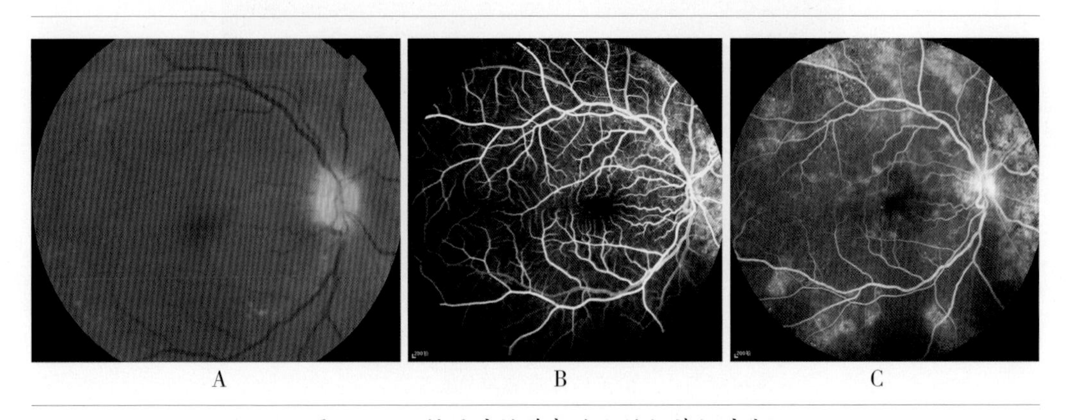

A　　B　　C

图3-2-7　糖尿病性前部缺血性视神经病变

A. 眼底彩色照相可见视盘色淡肿胀，视网膜散在微血管瘤。B. FFA早期可见视盘颞侧充盈迟缓，视网膜散在微血管瘤样荧光渗漏。C. FFA晚期上方视盘呈强荧光表现。

表现为局部或全部视盘苍白。FFA表现为视盘弱荧光。

## 二 超广角荧光素血管造影在糖尿病性视网膜病变中的应用进展

传统的FFA一次仅能观察到30°～50°的视网膜范围，使DR周边部视网膜的观察受到一定限制。近几年出现的超广角眼底荧光血管造影技术（ultra-wide-field fluorescein angiography，UWFA）可更好地显示视网膜周边部的无灌注区、毛细血管渗漏、微血管异常和新生血管病理改变，正逐渐成为DR筛查、诊断、监测、评估疗效及预后的新工具（图3-2-8）。

2008年，Friberg等首先报道了使用UWFA对30例DR患者30眼的观察。结果显示，与传统的FFA比较，虽然UWFA的图像质量下降，但可以显示更大范围的视网膜表面积和视网膜缺血区。随后，Wessel等对118例DR患者218眼进行回顾性分析，将UWFA与模拟的ETDRS标准7视野（7 standard field， 7SF）进行了比较。UWFA显示的视网膜总面积是7SF的3.2倍，非灌注面积是其3.9倍，NV是其1.9倍，PRP治疗面积是其3.8倍。值得注意的是，有10%的被UWFA检测出具有视网膜病理改变的患眼在7SF中被判断为正常，提示UWFA可以通过显示更多的视网膜病理损害而改变DR的分级甚至诊断（图3-2-8，图3-2-9）。

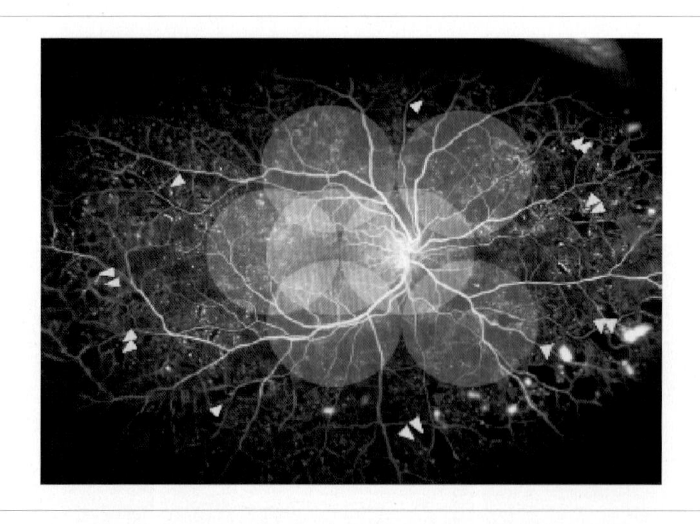

图3-2-8　超广角眼底荧光血管造影范围（200°）与ETDRS标准7视野范围（75°）的比较

一例增殖型糖尿病性视网膜病变患者的超广角眼底荧光血管造影图片，显示了广泛的周边部视网膜缺血区以及在无灌注区边界出现的广泛视网膜新生血管。［引自：Park YG，Roh YJ. *New diagnostic and therapeutic approaches for preventing the progression of diabetic retinopathy*（J Diabetes Res，2016），p. 1753584.］.

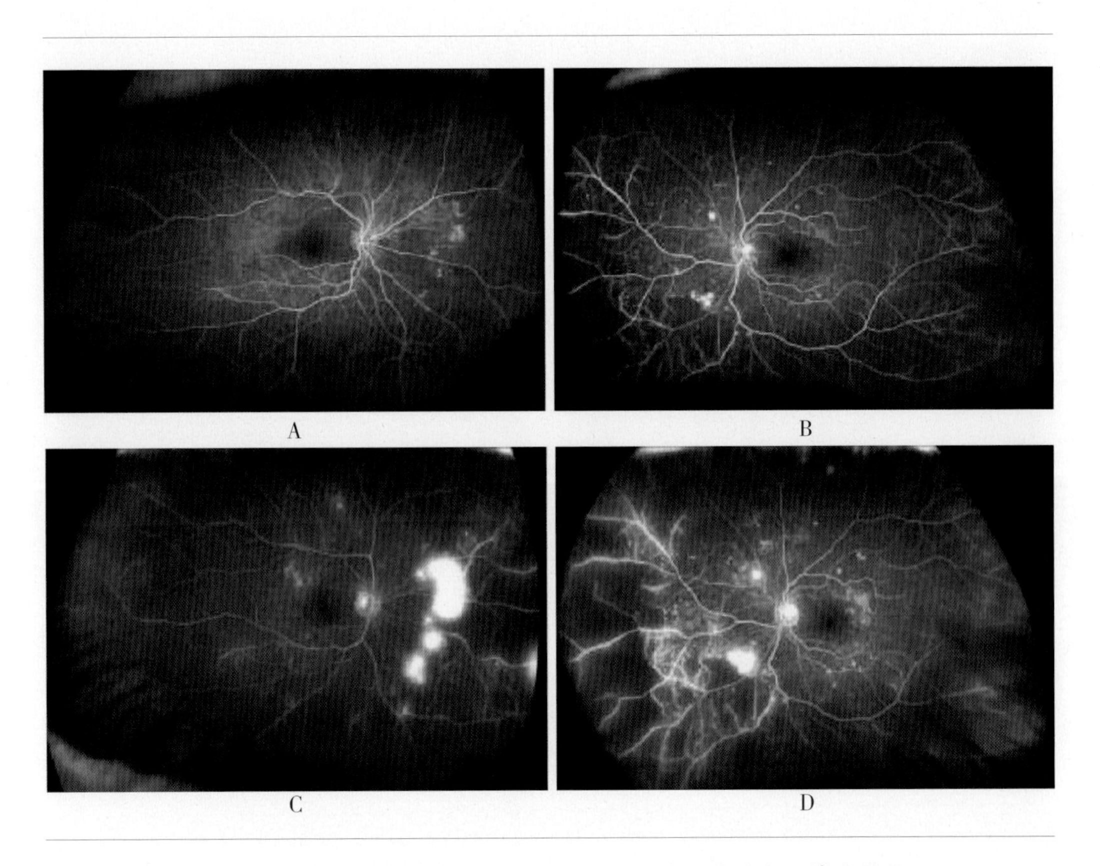


图3-2-9　增殖型糖尿病性视网膜病变超广角眼底荧光血管造影图

A、B. 造影早期，UWFA示双眼周边部和中周部视网膜微血管瘤样强荧光斑点及毛细血管无灌注区。C、D. 造影晚期，UWFA示双眼周边小血管和黄斑区染料渗漏以及视网膜新生血管样强荧光渗漏。［引自：Rabiolo A, Parravano M, Querques L, et al. "Ultra-wide-field fluorescein angiography in diabetic retinpathy: a narrative review," *Clin Ophthalmol*, （Nov. 2017）: 803-807.］

UWFA不仅作为一种诊断工具得到了广泛的研究，而且它也正被逐渐用于DR的治疗中。由于PRP可引起视力下降、视野缺损、DME加重、对比敏感度下降等多个副作用，因此有学者根据UWFA的观察结果提出了针对缺血区的视网膜光凝（targeted retinal photocoagulation，TRP）。Muqit等在一项前瞻性随机临床研究中比较了TRP、最小创伤PRP和标准强度PRP，表明TRP在诱导NV消退方面与标准强度PRP具有同样的效果，但其对黄斑水肿的改善更明显。

UWFA能够显示比7SF更多、更广泛的视网膜病变，在DR诊断、分期、治疗和随访中逐渐显示出了优势。但由于目前的大部分知识来自基于7SF的临床试验，而简单地转换先前的信息可能会产生误导，并且大多数涉及UWFA的研究普遍存在缺乏前瞻性、随机性、大样本和长期随访等高质量的特征，因此尚需要进一步的高质量UWFA临床试验进行验证。糖尿病性视网膜病变临床研究网络（DRCR.net）方案AA目前正在开展UWFA与7SF的对比研究，以期明确UWFA对视网膜远周边部的观察是否可提高评估DR的能力以及预测DR进展的能力。

**附：眼底荧光素血管造影检查禁忌证［广东省眼底荧光素血管造影操作技术规范专家共识（2015年）］**

1. 绝对禁忌证（禁止检查）

（1）对荧光素钠药品过敏，或既往造影检查曾出现严重不良反应者。

（2）孕妇　目前尚无荧光素钠用于孕妇的安全性评价。

2. 相对禁忌证（慎重检查，根据患者病情需要和医院整体急救水平决定）

（1）既往造影检查出现严重的荨麻疹　既往有荧光素钠过敏样反应的患者随着造影次数增加其过敏样反应程度可能加重。

（2）严重肾功能不全患者　荧光素钠主要经肾脏排泄，有回顾性研究显示其对糖尿病所致各级肾功能不全患者的肾脏功能无显著影响，但荧光素钠排空可能延迟。对于正进行规律透析的尿毒症患者非本检查禁忌。对于肾小球滤过率＜30mL/min，或肌酐清除率＜20mL/min，或血肌酐＞450μmol/L（5.0mg/dL）的患者建议尽量减少FFA检查次数。

（3）未控制的哮喘或过敏体质患者　无证据表明荧光素钠与其他药物和食物存在交叉过敏反应；但是总体上，既往有其他药物过敏史的患者较无过敏史患者其发生荧光素钠不良反应的概率增加。建议对两个及以上种类药物有严重过敏史的患者慎重行FFA检查。

（4）近期心脑血管、代谢或呼吸道疾病尚未控制、全身状况不平稳者　该禁忌证患者因病情和特殊体质易发生难以预料的医疗意外，与荧光素钠和FFA操作本身无关。高龄、血压和血糖水平与FFA不良反应无明显关联。

（孟倩丽　李晓莉）

## 第三节

# 光相干断层扫描成像技术在糖尿病性视网膜病变的应用

糖尿病性视网膜病变（DR）是糖尿病患者糖代谢异常而引起视网膜的微循环损害，造成的眼部严重并发症。目前临床上常用的DR诊查方法包括数码眼底彩色照相、荧光素眼底血管造影（FFA）、光相干断层扫描成像技术（optical coherence tomography，OCT）和光相干断层血管扫描成像技术（optical coherence tomography angiography，OCTA）等。OCT作为一种非侵入性、高分辨率的成像技术，主要利用光线投射至眼底各层组织，再经由不同深度和密度的眼底组织细胞反射，根据不同光反射信号的强度，最终获得视网膜各层组织的显微结构图像。本节将重点探讨光相干断层扫描成像技术在诊断不同病程的DR和指导DR治疗上的临床应用。

## 一、OCT在临床前期糖尿病性视网膜病变的应用

早期诊断、密切监测并及时干预对于控制DR的病程进展有极为重要的作用。目前DR诊断主要依据散瞳下眼底检查，并将微动脉瘤作为首先出现的临床体征。然而，越来越多的研究表明，在眼底微血管瘤出现之前，眼底的血流灌注已经出现异常、视网膜已经出现退行性改变。频域OCT（spectral-domain OCT，SD-OCT）可清晰显示视网膜各层的显微结构形态，且能对黄斑区各层结构进行分层及定量分析，包括黄斑神经纤维层（macular retinal nerve fiber layer，mRNFL）、神经节细胞-内丛状层（ganglion cell inner plexiform layer，GCIPL）等，使得对糖尿病患者视网膜各层结构改变的早期检测成为可能。

当前眼科影像学的研究热点之一是有糖尿病但未出现DR的患者。已有研究利用SD-OCT进行测量，发现无DR患者黄斑区视网膜外层和光感受器外节段层厚度较正常对照组薄，但差别无统计学意义，即视网膜黄斑区的病变在无DR的糖尿病患者表现并不明显。然而，有学者通过对视网膜进行自动化分层，将视网膜分为视网膜内层（inner retinal layer，IRL）及视网膜外层即感光细胞层（photoreceptor layer，

PL），并测量相应区域的视网膜平均厚度，发现无DR患者PL较正常对照组明显变薄，尤其体现在黄斑旁中心凹和中心凹周围视网膜区域，由此推测在DR早期视网膜神经感觉细胞层病变早于微血管病变。高血糖代谢会引起视网膜组织氧分压改变从而致使视网膜组织缺氧，而光感受器为视网膜内需氧量最大的组织结构，因此缺氧敏感性较高。由于代谢过程中产生大量的氧自由基，将诱导光感受器细胞变性、凋亡甚或坏死。另有研究发现，相较于健康对照人群，糖尿病患者的GCIPL层厚度明显变薄，但mRNFL的厚度则未见明显改变，推测糖尿病患者视网膜的神经退行性改变可能首先引起视网膜神经节细胞（retinal ganglion cell，RGC）的细胞核和树突的损害，表现为黄斑区GCIPL厚度的明显变薄，之后再出现RGC轴突的改变。

高分辨率OCT可以有效检测出糖尿病患者视网膜显微层次早期改变，帮助眼科医生在检眼镜下未发现明显视网膜微血管病变之前筛查出高危患者，以便及早进行神经保护及对即将出现的微血管病变进行有效预防和干预，为临床前期DR患者眼底损害的诊断与疾病的监测提供无创而有效的手段。

## 二 OCT在非增殖型与增殖型糖尿病性视网膜病变的应用

OCT被广泛应用于观察非增殖型及增殖型DR的黄斑区视网膜厚度及细微结构。有学者利用OCT测量20例40眼NPDR和20例38眼PDR患眼的黄斑中心凹周围分区各象限视网膜厚度及体积，发现NPDR组黄斑中心凹厚度、分区各象限视网膜厚度、黄斑中心凹体积和分区各象限视网膜体积数值均小于PDR组，推测DR患者黄斑中心凹及分区各象限视网膜厚度及体积变化与DR病程进展有关。从DR病变病理生理角度分析，DR患者黄斑区视网膜厚度增加可能与以下因素相关：①糖代谢异常引起刺激性释放谷氨酸或乳酸中毒所致的细胞内水肿；②糖尿病性视网膜病变早期毛细血管通过性增加致视网膜组织之间的液体积聚。其他学者则发现Ⅰ期、Ⅱ期DR黄斑视网膜厚度差异无统计学意义，但Ⅲ期、Ⅳ期DR黄斑区视网膜厚度明显增加，且相关研究进一步指出，特定区域的视网膜厚度改变较其他区域更具有特异性，或可作为早期DR筛查，观察DR病程的临床指标之一。

近年来越来越多的研究表明，DR不仅影响微循环系统，而且可引起神经元细胞核及神经胶质细胞的损害。利用OCT测量糖尿病患者和DR患者视盘周围RNFL的厚度，可以分析DR发展进程中RNFL厚度的变化特点。有研究通过纳入有糖尿病无DR及各个DR分期共120眼与正常对照组的40眼进行比较，发现有糖尿病无DR组与正常对照组RNFL相差不大，表明DR早期未出现神经纤维数量的减少；而NPDR组随病变程度加重，RNFL厚度逐渐降低；中度NPDR比轻度NPDR患者RNFL厚度更薄，即DR患者的RNFL厚度随着DR病变分期的严重程度加重呈现降低趋势。但也有学者进行了类似的研究，发现正常组与有糖尿病无DR组黄斑区厚度比较，差别无统计学意义，虽然轻度NPDR组RNFL厚度较正常组减少，但中、重度NPDR、PDR组中RNFL厚度较正常组增加，且差别均具有统计学意义。作者认为早期NPDR出现神经纤维受累变薄，可能与谷氨酸毒性、N–甲基–D门冬氨酸受体激活、炎症等相关，然而当DR进一步发展至中、后期，RNFL变薄趋势消失，可能原因考虑与DR晚期伴发出血、渗出、纤维增殖牵拉致视网膜严重水肿等使OCT测量RNFL值偏高有关，其实反映的并不是神经纤维绝对数量的增加，而是视网膜高度水肿掩盖了RNFL厚度的下降。

应用OCT技术对不同分期及严重程度的DR黄斑区视网膜厚度进行定量测量，可以更为客观地评价DR患者黄斑结构及形态的变化特征，有利于更早期发现DR黄斑区细微结构变化及综合分析DR病变严重程度；对早期DR患者进行RNFL厚度的测量，发现其厚度变化，对于DR的病变过程理解、早期DR的诊断、预防性治疗及病情监测均具有重要意义。

## 三　OCT在糖尿病性黄斑水肿的应用

糖尿病性黄斑水肿（DME）可以发生在DR的任一阶段，是导致糖尿病患者视力损害或丧失的主要原因。DME是多种因素引起的复杂的病理过程，其确切的发病机制可能与血–视网膜屏障破坏、血流动力学改变及视网膜灌注不足有关。血–视网膜屏障破坏主要是因为视网膜血管内皮细胞屏障（血–视网膜内屏障）和（或）视网膜色素上皮细胞屏障（血–视网膜外屏障）功能损害，毛细血管通透性增加，液体渗出并积聚在视网膜神经上皮尤其是在内丛状层和外核层间。DME，尤其是发生CSME，是临床需要积极干预的疾病阶段。国外学者将OCT上观察到的DME形态分为5型，分别是弥漫水肿型、黄斑囊样水肿型、浆液性神经上皮层脱离型、玻璃体黄斑牵拉型及混合型（图3–3–1）。

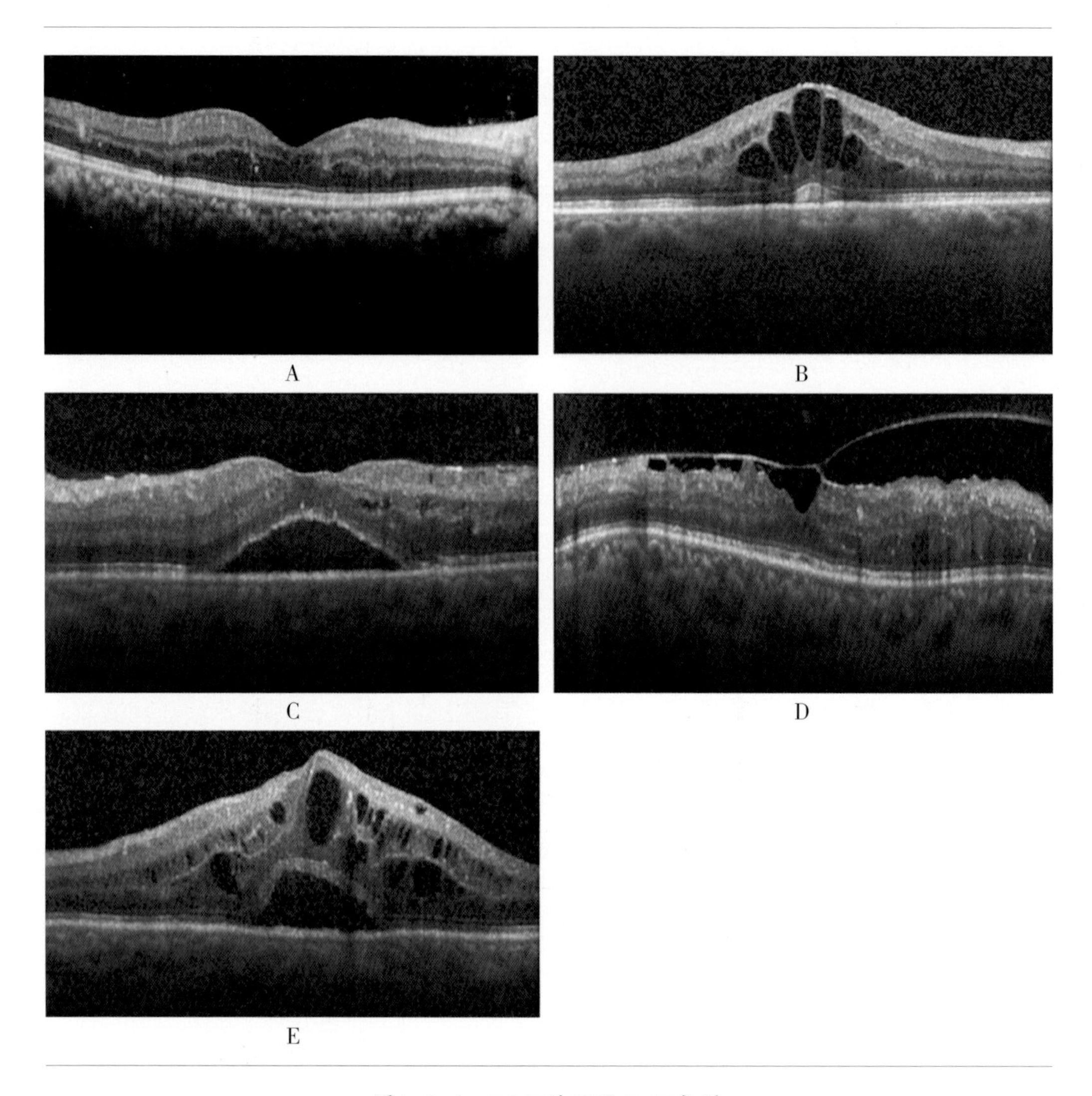


图3-3-1　DME的不同OCT分型

A. 弥漫水肿型。B. 黄斑囊样水肿型。C. 浆液性神经上皮脱离型。D. 玻璃体黄斑牵拉型。E. 混合型。

DME的OCT图像特征包括视网膜增厚、视网膜层间可见中高反射点、硬性渗出、微血管瘤、视网膜内层结构紊乱等。所谓的视网膜内层结构紊乱（disorganization of the retinal inner layers，DRIL），是指OCT图像出现神经节细胞层/内丛状层边界，或内核层/外丛状层边界两条边界任何一条的边界不清（图3-3-2）。既往大量研究显示，DME患者的最佳矫正视力与黄斑中心凹厚度有关，黄斑区视网膜厚度是评价视功能的重要指标之一，然而 DME患者治疗后OCT测量的黄斑中心凹视网膜厚度的改变并不与视力改变完全一致。SD-OCT不仅能够精确测量

DME患者黄斑区视网膜厚度，还能为我们提供视网膜结构的精细测量和分析。对于DME的视力预后，越来越多研究表明患者的视力预后与是否存在视网膜内层结构紊乱、椭圆体带及外界膜的完整性（外层视网膜损害）密切相关。若DME治疗基线时已存在有DRIL，或者治疗后DRIL仍然持续存在，则提示DME治疗后视力预后较差。国内外研究通过DME的OCT图像分析发现，患眼椭圆体带破坏长度与视力呈反比，即椭圆体带破坏越严重，视力下降越明显。同时，相关研究也指出，DME患者黄斑中心凹视网膜厚度与椭圆体带完整性之间呈现明显正相关，即患者视网膜黄斑水肿越严重，椭圆体带破坏程度越大。

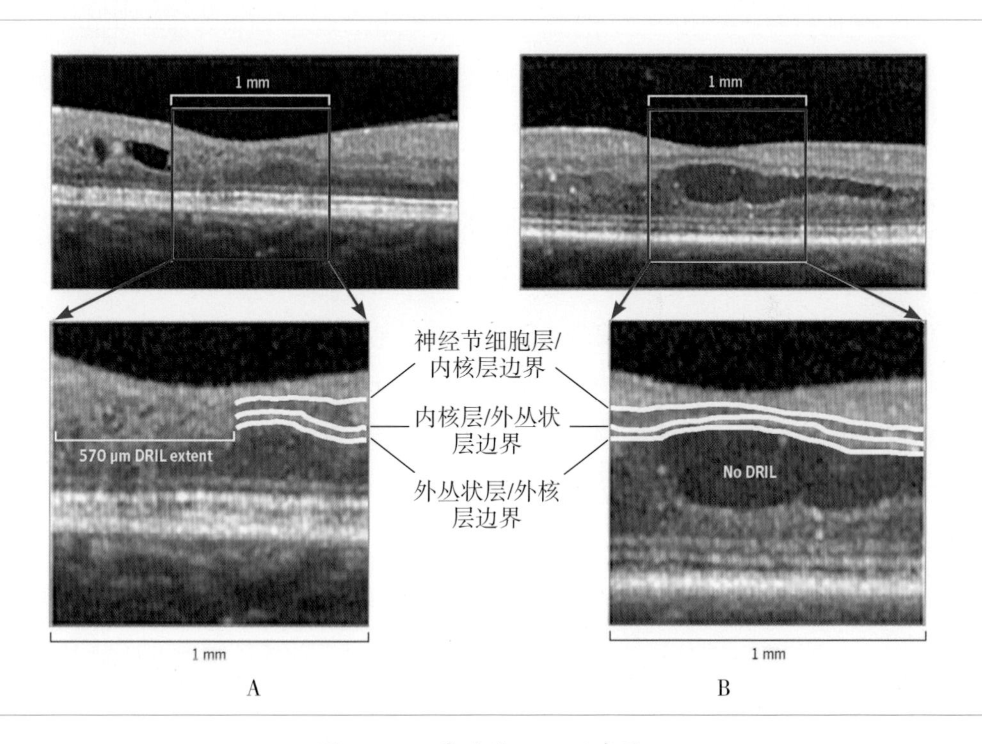


图3-3-2 典型的DRIL示意图

A. OCT上可见神经节细胞层/内丛状层边界及内核层/外丛状层边界的中断，即DRIL。B. 神经节细胞层/内丛状层边界及内核层/外丛状层边界均完整连续。［引自：Das R, Spence G, Hogg R E, et al. *Disorganization of inner retina and outer retinal morphology in diabetic macular edema*.（JAMA Ophthalmol, 2018）］

国外有研究纳入未接受过任何眼科治疗的DME患眼143眼，根据治疗前的OCT分为弥漫水肿型、黄斑囊样水肿型、浆液性神经上皮层脱离型及混合型，所有患者接受一次的贝伐单抗注射液玻璃体腔注射（1.25mg，0.05mL），治疗后每2周复查

1次，观察至治疗后12周，发现治疗后各组的黄斑中心凹视网膜厚度均有下降，弥漫水肿组及黄斑囊样水肿组的视网膜厚度下降率显著高于浆液性神经上皮层脱离组（$P<0.001$）；而弥漫水肿组及黄斑囊样水肿组视力提高程度均高于浆液性神经上皮层脱离组及混合组（$P=0.047$），提示VEGF在弥漫水肿型和囊样水肿型的DME的发病机制中起重要作用。国内学者则发现弥漫性黄斑水肿型DME对玻璃体腔抗VEGF注药治疗反应好，注射次数少，浆液性神经上皮脱离型DME患眼治疗前视力差、椭圆体带完整性差，对玻璃体腔抗VEGF药物注射治疗应答较迟缓，从而提出DME治疗前应进行OCT分型，OCT分型对DME治疗方案及预后均有较大指导意义。

OCT能对黄斑水肿的程度、范围、不同的组织形态改变进行定性、定量分析，是诊断DME的一种较好的方法。同时，DME的OCT图像为临床提供了类似病理学的直观资料，对于治疗的随诊及判定预后均具有重要的参考价值。

## 四 OCT在糖尿病脉络膜病变的应用

糖尿病脉络膜病变近年来日益受到国内外学者的重视。脉络膜血管来自眼动脉分支睫状后短动脉，血流量约占眼球血供的85％。糖尿病脉络膜病变致使脉络膜血流灌注出现异常，使得视网膜外层，特别是光感受器细胞缺乏氧气及营养物质来源。由于黄斑中心凹的血供完全由脉络膜血管营养，脉络膜血管对黄斑区视网膜供给氧气及营养的作用尤为重要。近年来深度增强成像的光学相干断层扫描（enhanced depth imaging optical coherence tomography，EDI-OCT）可以直接扫描到脉络膜各层，并且清晰地获得脉络膜结构横断面图像，已经成为临床上研究糖尿病患者脉络膜病变发生、发展的重要检查方法。

臧晶等学者利用EDI-OCT对93例164眼非增殖型DR患者进行了黄斑中心凹下脉络膜厚度（subfoveal choroidal thickness，SFCT）的研究，发现随着DR病变程度的加重，SFCT呈现变薄趋势，且差异具有统计学意义，推测糖尿病脉络膜病变可能参与了DR的发生与发展。他们推测，与正常对照相比，DR早期的患者脉络膜血管结构破坏，通透性增加，液体渗漏导致脉络膜水肿增厚，但随着病程延长，病情加重，脉络膜血管损害加重，导致脉络膜组织破坏严重，缺血缺氧，最终致使血管组织坏死，脉络膜主要由血管构成，因而厚度变薄，同时脉络膜对黄斑区提供氧气和营养的能力减弱，刺激内皮细胞释放血管内皮生长因子，血管渗透性增强，将导致黄斑水肿的出现。而有其他学者在对55例85眼非增殖型DR患者黄斑区脉络膜厚度的临床观察中发现，轻、中度NPDR患眼脉络膜厚度（choroidal thickness，CT）与正常对照组相比明显变薄，但从中度NPDR到重度NPDR发展过程中CT出现了明显增厚。作者认为，DR早期脉络膜变薄的机制尚未完全明确，由于糖尿病脉络膜病变发生时伴有副交感神经纤维病变，而副交感神经纤维病变引起所支配的相应脉络膜血管舒张功能受损，这些在脉络膜变薄的过程中起一定的作用，加之高血糖引起的神经内分泌调节紊乱，导致糖尿病患者眼部脉络膜发生灌注减少及阻力增大的血流动力学改变，早期脉络膜的缺氧将进一步导致血管收缩和毛细血管损害。这些因素共同作用，互为因果，造成了轻、中度NPDR患者脉络膜形态学的上述变化。而重度NPDR患眼CT增厚的原因推测是轻、中度NPDR患者黄斑区脉络膜变薄，血流量减少，加重了组织缺血、缺氧，提高了血管内皮生长因子等细胞因子水平，导致了脉络膜新生血管的产生以及血视网膜屏障功能的破坏，促使DR的进一步发展。

OCT从视网膜横断面的角度揭示了DR患者脉络膜所发生的形态学改变，提示CT的变化在一定程度上反映了DR的发生、发展过程，对糖尿病患者脉络膜病变的早期诊断具有一定的参考意义。

## 五 OCTA在糖尿病性视网膜病变的应用

OCT在经历时域OCT、频域OCT等技术演进后，新近推出的光相干断层血管扫描成像技术（OCTA）无须注射造影剂即能够安全快速地获得视网膜脉络膜微血管三维成像，是视网膜影像检查技术发展的又一里程碑。

OCTA是以OCT为基础显示活体视网膜脉络膜血管网的血管成像，不同厂家的OCTA通过不同的技术来实现，但其基本原理都是对同一位置进行多次扫描。每次扫描OCT信号都会出现变化，表明在该像素位置内有物体移动，如视网膜血管中红细胞的实时流动。通过测量连续横断面扫描中OCT信号的变化，来探测血管腔中的红细胞运动，再将所有的B扫描图像信息合并，从而得到完整的视网膜脉络膜三维血管图像。其优点体现在：①无创、快速、无须注射造影剂即可通过扫描获得眼底血管成像；②OCTA可以在毛细血管网层面进行血管成像，可清晰显示黄斑区视网膜及视盘微循环等微结构；③对视网膜血管分层进行三维成像；④量化视网膜血管从血流密度和病灶面积，更为直观地对视网膜血管进行病理形态学观察。

OCTA面世至今，已广泛应用于糖尿病性视网膜病变、视网膜静脉阻塞、老年黄斑变性、青光眼等领域。利用OCTA可以观察不同DR分期患者患眼黄斑区视网膜血流密度及中心凹无血管区（foveal avascular zone，FAZ）的形态变化，为不同阶段的DR提供新的诊断和治疗效果评估方法。作者的研究团队纳入40例正常对照组的40眼和160例DR患眼（轻度、中度、重度NPDR及PDR各40例40眼），利用OCTA自带软件算法生成浅层毛细血管丛（superficial capillary plexus，SCP）、深层毛细血管丛（deep capillary plexus，DCP）和脉络膜毛细血管丛，并对浅层毛细血管丛的FAZ进行了面积评估，发现SCP、DCP和脉络膜毛细血管的黄斑区血流密度减少与DR严重程度显著相关，而FAZ面积随着DR的进展显著增加。结合AUROC曲线进一步分析显示DCP的血流密度具有最佳识别DR的严重程度的效能。长期的高血糖状态将引起基底膜增厚以及周细胞凋亡，浅层和深层视网膜毛细血管丛管壁出现破坏，从而出现特征性的DR眼底改变。然而，相较起SCP和脉络膜毛细血管丛，DCP血流密度对DR分期的识别具有更高特异性和敏感性的原因可能是：在解剖学上，浅层毛细血管丛大多由小动脉、静脉吻合而成，其中毛细血管前小动脉被单层平滑肌所包围。然而，深层毛细血管丛包含的毛细血管大多仅由周细胞包裹，因此相较起SCP，DCP可能对缺氧的调节力较差、对缺氧的变化更为敏感。作者的研究证明了OCTA提供的血流密度可为监测DR进展提供一种客观的方法，DCP的血流密度显示出很好地识别DR严重程度的能力（敏感性和特异性分别为92.5％和93.1％）。

OCTA在已有明确眼底病变的DR中作用确切，但是对于那些有糖尿病但未出现检眼镜下可见病变的患者，OCTA能提供更多以往无法获得的信息。传统认为DR最常见的早期临床表现包括微血管瘤形成和视网膜内出血，然而微血管的损伤可能在可见眼底改变发现之前已经存在。作者的研究团队利用OCTA对没有明显眼底病变的糖尿病患者视网膜血流密度及微血管结构进行了观察，共纳入71例无DR的2型糖尿病患者（71眼）和67例正常对照受试者（67眼），并对以黄斑中心凹为中心的6mm×6mm OCTA图像进行了以下指标的评估：SCP、DCP和脉络膜毛细血管的平均血流密度，SCP和DCP的旁中心凹血流密度，FAZ改变（面积大小和不规则程度）和微血管瘤。通过分析发现，与正常对照组相比，糖尿病组SCP和DCP的旁中心凹血流密度均降低（$P<0.001$），SCP、DCP和脉络膜毛细血管丛平均血流密度也显著降低（分别为$P<0.001$、$P<0.001$和$P=0.006$）。而两组间FAZ面积大小差异无统计学意义（$P=0.253$）；此外，71眼糖尿病患眼中有22眼（30.9%）出现FAZ形态的不规则改变，有8眼（11.3%）发现了微血管瘤（图3-3-3）；18眼出现了毛细血管无灌注区。

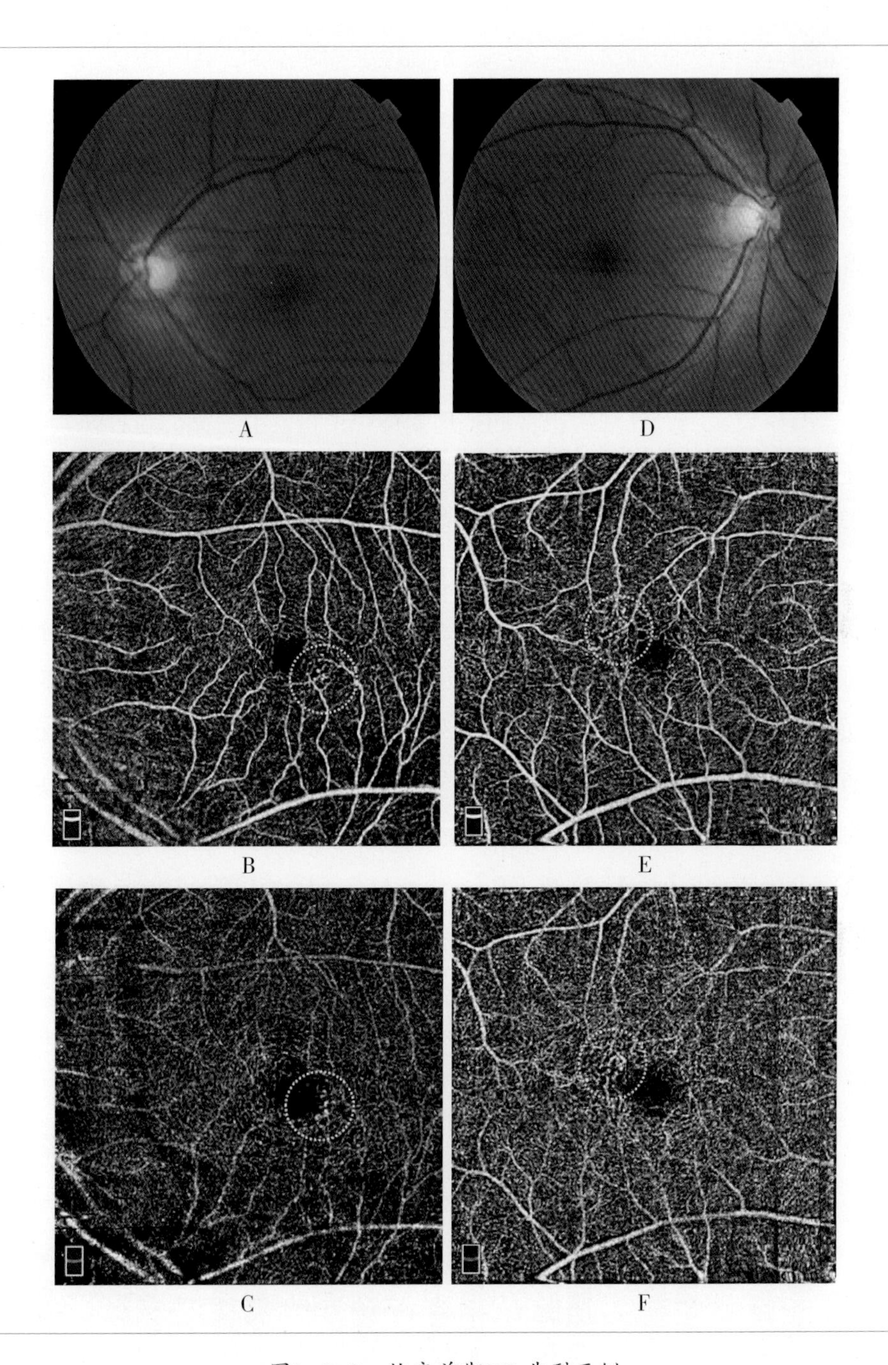


图3-3-3 临床前期DR典型示例

A~C．无DR眼底改变的糖尿病患者的左眼眼底彩照和OCTA的SCP、DCP血管成像。在眼底彩照中，未发现明显微血管瘤。而6mm×6mm OCTA图像（B．浅层；C．深层）在黄斑中心凹颞下方可见毛细血管末端膨大（微血管瘤）（黄色圈所指）。D~F．为另一个无DR眼底改变的糖尿病患眼。图E可见FAZ旁小片的毛细血管无灌注区；图F可见微动脉瘤存在于深层视网膜的黄斑中心凹颞上方（黄色圈所指）。

作者的研究结果表明糖尿病患者的视网膜和脉络膜循环可能在临床眼底改变出现之前已经受到影响；此外，糖尿病组中在OCTA图像上观察到FAZ轮廓不规则改变的占比高达30.9%，提示FAZ边界的不规则变化可能是糖尿病对视网膜血管系统损伤的最早迹象之一。部分患者在出现肉眼可见的眼底微血管瘤之前就在OCTA上观察到微血管瘤的形成，对此，作者建议将这类患者定义为“临床前期的糖尿病性视网膜病变”。对这些以往被忽略的临床前期DR患者可能需要更多的关注和更为密切的定期随访。

此外，有研究表明，糖尿病患者的视网膜神经退行性变在微血管损伤发生之前就已经出现。作者利用OCTA测量并比较了正常对照组和有糖尿病无DR患者视盘周围毛细血管血流密度和RNFL厚度，探究两者在DR发展过程中的关系。共纳入了60例2型糖尿病无DR患者60眼和60例正常对照患者60眼，选择以视神经盘（ONH）为中心的矩形扫描，扫描区域为4.5mm × 4.5mm，软件自动将视盘周围区域划分为8个象限，分别为鼻上（NS）、鼻下（NI）、下鼻（IN）、下颞（IT）、颞下（TI）、颞上（TS）、上颞（SP）和上鼻（SN）。统计视盘区域（视盘内）、视盘周围区域和各象限的血流密度，以及视盘周围区域及各象限的平均RNFL厚度。研究结果显示，与对照组相比，糖尿病组的ONH毛细血管血流密度在视盘内部、视盘周围区域和各象限的血流密度均较正常对照眼降低（$P$<0.005）。而RNFL的比较中，糖尿病组仅有鼻上象限（$P$<0.001）、下鼻象限（$P$=0.023）和上鼻象限（$P$<0.001）的RNFL厚度比正常对照组变薄（图3-3-4）。作者的研究结果提示：在DR的发病进程中，

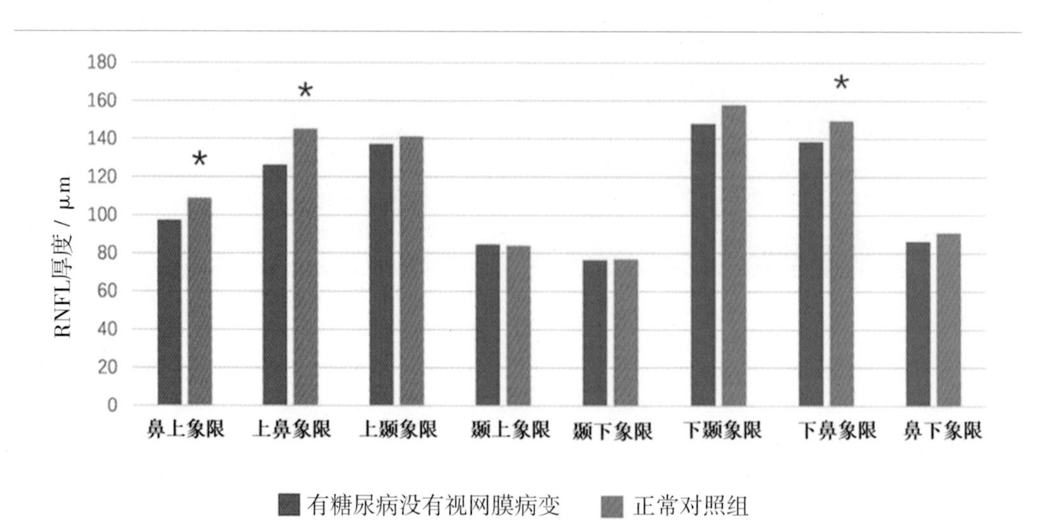

A

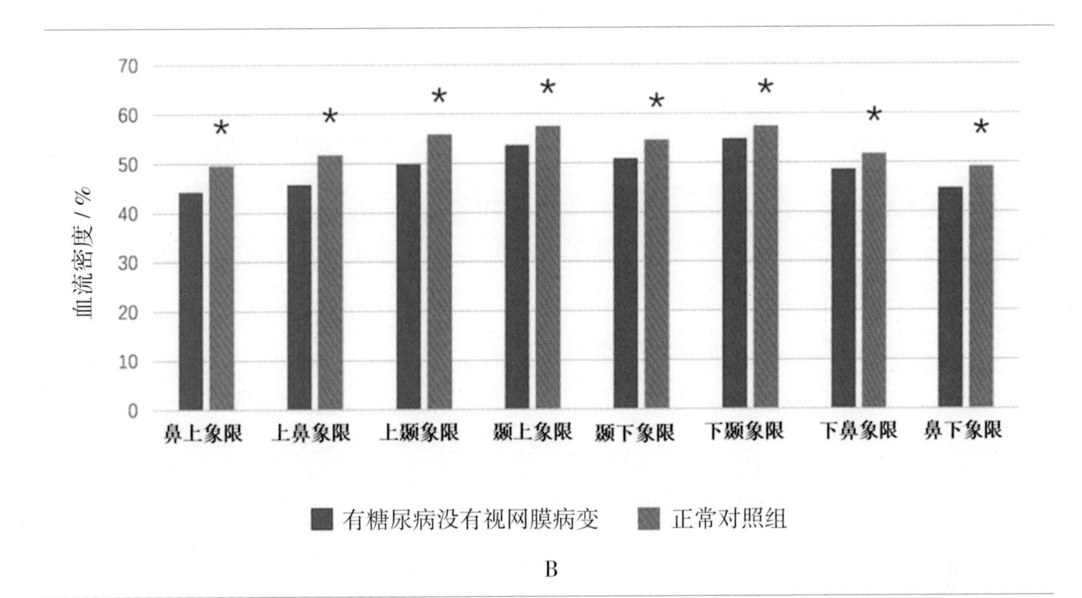


图3-3-4　有糖尿病无DR患者组和正常对照组的视盘周围各象限毛细血管血流密度和RNFL（神经纤维层）厚度比较（*表示差异有统计学意义）

ONH的微循环变化先于RNFL的变化；该结果可为DR的病理生理研究提供良好的基础。目前对于DR的治疗主要在中晚期，而OCTA发现的临床前期的DR微循环的改变，提示我们需要在更早期对导致微血管功能障碍的信号通路进行干预。

OCTA作为一种新兴的眼科影像检查技术，仍有许多方面需要进一步完善，例如增加扫描面积，提高图像分层的准确性等，但是OCTA无疑对DR的诊断、治疗及随访提供了新的有效监测手段，甚至给DR发病机制的研究带来新的思路。

（杨大卫　曹　丹）

第四节

# 糖尿病性视网膜病变的其他检查手段

## 一 糖尿病性视网膜病变的超声检查

超声用于眼科诊断始于20世纪50年代，最早主要采用A超进行眼内肿瘤的检查，随着B超用于眼科临床，超声检查在眼科得到了广泛应用。之后数十年间，先后又有C型超声诊断仪、超声多普勒诊断仪、彩色多普勒血流显像仪、M型超声诊断仪、超声生物显微镜等用于眼科临床。其中B超作为一种简便、实用、安全、动态的非侵入性检查方式，在眼科的应用越来越广泛。超声声束能够到达的部位，几乎都是超声检查的应用范围，特别是在屈光间质混浊时，通过B超可以了解眼后节玻璃体及视网膜情况，为糖尿病性视网膜病变患者手术及预后提供有意义的帮助。

### （一）眼部超声诊断的原理

超声诊断主要是利用了超声波在通过不同介质界面时的回声差异进行成像。检查时通过超声探头向人体组织发出超声波，遇到不同声阻结构的界面时，便产生相应的反射、散射、折射、衍射及吸收衰减，超声探头收集到不同组织界面的反射回声信号之后，将这些不同的信号差异加以接收放大和信息处理，经换能器形成声像图上特征性的波段或图像，然后进行图像分析并作出影像诊断。

B型超声的回声表现为不同灰度的光点，光点亮度表示回声强度，回声越强，光点越亮。随超声探头做扫描移动，就可以得到被检查组织的二维超声图像。

### （二）检查方法

进行标准的眼部B超检查时，患者通常采取卧位，将涂有超声耦合剂的超声探头置于患者眼睑上，保持探头方向与角膜缘平行，先沿眼眶边缘探查一周，然后调整探头方向，通过眼轴位及非轴位分别探查眼底不同部位（图3-4-1）。发现病灶后，应在不同部位，通过不同角度对病灶进行详细扫描，然后通过改变敏感性增益，达到最佳显示状态，即可存储、输出图像。在检查过程中，可让患者快速转动眼球，通过后运动不同可区分不同病变。此外，为描述病灶具体位置，需同时显示病灶及视盘。

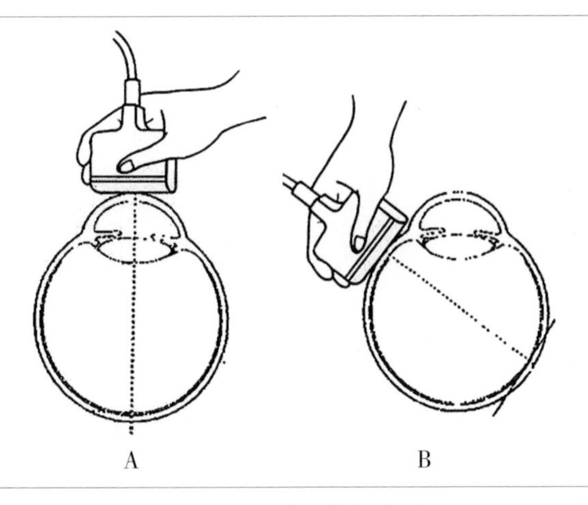


图3-4-1　眼部B超探查法

A．轴位探查。B．非轴位探查。

### （三）正常眼底的B超表现

在标准B超检查中，正常玻璃体的超声图像表现为无回声暗区，眼球壁表现为弧形回声带，球后部组织表现为W型光团，而视神经则表现为无回声暗区（图3-4-2）。

1．眼部B超正常参考值　眼轴长度：23～24mm，角膜厚度：0.5～1.0mm，前房深度：2～3mm，晶体厚度：3.5～5.0mm，玻璃体长度：16～17mm，球壁厚度：2.0～2.2mm。

2．最大流速　眼动脉：30～43 cm/s，视网膜中央动脉：10～14 cm/s，睫状后短动脉：11～15 cm/s。

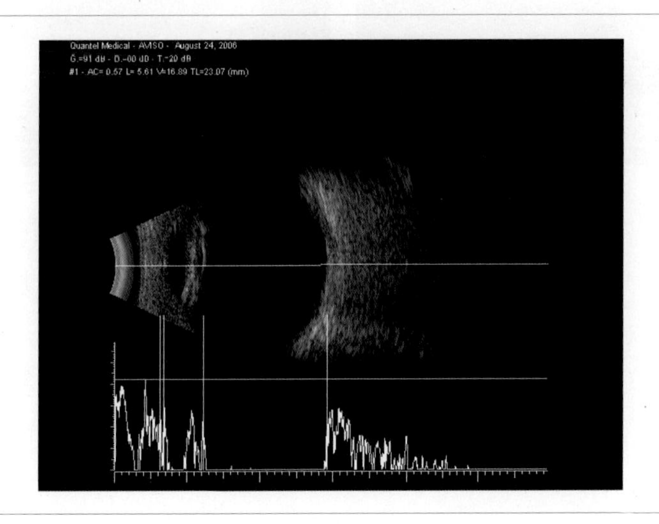


图3-4-2　正常眼部A超、B超声像图

### （四）糖尿病性视网膜病变的常见B超表现

1. 轻度非增殖型糖尿病性视网膜病变眼的B超声像图无明显改变。中度、重度非增殖型糖尿病性视网膜病变眼，局部出血、渗出位置的视网膜回声粗糙，可不均匀增厚。黄斑水肿眼的黄斑区视网膜回声增厚，部分患者甚至可见轻度隆起改变。

2. 增殖型糖尿病性视网膜病变眼，可出现以下B超声像改变

（1）积血　增殖型糖尿病性视网膜病变的新生血管出血后进入玻璃体腔形成积血，少量出血表现为玻璃体内弱点状、絮状回声（图3-4-3），随着积血量的增加，玻璃体的回声增多、增强，出血较多时可充满玻璃体腔内。这些回声一般不与球壁回声粘连，后运动呈阳性。玻璃体积血是由于糖尿病引起血-视网膜屏障破裂，使红细胞、血浆等物质突破玻璃体膜进入玻璃体腔。玻璃体中胶样蛋白的凝聚、部分积血机化等综合因素导致声像图中条索样回声的出现。

（2）玻璃体后脱离　玻璃体内弱回声条状光带，玻璃体不完全后脱离时该光带与视网膜光带相连，如完全后脱离则表现为不与视网膜光带相连的强回声连续光带，后运动明显，光带形态不规则（图3-4-4）。

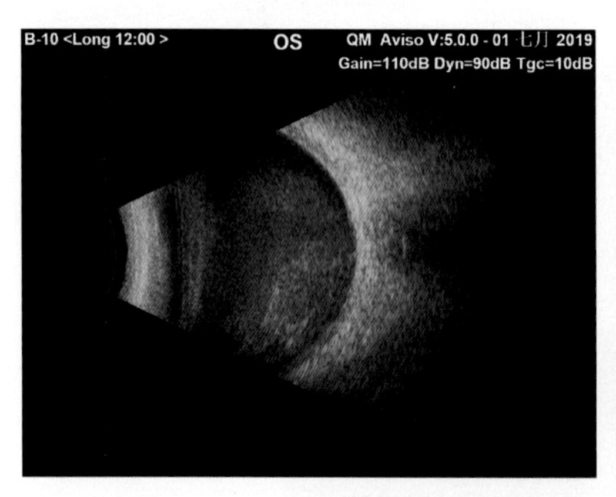


图3-4-3　玻璃体积血声像
玻璃体腔内见高回声絮状悬浮物。

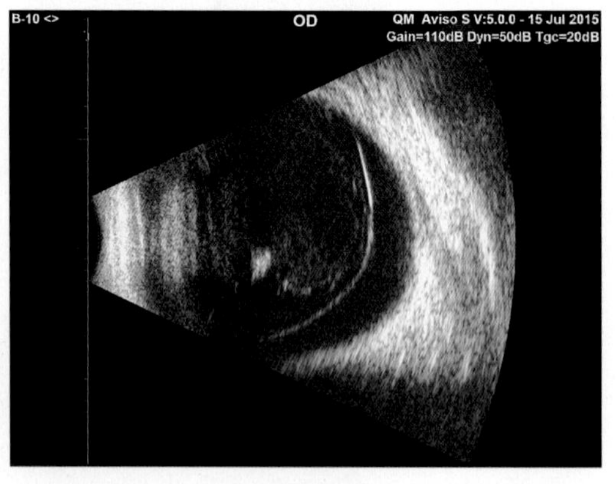


图3-4-4　玻璃体完全后脱离声像
玻璃体腔见不与视网膜光带相连的强连续光带。

（3）玻璃体腔内机化膜或新生血管膜　表现为强度及厚度不均匀的条索状回声。可呈单一线形，或分叉、V形；可不与球壁回声粘连，后运动呈阳性；也可与球壁回声之间有点状或片状粘连，此时后运动明显减弱。

（4）牵拉性视网膜脱离　增殖型糖尿病性视网膜病变的纤维增殖膜收缩可牵拉

视网膜发生脱离，B超可准确地扫描牵拉性视网膜脱离的形状、范围及严重程度。PDR所致的视网膜脱离通常位于后极部上下血管弓周围。可以为局限性的牵拉性视网膜脱离，也可能是广泛的，甚至是视网膜的全脱离。脱离的视网膜表现为玻璃体腔内高回声的膜样结构，通常与视盘相连，后运动不明显。除视网膜脱离光带外，尚可见膜状、带状、树枝状等形状各异的增殖膜回声，脱离光带与机化增殖膜回声带粘连可形成帐篷样外观（图3-4-5）。

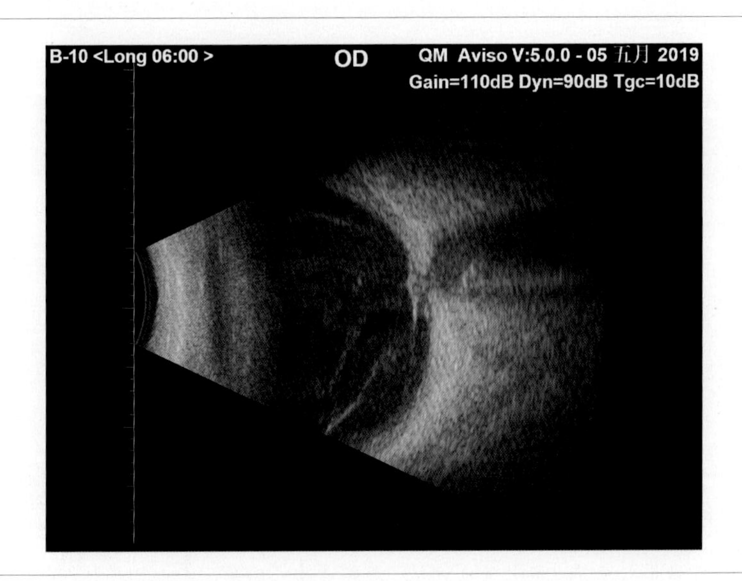


图3-4-5 增殖型糖尿病性视网膜病变发生牵拉性视网膜脱离声像
脱离光带与机化增殖膜回声带粘连形成帐篷样外观。

B型超声是诊断糖尿病性视网膜病变简单、方便、有效的影像学方法，可以明确被混浊的屈光间质遮挡的眼底状况，确定是否存在视网膜脱离及其他病变，为临床制定有效的治疗方案提供有效依据。

## 二 糖尿病性视网膜病变的视觉电生理检查

视觉电生理检查主要分为三大类：视觉诱发电位（VEP）、视网膜电图（ERG）、眼电图（EOG）。对于糖尿病性视网膜病变，比较有意义的电生理改变主要表现为ERG的异常，目前临床上最为常用的是全视野ERG及多焦ERG。

### （一）全视野ERG（fullfield electroretinogram，或ffERG）

全视野ERG是应用一个弧形球发出闪光，通过散大的瞳孔进入眼内，视网膜受到光刺激，感光细胞、双极细胞到神经节细胞等产生一系列电反应，从角膜端记录到的视网膜总和电位。正常ERG有赖于光感受器、双极细胞、水平细胞、无长突细胞、Müller细胞及视网膜脉络膜血循环等的正常功能。这些因素中的一种或多种受累都可导致ERG异常，而ERG反映的是整个视网膜的功能。a波主要来源于光感受器的电活动，是光刺激后发生的最初反应。b波的起源目前尚未完全明了，一般认为与双极细胞及Müller细胞的活动有关，代表了内核层的电活动。b波受外界因素的影响较明显，如缺氧、温度变化以及不同的光刺激、前适应状态等。简单地说，a波是内核层的传入信号，b波则为其传出信号，a 波取决于光刺激强度及光感受器的完整性，b波则取决于a波和视网膜内信号传递过程的完整性。

本病ERG的主要改变包括在病变早期甚至检眼镜下未见视网膜病变之前就可出现振荡电位选择性减小或消失，这表明此时由糖尿病引起的代谢紊乱已经影响到了视网膜功能。另外ERG的a波、b波峰时及振幅的变化都与糖尿病性视网膜病变的严重程度有较好的一致性。用高强度光刺激时，附加在a波和b波上出现一系列节律性低振幅电位，称为振荡电位（oscillatory potentials，OPs）。关于其起源目前尚不明确，一般认为与无长突细胞或内核层细胞的轴突电位相关，可以间接反映视网膜血液循环状况。OPs是检测糖尿病患者早期视网膜功能下降的最敏感指征，往往当a波、b波振幅还正常时，振荡电位就已选择性地减小和消失。OPs最常用的指标是各子波振幅的总和值（OP sum），其下降程度与视网膜病变的严重程度相一致，在PDR时下降尤其明显，当视盘有新生血管形成时，OP sum值下降非常显著。若患者无视盘新生血管，而OP sum值下降显著，表明视网膜存在广泛的缺血性改变（图3-4-6）。振荡电位的振幅还可用来预测非增殖型病变发展成增殖型病变的危险性，并且它不受其他预测指标如糖尿病病程、毛细血管无灌注区或小血管渗漏等的影响，因此OPs可作为观测DR进展的重要客观指征。

**（二）多焦ERG（multifocal electroretinogram，mfERG）**

多焦ERG应用伪随机二元m-序列环对视网膜各小区域进行交替、重叠刺激，记录反应信号并经过转换后，分离并提取各刺激部位的波形。该项检查技术可同时对视网膜后极部不同区域视网膜的电反应进行记录，在一次记录过程中不仅能够反映单次刺激对整体视网膜的影响，而且可以对多个局部视网膜反应进行测量。

mfERG的N1波成分同明适应3.0ERG a波，起源于视锥细胞；P1波和N2波成分同明适应3.0 ERG b波和振荡电位，起源于双极细胞。临床上主要通过观察振幅密度

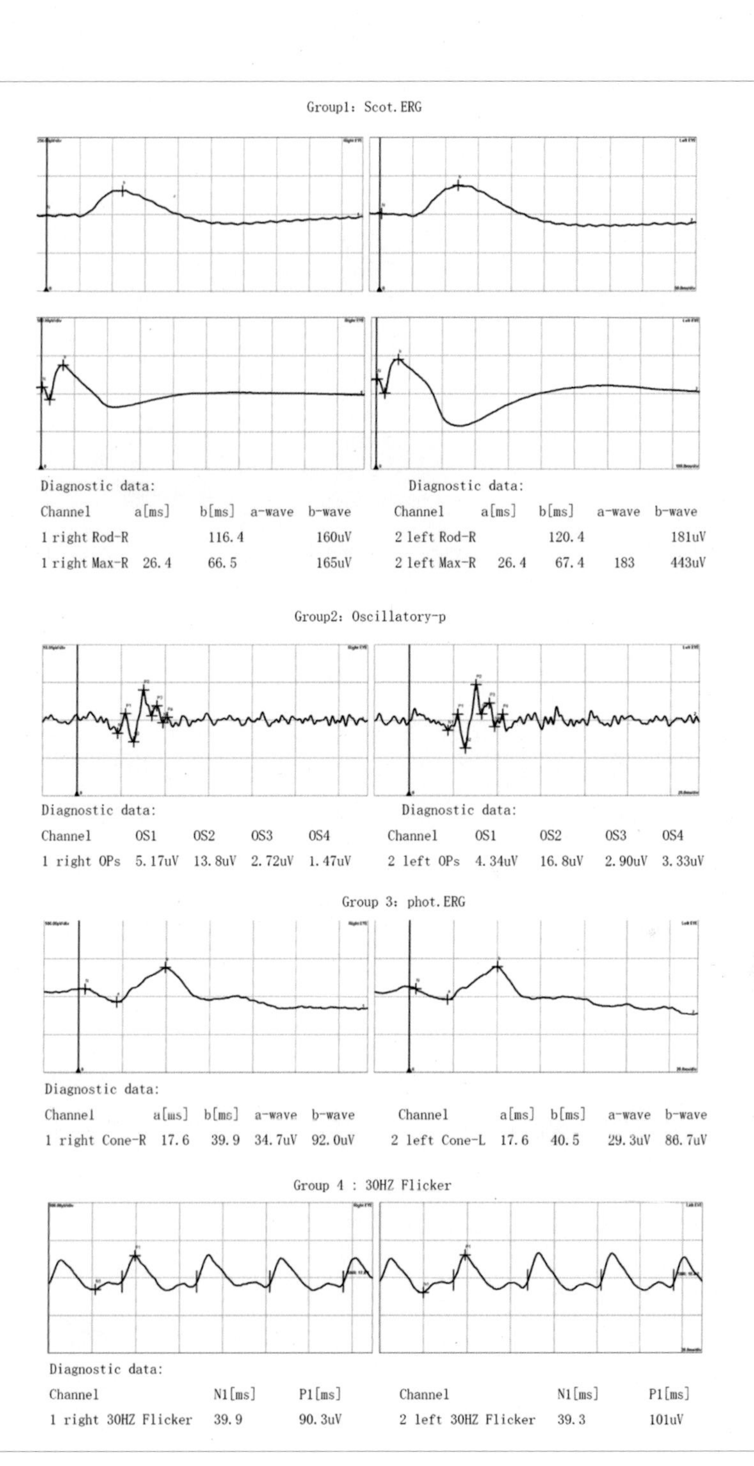


图3-4-6　双眼增殖型糖尿病性视网膜病变患者的ffERG改变

（女性患者，53岁。最佳矫正视力右眼：0.4，左眼：0.3。暗视视杆反应双眼b波峰时延迟，振幅中度降低；暗视混合反应双眼a波、b波峰时均延迟，振幅均轻度降低；暗视OPs 振幅中度降低；明视视锥反应双眼a波、b波峰时均延迟，b波振幅中度降低；30Hz反应右眼振幅轻度降低。）

P1波的改变，进而评估黄斑及后极部25度范围内每个对应区域视网膜视锥细胞功能。mfERG可为糖尿病性黄斑水肿的临床评估及激光光凝术后随访提供准确的量化指标（图3-4-7）。

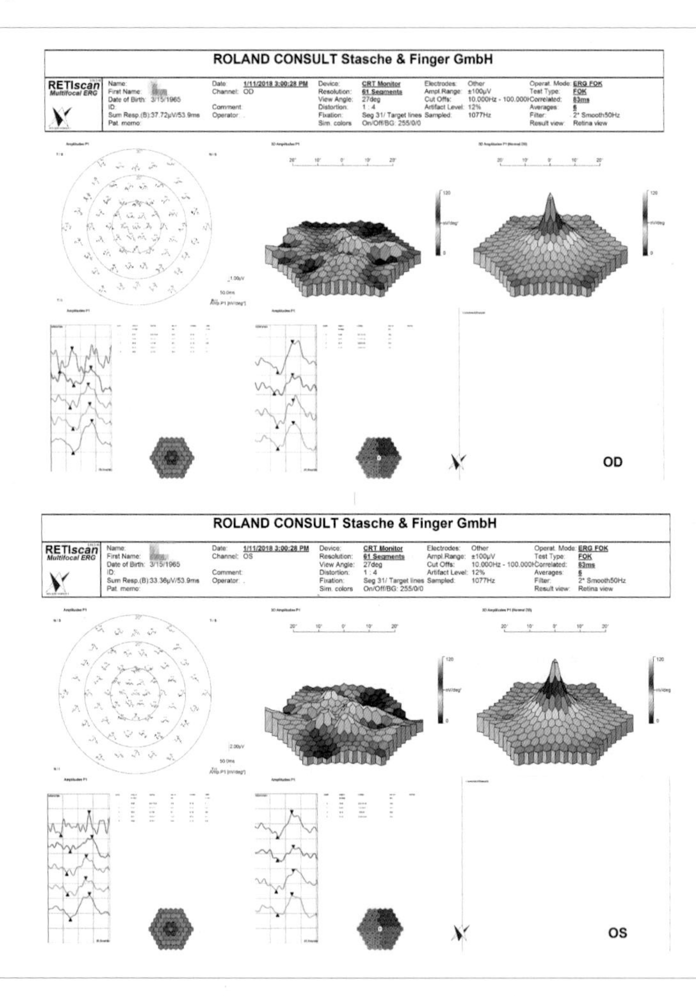


图3-4-7　双眼增殖型糖尿病性视网膜病变患者的mfERG改变

[男性患者，57岁，最佳矫正视力右眼：0.2，左眼：0.15。mfERG：右眼的Plot、3D和5环图显示中心凹（1、2环）反应密度中度降低，尖峰消失，其余为散在性区域反应密度降低。左眼的Plot、3D和5环图显示中心凹（1环）反应密度中度降低，尖峰消失，其余为六边形区散在性区域反应密度降低，可结合临床及其他相关检查进行综合分析。]

ERG是评价糖尿病性视网膜病变的进程、预测发生增殖型糖尿病性视网膜病变的危险性和评价DR严重程度的一个较为敏感细致的指标，并对指导合适的全视网膜光凝具有十分重要的意义，目前已经成为糖尿病性视网膜病变患者视功能的重要检查方法之一。

传统的ERG检查需散大瞳孔等步骤，耗时长而且往往需要专业娴熟的技师来操作。RETeval是一种新的手持式、免散瞳视觉电生理检查系统（图3–4–8），具有易于使用和快捷的特点。该设备可使用特殊的皮肤电极阵列来获取ERG信号，该电极置于下眼睑的眼眶边缘。RETeval手持电生理检查系统内置有一个“DR评估程序”，能利用糖尿病患者全视野ERG的潜伏期、振幅、年龄等数据计算出DR评分，整个检查过程约持续10min。基于西方人的研究表明，当DR评分≥20时，则提示该患者很可能患有威胁视力的DR（包括糖尿病性黄斑水肿、重度非增殖型DR或增殖型DR）。作者在临床工作中发现该参考值并不适用于国人。因此，作者利用RETeval对172例不同分期DR的中国糖尿病患者进行检查、分析，结果表明：当DR评分>20.75时，提示患者可能患有DR（敏感度80.2%，特异度81.7%），而当DR评分>23.05时，患者可能患有威胁视力的DR（敏感度94.6%，特异度88.8%）。

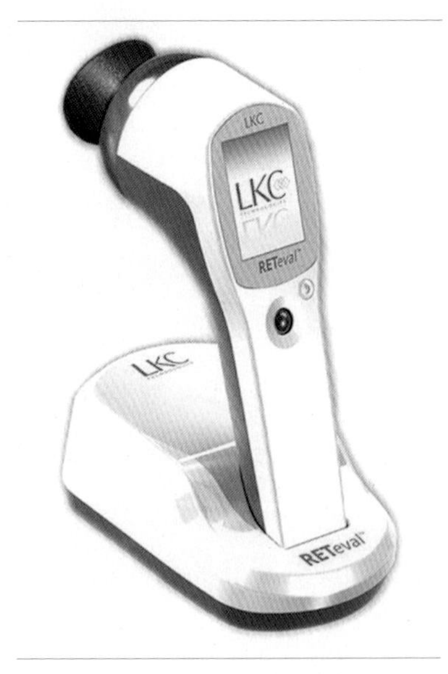

图3–4–8　新型的手持视觉电生理检查系统（RETeval）

（王军　张良）

# 第五节

# 糖尿病性视网膜病变的手术治疗

## 一　糖尿病性视网膜病变的手术适应证

### （一）严重的玻璃体积血

玻璃体积血是增殖型糖尿病性视网膜病变（PDR）最常见的并发症，可导致视力下降，也影响全视网膜光凝（PRP）的进行。早期研究显示玻璃体积血持续3个月以上且不吸收者，可用玻璃体切割术（pars plana vitrectomy，PPV）和视网膜光凝治疗。然而，美国多中心前瞻性研究“糖尿病性视网膜病变玻璃体切割术研究”（diabetic retinopathy vitrectomy study，DRVS）显示：糖尿病患者早期手术获益显著，延迟手术可能导致纤维血管侵袭性增生，牵拉性视网膜脱离发生的概率增加，特别是1型糖尿病患者，年龄较小、病情发展更迅速、纤维血管增生快、玻璃体黏稠、更易形成牵拉性视网膜脱离，应尽快手术。目前认为，未行PRP患者玻璃体积血6～8周不吸收，则可行PPV，对于已行PRP的患者，保守观察时间可适当延长。此外，对于单纯轻、中度玻璃体积血不合并视网膜牵拉者，可先行玻璃体腔注射抗血管内皮生长因子（vascular endothelial growth factor，VEGF）药物治疗，观察2～4周出血不吸收，即行手术干预；如果出血吸收，则需要及时补充足量的视网膜光凝。此外，PDR合并玻璃体积血患者手术时机的选择，还应当考虑以下几个因素：

（1）存在黄斑部视网膜前致密出血、牵拉性视网膜脱离、与复发性玻璃体积血相关的视力损害者应当及时进行手术治疗。

（2）患眼与对侧眼视力均较差，或患者有短期内改善视力的需求等情况时可考虑尽早进行手术干预。

（3）玻璃体液化因素　液化差、术中玻璃体后脱离（posterior vitreous detachment，PVD）不易形成可导致玻璃体积血和玻璃体清除不净，术后再出血发生率高，故可适当推迟手术干预时间，待PVD形成后再行手术。

（4）全身情况控制不佳者，需控制好才考虑眼部手术干预。

### （二）牵拉性视网膜脱离（tractional retinal detachment，TRD）

玻璃体视网膜粘连使组织的纤维血管增生收缩并牵拉视网膜，可导致TRD。TRD呈渐进性发展，当累及黄斑中心凹时，对视力造成严重损害，需尽早行PPV手术干预。此类患者视力预后受多种因素影响，包括年龄、TRD的位置和范围，以及黄斑受累的持续时间。年龄较大、眼前节新生血管、长期黄斑脱离牵拉者，预后欠佳（图3-5-1）。

### （三）合并裂孔的TRD

严重新生血管膜的收缩和牵拉可导致视网膜裂孔，合并视网膜裂孔的TRD称为混合性视网膜脱离。视网膜裂孔暴露了视网膜色素上皮细胞，导致增生性玻璃体视网膜病变，并在视网膜表面、视网膜下形成紧密黏附的纤维增殖膜，对视网膜造成牵拉。视力预后取决于视网膜脱离的位置、程度及是否累及黄斑。对于未累及黄斑、视网膜脱离范围小者视力预后良好，而累及黄斑者预后较差。70％混合性视网膜脱离患者经PPV术可提高视力。

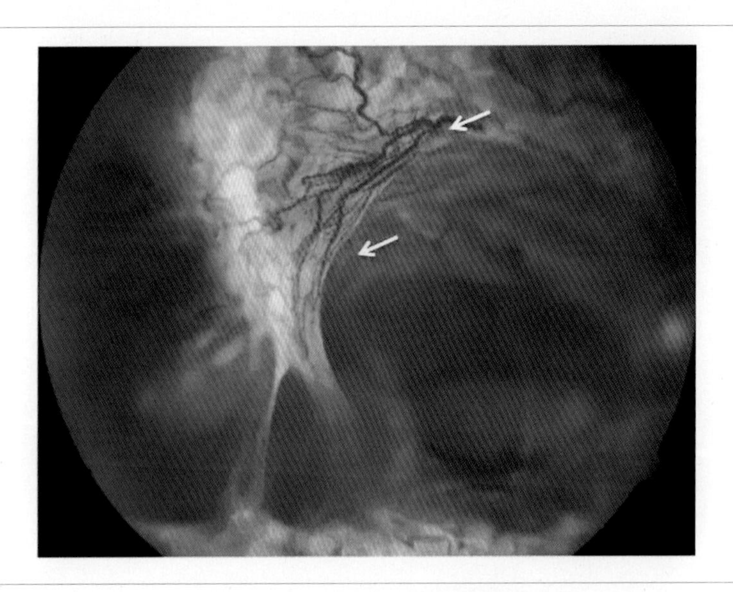

图3-5-1　牵拉性视网膜脱离

可见纤维血管增生收缩并牵拉视网膜。

### （四）黄斑前致密出血

黄斑前致密出血是积血局限在黄斑前玻璃体后脱离的间隙内，而周围的玻璃体后皮质没有脱离。积血一般呈圆形或卵圆形，也可围绕视盘黄斑区呈不规则形。黄斑前致密出血是PDR的并发症。患者视力严重下降，常下降至指数，积血后方的视网膜窥不清。以下情况者，不需行手术治疗：①积血可自行吸收。②积血突破玻璃体后皮质进入玻璃体腔。③玻璃体后脱离扩大而积血播散。

玻璃体手术的目的是清除黄斑前积血，剥离玻璃体后皮质和所有纤维血管膜，补充视网膜光凝，预防黄斑区视网膜牵拉和脱离。若黄斑前致密积血1个月不吸收，则需行PPV。在出血后4周内接受早期PPV的患者术后视力可达0.5以上，未在出血早期接受PPV的患者，由于晚期出现的黄斑牵拉，术后视力一般不超过0.2。

另一个治疗方案是用Q模式的单脉冲Nd：YAG激光（1 064nm），激光能量从2mJ开始，每次增加1mJ，直至将脱离的玻璃体后皮质切开，使黄斑前致密积血进入玻璃体腔进而被吸收，文献报道激光的安全能量范围是2～9mJ。该治疗前需充分散瞳，膜切开部位选在下方近出血区边缘处，避开大血管。激光后应保持坐位，以期出血离开黄斑区、沉入下方玻璃体腔内。

### （五）牵拉性黄斑水肿

黄斑水肿是指黄斑区视网膜内液体的异常积聚和细胞外间隙的扩大，而牵拉性黄斑水肿是由黄斑前增厚绷紧的玻璃体后皮质对黄斑区视网膜的牵拉引起。患者视力中度下降（0.05～0.3），眼底见黄斑区弥漫性增厚，伴或不伴囊肿样改变。附着在黄斑表面的玻璃体后皮质增厚，呈金箔样反光，类似黄斑前膜，但通常无血管扭曲、视网膜褶皱或黄斑异位。FFA示黄斑深层弥漫性渗漏，毛细血管灌注良好。OCT示黄斑区囊腔形成（图3-5-2）。

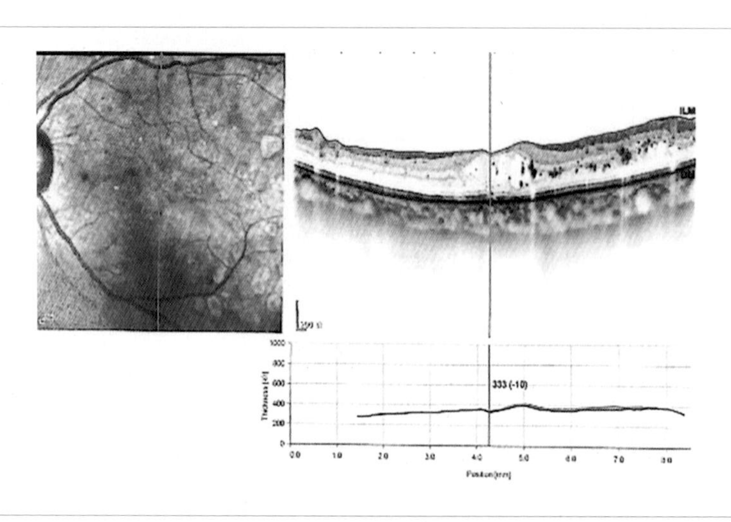


图3-5-2　糖尿病性黄斑水肿

OCT示黄斑区囊腔形成。

PPV的目的是剥除黄斑前增厚绷紧的玻璃体后皮质，解除其对黄斑区视网膜的牵拉。术后黄斑水肿消退，患者视力常显著提高。PPV治疗黄斑水肿的手术指征为：①持续性黄斑水肿，经视网膜激光光凝和/或药物治疗后不消退。②玻璃体不完全后脱离，对黄斑部视网膜产生持续牵拉。③视网膜大量渗出和/或表面有纤维增生膜，影响光凝效果。④伴有较严重的玻璃体积血和/或玻璃体混浊，保守治疗后仍不能吸收。

**（六）严重纤维血管增生**

严重纤维血管增生，即活动性新生血管和纤维增生迅速进行性发展，最常见于1型糖尿病血糖控制不良的年轻患者。纤维血管组织收缩可导致玻璃体积血、黄斑扭曲和/或视网膜脱离。玻璃体后皮质与视网膜的粘连在视网膜新生血管形成中起到重要的支架作用，清除玻璃体后皮质，可有效抑制视盘和视网膜后极部新生血管的再生。因此，PPV术中进行完整的玻璃体后脱离、清除干净玻璃体对防止术后新生血管再生及再出血十分关键。

### （七）血影细胞性和溶血性青光眼

PDR出血后，红细胞变性形成血影细胞进入前房。血影细胞呈棕色或黄褐色球状，比正常红细胞的变形性降低，不易通过小梁网狭窄的窦状间隙，进而堵塞小梁网，阻碍房水外流，引起眼压升高，称为血影细胞性青光眼。出血诱导的开角型青光眼也可由红细胞碎屑和/或含有红细胞碎屑的巨噬细胞引起，小梁细胞因吞噬过多的红细胞后发生暂时性功能障碍，引起房水回流受阻，称溶血性青光眼。典型的血影细胞性青光眼和溶血性青光眼发生在玻璃体前界膜破裂的无晶状体眼患者，也可发生在玻璃体积血不能自发吸收患者PPV术后。当药物不能控制眼压至目标值时，需考虑行玻璃体腔灌洗或再次PPV。

### （八）眼前节新生血管化伴屈光间质混浊

在虹膜和房角出现新生血管化的情况下，如果屈光间质透明，全视网膜光凝可预防新生血管性青光眼。在眼前节新生血管化和严重屈光间质不清的眼，已经不能经瞳孔予全视网膜光凝，应及时行玻璃体切除或联合白内障摘除手术，以便清除混浊的屈光间质，尽早完成眼内全视网膜光凝，诱导新生血管退化。其中，PRP可改善视网膜的缺氧状态，是防治眼前节新生血管的关键。以下情况应考虑行PRP、抗VEGF治疗、PPV，或联合治疗：①眼前节新生血管难以消退。②虹膜或视网膜新生血管加重。③出现新的玻璃体积血。

## 二 糖尿病性视网膜病变手术及并发症的处理

### （一）糖尿病性视网膜病变手术

1. 手术目的　清除玻璃体积血，通过剥除玻璃体后皮质和视网膜前膜来解除玻璃体视网膜牵拉，并完成PRP，防止视网膜及眼前节新生血管形成。

2. 手术步骤　①清除玻璃体腔内积血。②切除混浊玻璃体。③玻璃体后皮质的剥离。④纤维增殖膜的分离和清除。⑤眼内电凝（充分止血）。⑥从视网膜裂孔或破损处吸出视网膜下液（合并视网膜脱离时）。⑦使视网膜解剖复位。⑧眼内全视网膜光凝。⑨合适的眼内容物填充。

3. 手术技巧

（1）玻璃体切割术手术器械　玻璃体切割术的器械目前可用的有23G、25G、27G的玻璃体切割探头，这些器械在改进了坚硬度的同时增强了定位的准确性，使其能在狭窄的组织界面中操作，并且切割速度的提高减少了对玻璃体和视网膜的扰动。

切割头有大幅改进，切割口面积增大、更靠近顶端，切割效率提高，可更彻底清除玻璃体。在靠近视网膜精确切割时，超高切削率可减少对玻璃体和视网膜的扰动，降低视网膜撕裂的风险。尤其是玻璃体切割机在较小负压状态下时，25G或27G玻璃体切割探头与高切削速度的结合可以更精确地切割和分层。

（2）双手剥膜技巧　PDR纤维血管增殖膜粘贴紧密，要分离增殖膜往往需要运用双手剥膜技术，能更少地减少手术器械的交换频率，提高了剥膜时的安全性，这些操作最好结合使用吊顶灯、多功能激光光纤或作第四个穿刺口（通常在眼球上方12点左右），由助手持导光纤维协助，术者双手分别持眼内镊和眼内剪完成。黄斑前出血并且紧密粘连玻璃体后界膜的情况，使用光纤和玻璃体切割头为分离操作的最佳组合。

（3）小口径玻璃体切割与混合玻璃体切割　以往复杂的视网膜脱离需要传统的20G玻璃体切割，因其具有优越的刚度以及各种广泛可用的眼内器械。但是目前23G、25G、27G设备稳步发展，现在23G和25G设备也具备足够的刚度，渐渐成为首选的方式。有研究表明，23G和25G比20G玻璃体切割术具有明显优势，包括缩短手术时间、减少患者术后不适感、手术并发症少、降低剥除增殖膜及巩膜切开时造成医源性视网膜损伤的风险、保护结膜完整性、为疾病后期可能的抗青光眼手术提供条件等优点。在处理纤维血管膜紧密粘连与组织间只有狭小空间时，27G玻璃体切割头由于其有进入狭窄的空间能力和操作的安全性而具有明显优势。然而，目前27G玻璃体切割头与23G、25G相比，在处理周边部病变时仍然缺乏足够的刚度。混合切口（根据实际需要，巩膜三切口分别采用23G、25G组合）则可以有效改善这种情况，23G、25G系统提供广泛可用的眼内器械如垂直剪刀等，27G探头既可以通过任何23G、25G套管，以最小的灌注量保持眼内压，又可以到达眼球内前后及周边的各个病变位置。

（4）术中光凝　糖尿病性视网膜病变手术中眼内光凝与诊间视网膜光凝不同，不需要分次进行，尽可能在手术台上一次完成。术中光凝的点数可能远超诊间光凝点数，可达2 000点以上，但在术中，术后强力抗炎治疗下，因光凝一次过强引起的并发症并不多见，尽可能完成超全视网膜光凝，尤其是极周边部位，术中借助顶压可以轻松完成。不要试图在严重水肿的地方光凝，较大的能量会引起广泛的视网膜脉络膜损伤，可在术后补充光凝。

（5）手术填充物选择　尽量不使用填充物，如果术中造成视网膜撕裂，根据情况，小的裂孔普通空气填充往往足够，DR的患者尽量少使用硅油，因为硅油–液体界面为细胞的再增殖提供了支架，但对于病变较复杂患者，如有不能彻底切除的前段玻璃体增殖或需要进行较大视网膜切开才能松解的视网膜病变，应该使用硅油填充。

（6）曲安奈德（triamcinolone acetonide，TA） 曲安奈德注射剂振摇后为乳白色混悬液，在玻璃体切割术中，通过白色颗粒物质附着能清晰地显示透明的玻璃体，使术中的残留玻璃体易于识别，在简化手术操作的同时也能确保玻璃体充分切除干净。采用TA辅助玻璃体视网膜手术除了可清晰地显示透明的玻璃体、缩短手术时间、增加手术安全性，还具有抗炎、抗增殖的作用，术中可帮助止血，术后少许曲安奈德残留有利于黄斑水肿的消退。虽然曲安奈德对视网膜的长期影响仍然未知，但目前的研究结果表明，TA在术中的使用是改善PDR预后的有效措施之一。

（7）术中实时光学相干断层扫描（OCT） 术中OCT是一种新的成像技术，能及时传输视网膜黄斑的横截面和微结构信息。它能记录手术操作期间发生的黄斑裂孔、视网膜前膜（epiretinal membrane，ERM）、玻璃体黄斑牵拉综合征和视网膜脱离修复手术中发生的微构造变化。使用术中OCT在复杂的情况下识别组织界面、残留的亚临床黄斑前膜、内界膜和诊断不易被发现的黄斑裂孔。OCT直观的影像学信息，能指导手术者及时调整手术策略，例如剥除亚临床残余黄斑前膜或者是及时处理不易发现的黄斑孔，以及是否需要气体填塞和控制患者体位。

**（二）术中并发症及处理**

1. 医源性视网膜裂孔 发生率16.28%。PDR玻璃体手术中发生医源性视网膜裂孔的可能性比较大，由于视网膜紧紧粘连基底部的玻璃体，因此切割玻璃体时极易导致裂孔形成。应用比较高的负压来切除玻璃体机化条索，也会在与视网膜粘连部位形成裂孔。一旦出现医源性裂孔，应当及时解除裂孔周围牵拉，做裂孔周围光凝或者冷凝，再视具体情况决定是否硅油填充。

2. 玻璃体积血 发生率11.63%。术中玻璃体积血在对视网膜的新生血管进行切割牵拉时比较容易发生，另外也可发生在对纤维血管进行剥离时，止血可采取暂时升高眼压、电凝等方法。术中玻璃体积血对视力预后的影响比较大，如果缺少有效的处理会再次导致机化条索的形成，进而引起患者失明。血管破裂是术中出血的主要来源，降低灌注压可以确定出血的血管，然后电凝止血。某些大血管或视盘上的新生血管出血，眼内电凝不能应用，增加灌注压可使出血自发停止（详见本节 四、增殖型糖尿病性视网膜病变玻璃体手术围术期止红）。

3. 术中出血和眼内纤维蛋白形成 术中出血和纤维蛋白形成是糖尿病眼中玻璃体切割术的潜在严重并发症。然而，术前抗VEGF治疗可减少此并发症发生。术后明显的纤维蛋白可能需要注射重组组织型纤溶酶原激活剂（tissue plasminogen activator， tPA）加以溶解。

4. 角膜水肿 术中角膜水肿多是由于术中眼内压过高或角膜长时间处于干燥的环境，使角膜上皮功能失代偿，引起角膜上皮雾状混浊、肿胀，因此术中需注意眼内压控制及湿润角膜。

**（三）术后并发症及处理**

1. 术后早期并发症

（1）眼压升高 48h内，高达35％的患者PPV术后眼压为30mmHg或更高。糖尿病性视网膜病变患者由于全身血管、血液的病理性改变，视神经对高眼压的耐受性降低，很容易因眼压升高而导致视力丧失，因此需要密切监测眼压，及时降低眼压。

处理：药物降眼压为主，必要时可考虑行前房穿刺放房水。注意根据导致高眼压的不同原因，采取相应的处理措施。

（2）眼内纤维素形成 糖尿病患者的血-视网膜屏障功能有一定的障碍，玻璃体切割术可进一步促进血-视网膜屏障功能破坏，导致术后眼内纤维素沉着。在玻璃体腔内形成白色条索或网状纤维素渗出物，一般术后第二天较明显，随后逐渐加重或减轻。严重纤维素沉着在前房可导致虹膜后粘连、瞳孔阻滞，玻璃体腔大量纤维素形成可导致牵拉性视网膜脱离、累及睫状体导致低眼压、眼球萎缩。若存在视网膜脱离，则有视网膜下腔纤维素形成。

糖尿病患者PPV术后纤维素形成的危险因素包括：晶状体切除、广泛膜剥离、巩膜硅压和广泛的PRP。

预防及处理：减少术中损伤、加强术后抗炎，包括在手术结束时，眼内注入曲安奈德、球结膜下注射地塞米松和术后频繁滴用糖皮质激素滴眼剂等。

（3）角膜上皮缺损 糖尿病术后角膜疾病的发生率为28％～52％。糖尿病患者角膜上皮基底膜和上皮黏附异常，影响上皮再生。术中损伤角膜上皮后，术后可出现持续性角膜上皮缺损。

影响因素：角膜上皮缺损与糖尿病、手术时间较长、术中使用硅油、男性老年患者有关。

处理：包眼，使用润滑剂，角膜上皮缺损一般可在2～3天内愈合。如出现持续的角膜上皮缺损，则可戴治疗性角膜接触镜或双眼加压包扎。

（4）眼内炎　眼内炎可在术后立即或几天后发生，发生率约为0.039%。主诉常为视力严重下降和眼痛加重，检查可见眼部充血加重、严重的葡萄膜炎伴前房积脓。玻璃体腔有脓肿，眼底窥不清。一旦前房积脓或玻璃体腔脓肿形成，可确诊眼内炎。

处理：最有效的方法为玻璃体腔内注射抗生素，早期注射可控制感染。注药前，抽出0.2mL的玻璃体液体，做涂片和培养加药物敏感试验，根据细菌学结果，选择敏感药物。必要时予玻璃体再切除术。

2. 术后中、晚期并发症（表3-5-1）

（1）晶状体混浊　PDR患者的晶体代谢会受到自身糖尿病的影响，术中发生的机械性损伤、灌注液内的血糖浓度、晶状体的渗透压改变、术后出现的炎症反应等都可导致白内障的发生或加重。

术中处理：通过补充输液中的葡萄糖可以减少术中发生的晶状体混浊。

（2）青光眼和新生血管性青光眼　新生血管性青光眼一般药物治疗包括外用类固醇、睫状肌麻痹剂和玻璃体腔内注射抗VEGF药物。溶血性青光眼常发生在PDR玻璃体切割术后的玻璃体再出血，特别是无晶状体眼。当药物治疗不能控制眼压时，需进行玻璃体腔灌洗或玻璃体再切除。

玻璃体积血伴虹膜红变是预后不良的表现。对已经发生的新生血管性青光眼，常规的药物治疗和青光眼滤过手术不易成功。除做玻璃体切除、晶状体切除和全视网膜光凝外，直视下睫状突光凝是一种有效的方法。

（3）术后玻璃体积血　PPV术后玻璃体积血的发生率为12%～63%。术后第一天玻璃体腔发生积血称为持续性玻璃体积血，一般是由于术中未充分剥膜，未完全止血，手术结束时眼压骤降，巩膜切口及视网膜表面或者残留的增生膜边缘发生继续积血现象。玻璃体手术后玻璃腔透明达1～3周后的积血称为复发性玻璃体积血，主要由于巩膜切开部位的纤维血管增生、前部玻璃体纤维血管增生及视网膜新生血管再形成所致。术中彻底分离切割增殖膜、尽量切除干净周边部玻璃体、完成超广范围的全视网膜光凝等措施可有效预防术后积血的发生。研究表明，曾接受玻璃体内注射抗VEGF药物的患者术后早期玻璃体积血的发生率降低。

表 3-5-1　玻璃体切割术治疗糖尿病性视网膜病变的术后并发症的近期发生率

| 并发症 | 发生率/% |
| --- | --- |
| 白内障进展（5年白内障摘除率） | 39 ~ 57 |
| 复发性玻璃体积血（1年内） | 11.4 ~ 20 |
| 复发性玻璃体积血需要再次手术 | 12.4 ~ 17 |
| 新生血管性青光眼（NVG）（4年内） | 3.2 ~ 7.1 |
| 继发性视网膜脱离 | 1.5 ~ 4.3 |
| 眼内炎 | 0.039 |

## 三　玻璃体切割联合白内障摘除手术

近年来，玻璃体切割联合白内障摘除较以往有了更广泛的应用。

首先，玻璃体切割设备快速地发展，23G、25G甚至27G的引进，同时使用的免缝合套管针系统，使得穿刺口的并发症显著降低，既往因穿刺口太大造成的玻璃体脱出、漏水甚至视网膜外露，基本上已很少看到。吊顶灯的使用，也使得眼内的照明更加清晰，双手操作更加灵活，大大便利了手术操作，玻切头更细和头端开口更靠近顶端的设计使得单纯使用玻切头可以做出许多精细动作，对玻璃体剪和镊子的依赖大大减少。玻切头更高开合比甚至双向切割的设计也使得手术效率大大提高。玻切术中全视网膜镜（接触或非接触）的使用使得手术全局观更强，克服了既往手术野较小而不能判断术野之外是否有因操作不当造成的损害，比如在剥膜时造成远处视网膜的拉破或出血，也避免了使用直接接触镜要缝环对结膜的损伤，简化了手术操作。

其次，白内障超声乳化仪的发展也是突飞猛进，有更稳定的前房维持系统，不论是重力式还是主控式，再配合改良的管道系统，都能使得白内障术中前房的浪涌几乎不见，曾经较易出现的后囊膜破裂和角膜损伤已大大减少，超声乳化头端优化设计（如蛇形针头、喇叭口样开口、锥形开口等）、头端摆动式或/和纵向式乳化以及更高效的能量输出系统，使得手术效率显著提高。因此白内障手术不论是在顶级医院还是在基层医院都已广泛开展。许多公司的超乳玻切一体机的出现，如爱尔康的Constellation和博士伦的PC机等，为同时需要进行玻璃体手术和白内障手术提供了设备上的便利。

### （一）联合手术的优越性

设备的发展为联合手术提供了便利，联合手术更重要的是能克服分次手术的诸多局限。①晶状体混浊会影响玻璃体手术的进行。玻璃体切割手术患者平均年龄都比较大，多存在一定程度的晶状体混浊。②玻璃体切割术后白内障的发生率显著增加。见于：玻璃体切割术中灌注液与晶状体之间葡萄糖浓度的差异引起术中渗透压的变动导致的晶体可逆性混浊；切割头误切晶状体或眼内器械移动幅度过大顶压晶状体；手术结束使用气体或硅油填充等导致术后晶状体混浊；玻璃体术后玻璃体腔氧分压发生改变（有玻璃体眼晶状体后氧分压低于视网膜表面）是容易忽视的因素，晶状体更易于氧化应激损伤。因此，众多因素使玻璃体切割术后白内障的发生率可达76％以上。③玻璃体切割术后进行白内障手术较为困难。因失去玻璃体的支撑作用，前房异常加深，使得手术医生不能有效对晶体核块甚至晶状体本身驾驭和控制；过深的前房对晶状体悬韧带也会造成损伤；当过多水流进入后房时，前房又异常变浅，同时瞳孔也会显著变小，手术操作很是艰难，后囊破裂发生概率大增；在没有玻璃体支撑的后囊膜破裂患者，核块更易沉入眼底。④联合手术将晶状体摘除后，非常有利于视网膜病变的清除，不仅是清晰度的增加，还会使得手术视野增大40%，而且不担心过度操作造成的晶状体损伤。对于糖尿病患者，周边增殖病灶的彻底清除，不仅解除牵拉，也有利于彻底的激光光凝，大大减少了二次手术的发生。临床上，许多失败的玻璃体手术都是由于周边玻璃体切除不到位所致。

研究曾发现，PDR患眼玻璃体切割联合晶状体手术后NVG的发生明显增加，但以往研究中的晶状体手术多为晶状体切除手术。随着玻璃体切割联合晶状体切除手术的减少，现代玻璃体手术多联合白内障超声乳化手术。白内障超声乳化技术保留了后囊的完整性，手术创伤小，手术后伤口闭合好，新生血管性青光眼的发生也出现了一些变化。笔者总结了2008年1月至2013年12月在广东省人民医院行玻璃体切割手术的PDR患者301例301眼，其中单纯玻璃体切割手术者205眼（68.11％）；联合白内障超声乳化吸除及人工晶状体植入手术者91眼（30.1％）；联合白内障超声乳化吸除手术未植入人工晶状体者5眼（1.7％）。笔者发现PDR眼接受单纯玻璃体切割手术与玻璃体切割联合白内障超声乳化手术，手术后NVG发生率统计学上并无显著性差异，而手术后视网膜脱离可能是PDR玻璃体切割手术后发生NVG的独立危险因素。

此外，一次手术解决两种疾病，既降低患者费用，又减少了手术的痛苦，患者术后也更容易有良好的视力，清晰的屈光间质也为术后随访眼底情况提供了方便。

### （二）联合手术的局限

对于糖尿病患者，白内障手术可显著增加术后糖尿病性黄斑水肿的发生，也导致原有糖尿病性视网膜病变的发展，在1年期的观察中，白内障摘除眼的视网膜病变进展发生率为85%，而未手术眼的病变进展仅有15%。炎症在增殖型糖尿病性视网膜病变中扮演着重要的角色，手术时大量的视网膜牵拉、电凝、光凝等操作显然加剧了炎症反应，同时，控制炎症的主要药物——糖皮质激素，在糖尿病患者中因升高血糖的效应，应用受到大大的限制。因此糖尿病患者的白内障玻璃体联合手术，术后炎症反应的程度无疑较不联合更为剧烈，经常可见术后瞳孔区渗出膜形成、虹膜后粘连等的发生。同时剧烈的炎症反应，不利于视网膜病变的控制，也会影响视功能的重建。因此，在晶状体混浊不是特别影响视网膜手术的时候，先进行玻璃体视网膜手术，不失为一种更优的选择，但对后段手术的操作，提出了更高的要求。

### （三）玻璃体切割联合白内障摘除手术的适应证

需要进行玻璃体切割的增殖型糖尿病性视网膜病变同时合并有晶状体混浊的患者。

### （四）玻璃体切割联合白内障摘除手术的操作要点

1. 麻醉　多采用球后阻滞麻醉，必要时进行气管插管或静脉麻醉。全麻的好处是术中全身各项指标的控制比较到位，尤其是血压的控制，不仅涉及安全，更重要的是血压太高的患者，术中出血往往是突出的问题，给手术平添了许多的困难。

2. 放置玻璃体切割手术的套管针（trocar）　多选择先放置套管针，后进行白内障手术，以免白内障手术后放置套管针时白内障主切口哆开，甚至虹膜脱出。放置套管针后，尚未进行玻璃体切割时，可使用巩膜塞封闭套管针外口，以免造成部分玻璃体脱失，对白内障手术造成障碍，最好选择带阀门装置的套管针，对玻璃体的脱失几乎没有影响。

3. 白内障手术切口　如果没有先放置套管针，在做巩膜穿刺时，注意白内障切口位置与巩膜穿刺部位应错开，以免造成切口哆开，前房消失，甚至虹膜脱出。主切口比通常的白内障手术切口更向角膜中央一些，避免在进行玻璃体手术操作的时候虹膜嵌顿在切口，但切口位置也不能够过于中央，否则又造成术中撕囊的困难和术后散光的增加。

4. 人工晶状体的选择　一般不宜植入硅胶人工晶状体，这与玻璃体手术时可能会用到的硅油有关。对于PDR患者谨慎使用亲水性丙烯酸酯人工晶状体。笔者曾观察到一例糖尿病患者使用亲水性丙烯酸酯人工晶状体，在玻璃体切割术后出现了人工晶状体浑浊（图3-5-3）。

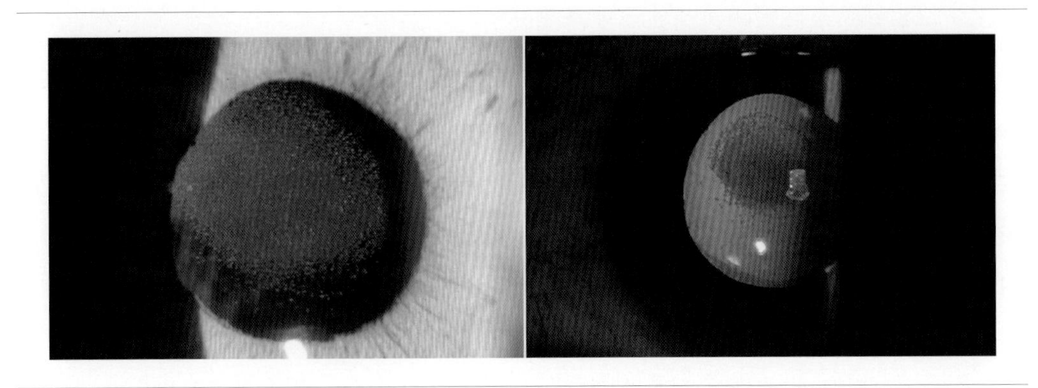

图3-5-3 PDR患者使用亲水性丙烯酸酯人工晶体，PPV术后出现人工晶状体混浊

5. 人工晶状体植入 白内障超声乳化时保证后囊膜完整十分重要，对术后的新生血管性青光眼的发生有一定的抑制作用。可选择在晶状体皮质抽吸完成后植入人工晶状体，也可以在玻璃体切割结束后再植入人工晶状体。如果选择前者，人工晶状体的边缘会对眼底的影像造成一定的影响，但若使用全视网膜镜进行玻璃体视网膜手术，则基本上不受限制。如果选择后者，在玻璃体腔填充空气的状况下植入人工晶状体，显然增加了许多难度，植入晶状体时动作要轻柔，以防引起悬韧带的断裂或后囊的撕裂，玻璃体腔气压控制在15～20mmHg，黏弹剂要充分充满前房及囊袋，保证前房有一定压力，以防来自玻璃体腔的压力及气体的浮力引起人工晶状体前移。

总之，玻璃体切割联合Phaco手术（combined pars plana vitrectomy and phacoemulsificatio，PPVCE）+/-IOL植入术的安全性、有效性已得到证实，具有较显著的优点，但在临床上，应该注意选择患者，对于白内障尚不是特别明显，还能够进行玻璃体视网膜手术的时候，先进行玻璃体视网膜手术，可能会更有利于疾病恢复。在进行联合手术的时候，注重前后段操作的每一个细节，将为患者带来更多的利益。

## 四 增殖型糖尿病性视网膜病变玻璃体手术围手术期止血

增殖型糖尿病性视网膜病变玻璃体手术属于最复杂的眼后段手术之一，其复杂的根本原因是术中出血的凶猛及较坚韧的增殖膜剥离。出血使得增殖膜剥离变得诡异多变，而不恰当的剥膜又使得出血异常活跃，经验不足者往往顾此失彼，手脚忙乱，最后经过极其艰辛的操作，也许只是一台并不完美的手术，为后续的疾病发展带来了潜在的隐患。因此，对于此类手术，必须全程高度重视，采取尽可能多的措施，尤其是对出血的控制，将是整个手术的核心。

### （一）糖尿病性视网膜病变玻璃体手术中的“魔鬼”

糖尿病患者的血液与正常人存在显著的不同，血液中Ⅰ、Ⅴ、Ⅶ、Ⅷ凝血因子增加，纤维蛋白原增高，血小板与血管内皮、血小板与血小板之间的黏附和聚集增加等因素使得血液黏稠度显著增高，表现为眼内出血时成膜非常快，往往剥膜时出血如果没有及时止住，很快形成含有大量纤维成分的出血膜，黏附于视网膜上，既没有普通血液的流动性，也没有真正纤维膜的可抓控性，有时又隐藏于增殖膜之中，十分难以去除，在艰难的清除过程中，经常伴随视网膜的损伤，而视网膜的损伤又带来新的出血。因此，把出血膜比作术中的“魔鬼”，一点也不过分。既然是“魔鬼”，就要让它在笼子里，不能够跑出来。

### （二）糖尿病性视网膜病变玻璃体手术中出血发生的机制

在血管内皮生长因子（VEGF）的作用下，新生血管及增殖膜形成。视网膜新生血管最早发生，通常来自视网膜的静脉（视盘新生血管可能来自动脉、静脉或脉络膜），它们通过内界膜的缺损处，沿着玻璃体后皮质生长，接着胶质细胞增生，包绕这些血管，形成纤维组织。图3-5-4示新生血管沿着玻璃体后皮质生长，并通过一个馈送血管(peg)与静脉相连。这些纤维“钉（peg）”，将玻璃体后表面牢牢地系在静脉壁上，玻璃体的牵拉张力直接传导到静脉。当纤维膜被切掉的时候，就会有出血，

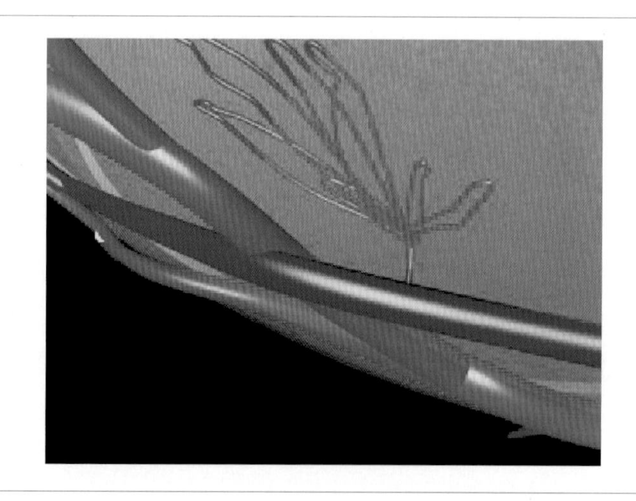

图3-5-4 视网膜新生血管复合体的示意图

新生血管沿着玻璃体后皮质生长，并通过一个馈送血管（peg）与静脉相连（引自：Paul Sullivan. VITREORETINAL SURGERY . AN INTERACTIVE MULTIMEDIA ATLAS FOR OPHTHALMOLOGY TRAINEES[M/OL]. England & Wales: Eyelearning Ltd, 2014. http://books. apple. com/gb/book/vitreoretinal-suryery/id900285978）。

当过多牵拉增殖膜的时候，静脉壁可能被拉破，表现为凶猛的出血。

### （三）增殖型糖尿病性视网膜病变新生血管及其纤维膜的类型

JIANDONG PAN等从OCTA的角度在PDR中区分出 3 种具有不同形态特征的视网膜新生血管（neovascularization elsewhere，NVE）亚型，它们起源于不同的血管并以不同的方式延伸。1型NVE形成的纤维膜（fibrovascular membranes ，FVM）位于后部，呈树丛状沿血管弓大血管分布（图3-5-5，图3-5-6），后玻璃体面部分脱落，呈桌面状。玻璃体切割常适用于起源于1型NVE的FVM桌面病变，其血管附着点间隔足够，玻璃体切割较易进行。来自2型和3型NVE的FVM外形分别呈章鱼状（图3-5-5，图3-5-7）和海扇状（图3-5-5，图3-5-8），更外围，远离血管弓。后玻璃体面附着于视网膜，呈扁平状。具有数量多、根密，其清除难度要大得多。需要双手操作或更多的技巧。

视盘新生血管（neovascularizations at the disc ，NVD）可能来自动脉、静脉或脉络膜。

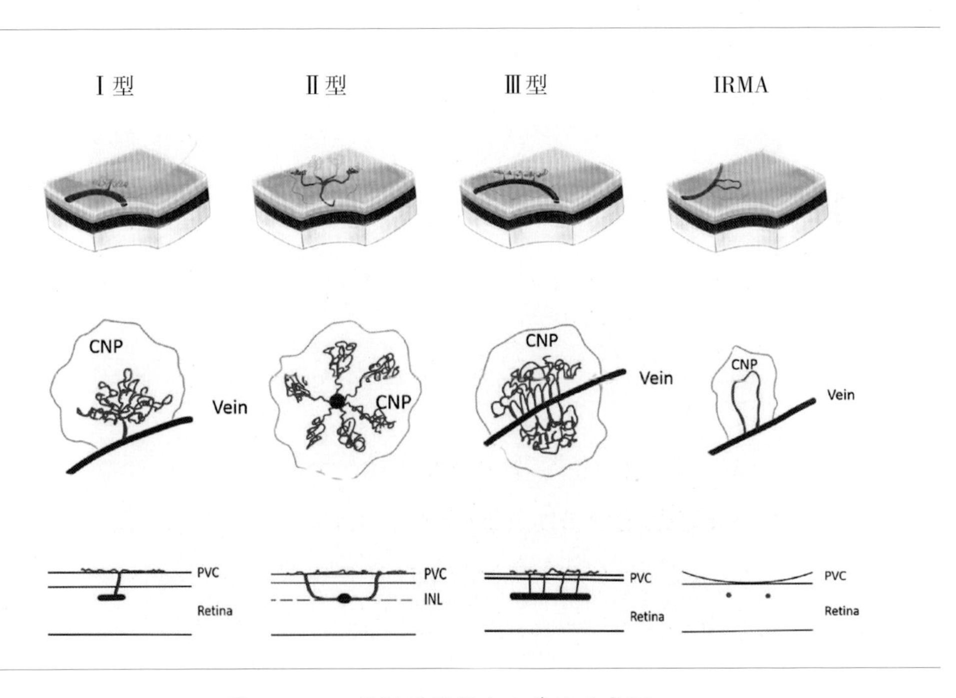


图3-5-5　3种视网膜新生血管的示意图

［引自：PAN J. CHEN D，YANG X，et al. *Characteristics of neovascularization in early stages of proliferative diabetic retinopathy by optical coherence tomography angiography*.（Am J Ophthalmol，2018），pp. 146-156.］

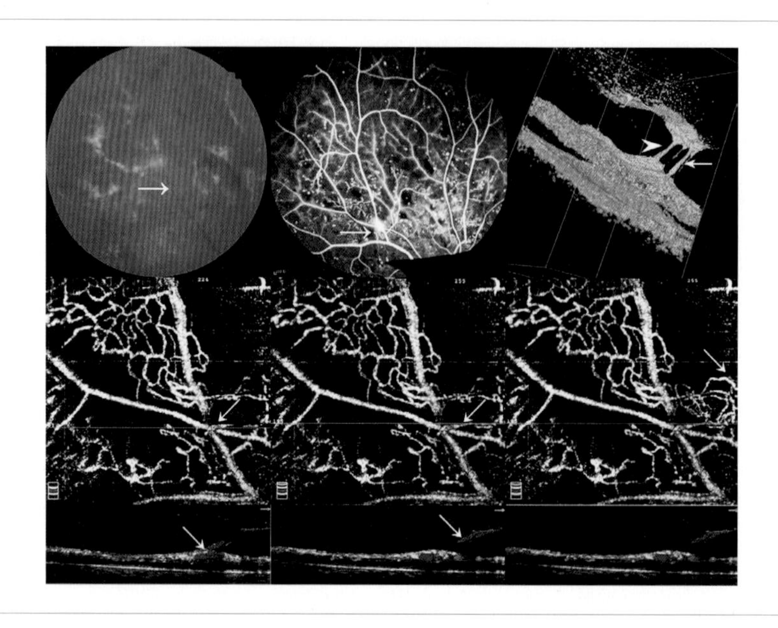

图3-5-6 Ⅰ型新生血管眼底彩照、FFA及OCTA表现

[引自：PAN J. CHEN D, YANG X, et al. *Characteristics of neovascularization in early stages of proliferative diabetic retinopathy by optical coherence tomography angiography*.（Am J Ophthalmol, 2018）, pp. 146-156.]

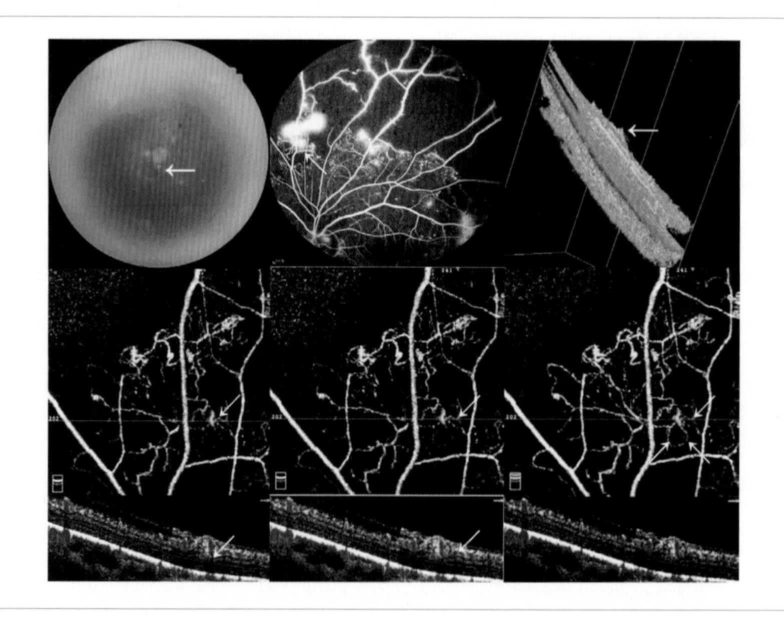

图3-5-7 Ⅱ型新生血管眼底彩照、FFA及OCTA表现

[引自：PAN J. CHEN D, YANG X, et al. *Characteristics of neovascularization in early stages of proliferative diabetic retinopathy by optical coherence tomography angiography*.（Am J Ophthalmol, 2018）, pp. 146-156.]

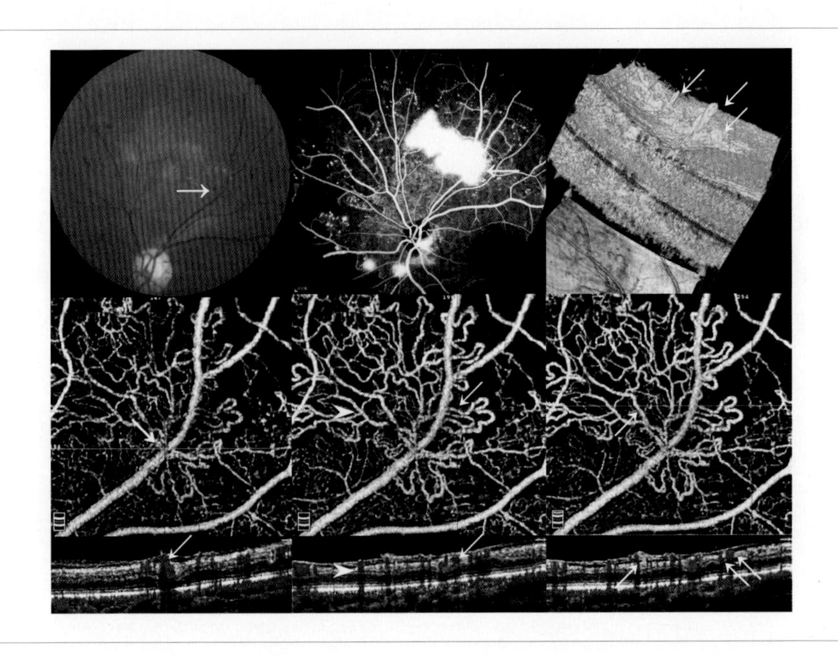

图3-5-8 Ⅲ型新生血管眼底彩照、FFA及OCTA表现

［引自：PAN J. CHEN D, YANG X, et al. *Characteristics of neovascularization in early stages of proliferative diabetic retinopathy by optical coherence tomography angiography*.（Am J Ophthalmol, 2018），pp. 146-156.］

## （四）增殖型糖尿病性视网膜病变手术出血的围手术期应对措施

1. 术前准备

（1）血压控制　糖尿病患者往往合并高血压，尤其是伴有终末期肾病患者，多又有肾性高血压的存在，使得血压异常升高，给手术带来额外的风险。血压高在术中主要表现在特容易出血，即使结膜的轻微损伤，也会造成出血不止。在剥膜的过程中，显微镜下没有看到有血管的地方，也会有小点状出血，而且较难自行停止。因此，术前除了控制血糖，控制血压是特别值得重视的一环。积极进行内科治疗，将血压控制在基本正常是必须的，但是有的患者，即使台下血压正常，在手术台上因紧张和应激，血压也往往显著升高，甚至达到240/120mmHg以上，给术者也带来较大压力。因此，有条件时，行静脉或气管插管麻醉，在麻醉师辅助下，能够使得手术较为平稳地进行。

（2）术前抗VEGF药物的应用　已有多项研究证明，术前抗VEGF治疗能够大大减少术中出血、缩短手术时间和眼内电凝频率，术中器械交换次数和并发症也显著减少，还能够减少术后出血再吸收时间，减少术后玻璃体再出血和硅油填充的比例，稳定术后视力。抗VEGF注射的最佳时机是术前3～7天，如果注药与手术时间间隔过短，抗VEGF药物可能尚未充分使新生血管退行，注药与手术时间间隔过长，由于注射后纤维增殖膜收缩，可能会加重牵拉性视网膜脱离的风险，此常见于胰岛素控制血糖且HbAlc＞10.6%或眼内注药后过长时间未行PPV手术（注药到TRD的平均时间13天）的患者。对于防止出血效果，抗体类（雷珠单抗或贝伐单抗）和融合蛋白类（阿柏西普、康柏西普）临床上未见显著性差异。

（3）术前停用抗凝血药物　玻璃体视网膜术前是否停用口服抗凝剂，存在争议。如果停用没有带来显著的风险，或在内科医生指导下停用，对术中出血的预防应该是有积极意义的。通常术前2周停用可能影响凝血功能的中药如丹参、当归、人参、银杏、绿茶、大蒜、生姜、番木瓜等。阿司匹林通过不可逆的与血小板环氧酶结合而抑制血小板聚集，阻止血栓烷A2形成起到抗凝血作用，作用时间持续10～14天。因为每天大约更换10%的血小板，完全消除作用需停用阿司匹林10天以上，但从止血的观点看，2天可能就足够使其在抑制血小板栓子形成的作用上变得最小。香豆灵（华法林）通过竞争性抑制维生素K的作用，阻断凝血因子在肝脏的形成。通常需要3～5天达到治疗水平，停止治疗后需4～5天逆转其作用。氯吡格雷（波立维）选择性地抑制二磷酸腺苷（ADP）与它的血小板受体的结合及继发的ADP介导的糖蛋白GPlllb/llla复合物的活化，因此可抑制血小板聚集，抑制作用在开始治疗3～7天后达到稳态。在治疗中止后一般约5天内血小板聚集和出血时间逐渐回到基线。术前1周停止使用氯吡格雷。

（4）眼科常用的预防性止血药物

卡巴克洛（安络血）：促进毛细血管收缩，降低毛细血管通透性，增进断裂毛细血管断端的回缩，而起到止血作用。

6-氨基己酸：通过抑制纤溶系统而起作用。主要用于纤维蛋白溶酶活性升高所致的出血，术中早期用药或术前用药。

氨苯甲酸：作用机制同氨基己酸，且比之强。对慢性渗血效果较显著。

酚磺乙胺：通过促进凝血过程而发挥作用。临床上用于预防和治疗外科手术出血过多，血小板减少性紫癜或过敏性紫癜以及其他原因引起的出血。

凝血酶（立芷雪）：凝血酶是一种多功能凝血因子，使纤维蛋白原从N段脱下四段小肽，即两个A肽和两个B肽，形成可溶性纤维蛋白单体。凝血酶也能激活FⅩⅢ，FⅩⅢa使纤维蛋白单体相互聚合，形成不溶性的交联纤维蛋白多聚体凝块。

2. 手术步骤的设计　普通的玻璃体视网膜手术，通常是先行轴心部玻璃体的切割，然后再进行视网膜前的操作，甚至制造人工玻璃体后脱离来进行高效手术切除。对于增殖型糖尿病性视网膜病变玻璃体切割手术，可能会进入“陷阱”。广泛人工玻璃体后脱离引起的“狼烟四起”状出血，会使手术者顾此失彼，疲于应对。如何在没有出血的情况下静心手术，是需要设计的。

（1）通常先将晶状体后混浊出血清除，给后续的操作打开通道。此阶段操作不会发生新鲜出血，但需要注意不能够伤及晶状体，仔细辨认晶状体后囊所在的位置，在显微镜光源直视下观察比视网膜镜下观察更清晰，如果出血较接近晶状体后面，也可将出血用玻切头负压吸住拉向玻璃体腔，反复几次后，出血多可松动，然后将它在玻璃体腔中央部切掉。

（2）玻璃体切除的顺序　在糖尿病患者，视网膜玻璃体增殖在血管弓附近最为显著，增殖呈索状或膜状连向周边视网膜，沿增殖膜的表面将其切断，先不要急于清除增殖膜，而是将中周部玻璃体增殖切除，通常不会出血，为后续操作赢得了较大的干净的手术空间，甚至可以此时进行周边部视网膜光凝，以免后续操作引起出血、脱离等使本来容易的光凝变得困难。对于极周边接近锯齿缘的病灶的清除，可放在手术剥膜的最后阶段，因为已经不太担心意外的晶状体损伤造成视野不清的影响。

3. 不出血或少出血的剥膜操作　术中发生的出血，全是手术操作引起，可以极其轻微，也可以“波涛汹涌”。既可以让手术十分轻松，也可以使手术难以收场。

（1）慎为人工玻璃体后脱离　人工玻璃体后脱离是后段手术中经常使用的技巧，放在增殖型糖尿病性视网膜病变玻璃体切割手术中要特别慎重，虽然糖尿病性视网膜病变手术也十分强调做彻底的玻璃体切除。正如前述，增殖膜的纤维“钉”，将玻璃体后表面牢牢地系在静脉壁上，当过多牵拉增殖膜的时候，可能静脉壁被拉破，就会看到随着玻璃体后脱离的发生，视网膜上多处明显的出血。因此，应该逐渐以“收割”的方式将玻璃体切除。有时玻璃体劈裂的存在，让部分玻璃体很难从视网膜上清除，可使用曲安奈德辅助进行干净切除。

（2）牵拉条索和增殖膜的切除　在条索或增殖膜与视网膜有空间存在的时候，可将玻切头伸入空间内直接切除，这是最简单容易的一种情况。如果增殖膜与视网膜紧密联系，几无空间可用，膜切除比较困难，但现代玻璃体切割头更趋于精细，可寻找突破口，将玻切头“潜入”增殖膜与视网膜之间，行“蚕食”法将增殖膜慢慢切除，因没有牵拉分离，临床上也有人称为“原位切割法”，有时会遇到坚韧增殖膜，可改变进入的方向或左右手交换切割剥膜。切忌将增殖膜剥离后再切除，不仅造成静脉拉破出血，甚至造成视网膜破裂出血和脱离。

（3）合理利用视网膜镜　全视网膜镜下进行玻璃体切割，能够具有全局观，也可使手术高效进行，但在进行精细剥膜操作，尤其是后极部视网膜或视盘上操作的时候，使用更具有立体感的视网膜镜是值得推荐的，显微镜的亮度和倍数也要足够，使得增殖膜和视网膜的细节能够充分地被评估，可大大减少误操作带来的损伤和出血。

4. 剥膜手术中的止血方法　增殖型糖尿病性视网膜病变玻璃体手术中的出血几乎是不可避免的，尽管精细的操作会让出血较少。出血后可以采用不同的止血方法。

（1）升高眼压（升高灌注瓶高）　通过对视网膜血管系统施加外压力，减少视网膜血流。也增加了血小板聚集以及纤维蛋白血栓形成的机会。Hilton报道视网膜能够耐受视网膜中央动脉阻断10min，不会造成视力损害，因此适当利用升高眼压的方法止血是可取的，但对于糖尿病性视网膜病变患者，如果合并有视神经的缺血，则可能会加剧损害，需要权衡利弊。对于出血点较小的视网膜渗血，升高眼压往往有效。

（2）手法压迫　使用笛针前端硅胶头直接压迫出血的血管，可以直接或通过诱发血管痉挛继发地阻塞血管。

（3）电凝止血　电凝是玻璃体切割术中重要的止血手段，电凝可使组织蛋白沉淀，并诱导凝结物形成。有单极和双极，双极更好，因为电流主要只限于两电极之间的椭圆区域内，对邻近组织的意外损伤最小。临床上常使用含有被绝缘体隔离的两个电极的同轴探针。电凝头可直接接触出血部位，也可以稍微离开视网膜，但要用较高的能量设定增加电场，从而达到视网膜。在电凝时要及时清除电凝头上的碳化组织，可提高电凝的效率，比例式电凝是较好的设计，在较少的出血或较接近危险地方，给予较小能量，在显著出血的地方，仅需要将脚踏踩深就可以增加能量。电凝在有吊顶灯的情况下，利用双手操作更有优势，一手持电凝，一手持笛针或玻切头，可清晰地看到出血点给予恰到好处的电凝，既减少了电凝的损伤，又避免出血扩大带来的被动。当接近视神经盘时特别小心，单极透热尤其危险，因为视神经可能作为一个电流槽接受透热能量。

（4）灌注液中加入凝血酶　可加强自然的凝血机制，用来控制术中出血。唯一并发症是增加术后眼内炎症反应，甚至前房积脓。

（5）眼内光凝的止血作用　眼内光凝可用于视网膜表面的持续性出血，大的血管的出血不适合使用。

（6）眼内填塞剂的使用　①气体：迄今还没有一个临床病例组支持眼内气泡有止血作用，在活动性玻璃体积血的患者中，气液交换后可使得出血被限制在一定区域而不被弥散。②硅油：通过限制或隔离出血部位，使得凝固物质不会弥散开，起到一定的止血作用。不过在硅油眼中，留在视网膜表面上的出血清除更慢，且使得视网膜表面复发性纤维血管增生更常见也更严重。

（7）利用机体自凝血机制　被切断的纤维“钉”的出血，尽管血管的损伤后生理性血管痉挛受到纤维组织的阻碍，但有时出血是自限的而不必要急于给予电凝；剥离增殖膜的时候经常发生出血，但也可见增殖膜完全剥离后出血反而自动停止；出血已经凝固，可不处理，切掉凝血块后往往出血又重新开始，如果凝血块较大，可从边缘进行“修切”，留下中心部位不要干扰，此方法可用于视盘出血的处理。

（8）视盘出血处理　电凝是术中最有效直接的止血方法，在用于视盘出血时慎之又慎，而视盘的新生血管有时又来自于动脉，使得止血异常困难，在估计视盘上增殖膜出血较多的时候，留置少许增殖膜是更明智的选择，对增殖膜出血的电凝可以准确到位，而少许增殖膜对玻璃体切割术预后不会产生显著的影响。

（9）利用“用时间换空间”的方法　有时出血显著，尤其是视盘的出血又不便于使用电凝，可使用此法，即进行较长时间的升高眼压止血，待血凝块形成后再进行下一步手术操作。

（10）适当的手术结束时机　经过艰苦的操作，感觉手术还比较满意，关闭切口匆匆结束手术也许陷入了另外一个陷阱。第二天经常发现视网膜前大片状出血或玻璃体又有出血。主要原因是视网膜上一些活动的出血点被遗漏所致，在术中稳定的眼内压环境下，出血往往不明显而被忽略，手术结束后因为切口渗漏造成眼压降低而使得出血又活跃起来。因此，在准备结束手术的时候，关闭灌注管让眼压降低，经常能够发现给术后带来麻烦的活动性出血点，可准确地给予电凝止血。

5. 增殖型糖尿病性视网膜病变玻璃体切割术后出血控制　玻璃体切割术后的出血可立即发生，也可延迟出现。前者见于如上文的术中活动性出血点遗漏和玻璃体基底部残留血凝块的缓慢血细胞释放，通过术中认真细致的操作，基本可以避免。对于迟发的玻璃体积血，主要是术中增殖膜的处理不彻底所致，特别是眼前段的血管增殖膜，故要求尽量切干净基底部的玻璃体积血，尤其是切口周围，并给以充分的光凝。对于晚期的前段玻璃体增殖，由于玻璃体基底部致密的粘连，切除非常困难，可考虑做晶状体切除，暴露更加充分，利于彻底剥除。

总之，增殖型糖尿病性视网膜病变的玻璃体手术的复杂程度往往使人“叹为观止”，不仅需要更多的专业知识、手术技巧，也需要手术策略，更需要术者较好的体力。手术中的“耐心”是必须被强调的，不可像其他手术一样追求速度。要清楚术中的出血是“魔鬼”，不可听之任之，在出血刚刚发生的时候即给予制止，会使手术变得相对简单轻松，简单的手术带来更少的手术创伤，也预示着有更好的手术预后。

## 五 治疗思辨

### （一）围手术期的患者管理

1. 高血糖　高血糖主要增加拟行眼部手术糖尿病患者的麻醉及术中、术后并发症的风险。糖尿病患者应根据个体情况，术前在内分泌专科医生指导下控制血糖，改善全身情况，提高患者对手术和麻醉的耐受性，可有效预防酮症酸中毒、严重脱水、电解质紊乱、术后伤口感染及不愈合等问题。2004年美国临床内分泌医师会提出围手术期危重症患者可接受的血糖上限为110mg/dL。同时，也要避免不规范使用胰岛素引起糖尿病患者低血糖的发生。

2. 高血压　围术期血压控制目标一般为血压＜140/90mmHg，若高龄但不伴全身其他慢性病者，血压＜150/90mmHg；若高龄且伴有全身其他慢性病者，血压＜140/90mmHg。

3. 麻醉方式　麻醉方式分为全身麻醉、局部麻醉。麻醉方式的选择需综合患者全身状况、病情严重程度、手术时间、患者配合度等因素进行考虑。患者全身状况良好、手术预估耗时较短、患者配合度好的情况经评估后可行局部麻醉，其他情况需要考虑全身麻醉。

4. 长期服用抗凝药物患者的管理　透析或心血管疾病术后正在接受抗凝治疗且血栓栓塞风险评估为中危或高危的患者，根据手术出血风险，需在内科医生指导下调整抗血小板药物的用量。

5. 人文关怀　手术会给患者带来身体和心理的双重压力，患者易产生焦虑、抑郁、紧张等不良情绪，因此围手术期给予患者及家属及时的心理疏导和安慰，以及围手术期的医学知识宣教，以便增加患者的依从性，利于康复。

6. 围手术期感染的预防　感染可分为内源性和外源性感染。内源性感染是身体其他部位的感染源通过血液循环播散造成手术部位的感染；外源性感染是手术部位的切口污染造成。围手术期应当尽最大可能降低内源性和外源性感染的风险，可行的措施包括：控制血糖，合并有脚气病、皮肤溃疡、尿路感染、泪囊炎等的患者术前积极进行控制感染的治疗，术前3天双眼预防性应用抗生素滴眼液，术后坚持术眼滴用抗炎眼药水等。

### （二）糖尿病性视网膜病变是否均需术前玻璃体腔注射抗VEGF药物

否！ PDR分为两种，一种以视网膜新生血管活跃增生为主，另一种以成熟纤维血管膜（新生血管成分较少）并伴有不同程度视网膜血管闭塞、缺血为主。PDR术前抗VEGF治疗只适用于新生血管活跃增生为主型的PDR。术前行玻璃体腔注射抗VEGF治疗，可使新生血管消退，减少术中、术后再出血，有助于术中增殖膜的剥除，缩短手术时间。

研究表明，抗VEGF药物能迅速降低玻璃体腔内VEGF水平的同时，也会在注射后1～3周后使玻璃体腔内的转化生长因子（transforming growth factor-β1，TGF-β1）和睫状神经营养因子（ciliary neurotrophic factor，CTGF）等结缔组织生长因子表达增加（注射后10～14天达高峰），从而引起视网膜表面的纤维血管膜增生收缩，增加发生牵引性视网膜脱离的风险。因此，玻璃体体腔注射抗VEGF治疗后进行PPV术的最佳时期是3～7天，最多不超过10天，故建议在患者完成术前检查、确保可以进行PPV手术后，再安排术前的抗VEGF治疗。

### （三）糖尿病性视网膜病变手术中的视功能保护

PPV是一项复杂的内眼手术。首先，麻醉方式的选择至关重要。由于手术时间较长，糖尿病患者常合并高血压、高血脂，球后麻醉可能增加血管闭塞的风险，因此选择全身麻醉有利于视功能的保护。其次，维持术中眼内压平衡是保护视功能和手术成功的关键。影响眼内压平衡的因素有血压、动脉血流、眼内灌注压、切口的密闭性、玻璃体的切割速率等。如紧张或焦虑的情绪使血管痉挛、眼内血供减少，术中局部刺激可使动脉血流降低，眼内血供不足而引起视功能损害。术中的操作如硅油注入时则可使眼内压一过性升高，损伤神经节细胞而损害视功能。尤其是糖尿病患者血液黏滞度高，血管弹性减弱，耐受性下降，当眼压升高时视网膜血管痉挛甚至闭塞，而引起视功能的损害。切口密闭性不好，玻璃体切割速率过快，导致眼内压降低，可使脉络膜出血，而使视网膜功能受损。因此眼内压过高或过低均可威胁视功能，术中应当时刻注意维持眼内压的平衡。最后，也要注意视网膜的光损伤，因此应尽可能地缩短手术时间，减少术中光照对视网膜的不良影响。

（胡　洁　张　良）

第六节

# 糖尿病性视网膜病变的激光治疗

糖尿病性视网膜病变（DR）是糖尿病最常见的微血管并发症之一，也是我国成年人致盲的主要原因之一。目前DR的治疗主要采用玻璃体腔注射药物、视网膜激光光凝或手术治疗。其中，视网膜光凝已有60年的历史，是最经典的一种治疗方式。糖尿病性视网膜病变分为六期，在恰当的时机进行激光治疗，可以有效地控制病情进展，稳定或提高视力。

## 一 DR激光治疗的临床研究及机制

### （一）DR激光治疗的历史和研究进展

1. DR激光治疗的历史

1959年，德国眼科医生Meyer-Schwickerath首次用氙弧光光凝治疗糖尿病性视网膜病变，但由于氙弧光的光谱成分复杂、光斑面积大，对视网膜的损伤大，不久就停止使用，随后红宝石激光、氩激光、氪激光以及多波长激光等传统激光相继被用于临床治疗。

大量严格的临床对照研究证实了激光光凝是治疗糖尿病性视网膜病变的有效措施。其中比较著名的有糖尿病性视网膜病变研究（diabetes retinopathy study，DRS）、早期治疗糖尿病性视网膜病变研究（early treatment diabetic retinopathy study，ETDRS）、DRCR Network的视网膜激光光凝研究。

DRS研究评估了氙弧光和氩激光光凝治疗重度非增殖型糖尿病性视网膜病变（NPDR）和增殖型糖尿病性视网膜病变（PDR）的效果。2年结果显示全视网膜光凝（PRP）可以减少PDR和高危PDR患者60%的严重视力损失的风险。

ETDRS研究评估了光凝治疗对NPDR或无高危因素的PDR的治疗价值。在NPDR和非高危PDR的眼中，比较了早期播散性光凝和延迟光凝的治疗效果，得到的结论是，在病变发展到高危期之前，可以延迟光凝直到视网膜病变接近高危期。其后，ETDRS研究组又对2型和1型糖尿病进行分组分析，认为2型糖尿病患者有必要在发展到高危PDR前进行播散性光凝治疗。其研究结果显示，在2型糖尿病接受早期激光治疗的患者中出现严重视力下降或需要玻璃体切除手术的危险，比出现高危PDR时才进行治疗的患者减少了50%；而对于1型糖尿病，播散性光凝治疗的时机取决于患者对于随诊的依从性、对侧眼的情况及对治疗的反应、近期是否施行白内障手术和（或）妊娠情况等。ETDRS还对局灶光凝治疗有临床意义的黄斑水肿（CSME）进行了研究，结果表明局灶光凝可在3年内将中度视力损失的发生率降低50%。激光的可治疗病变包括两种，一种是视网膜强荧光点（微血管瘤），建议采用局灶光凝；另一种是视网膜渗漏区，包括毛细血管无灌注区、视网膜内微血管异常（IRMA）、弥漫渗漏的毛细血管床，建议采用局部的格栅光凝。随后Scott等人回顾性分析了ETDRS研究中未累及黄斑中心凹的CSME（NCI-CSME）患者，发现局灶/格栅光凝治疗可能对NCI-CSME患者有帮助，1年后可以稳定患者的视力、减少视网膜厚度、减少荧光素渗漏。

在糖尿病性视网膜病变临床研究网（DRCR.net）中，研究者改良了黄斑光凝的方法，分两组进行比较。改良ETDRS组（mETDRS组）是在距中心凹500～3 000μm范围内，采用50μm光斑代替原ETDRS研究的50～200μm光斑，对视网膜增厚区内微血管瘤样扩张进行直接光凝；轻微黄斑格栅组（MML组）则是行全黄斑区的弥散格栅光凝，光凝参数相同，但均为淡灰色Ⅰ级光斑。用这两种方案对273例CSME患者进行了对比研究。术后12个月结果显示改良ETDRS组23%的黄斑厚度恢复正常，MML组17%恢复正常，视力改善≥15个字母的在改良ETDRS组为7%，MML组为5%。改良ETDRS组的局灶光凝显示了较好的消除黄斑水肿和改善视力的趋势。

2. DR激光治疗的研究进展　为了减轻传统激光造成的副作用，如治疗时的疼痛感、视力下降、视野缩小、色觉异常、对比度及敏感度降低等，激光设备和技术不断发展，出现了更多类型的激光模式，如多点扫描激光（pattern scanning laser，PASCAL）、阈值下微脉冲激光、导航激光（navigated laser，NAVILAS）等。

（1）多点扫描激光（PASCAL）　Blumenkranz等人2006年发表了PASCAL激光治疗结果。与传统激光相比，PASCAL具有诸多优点，包括：缩短治疗时间、增加安全性、均匀和精确的光斑布置，精确的“亚阈值”栅格布局，降低疼痛感及减少视野缺损。PASCAL为了提供更快、更好的空间定位，在多个光斑的阵列中选择了较短的曝光时间作为新的标准，并通过更精确的深度控制来减少附带损害。短脉冲曝光时间减小了视网膜色素上皮层（RPE）和外层视网膜烧伤的宽度和深度，同时减轻了脉络膜的烧伤，以此减轻疼痛感。然而，相同数量的激光斑，PASCAL激光的疗效似乎要比传统的激光疗效降低。Chappelow等人发现与传统氩激光相比，PASCAL在治疗高危PDR的6个月内对控制新生血管的效果较差。Palanker等人发现对于相同的治疗面积，PASCAL需要1 932个激光斑，而传统激光只需1 000个。

（2）阈值下微脉冲激光　1990年，Pankratov首次报道了一种新的激光发射模式，一系列短暂的激光波以“开–关”脉冲形式发射取代传统激光波的连续发射模式，即微脉冲激光。它是进行阈值下剂量治疗视网膜病变的一种全新手段，其优点在于在产生一个视网膜色素上皮光斑的同时，激光产生的热能向周围视网膜和脉络膜的播散限制到最小程度，可最大限度保护激光治疗后的患者视功能并减少并发症的发生。诸多研究证实，微脉冲激光光凝具有极高的安全性，治疗后不留瘢痕，可以反复光凝，尤其适用于早期糖尿病性黄斑水肿（DME）患者。Figueira等人在2009年进行了一项前瞻性随机对照试验，比较阈值下半导体微脉冲激光（subthreshold diode micropulse laser photocoagulation，SDM）和传统绿激光治疗CSME的效果，发现与传统激光相比，SDM具有相似的疗效，同时减少了激光在眼底造成的瘢痕。2011年，Lavinsky等人进行了一项随机对照临床试验，比较了mETDRS与正常密度或高密度SDM激光治疗DME的效果，发现高密度SDM在视网膜解剖和视功能方面的治疗效果优于mETDRS光凝。目前的微脉冲激光技术主要的问题是阈值下光斑不可视，无法准确判断激光斑是否全面覆盖或重叠覆盖。多点扫描与微脉冲技术结合后，使得光斑之间零间隔变得可能，可以较好地覆盖治疗区域。

（3）导航激光（Navilas）　Navilas是由Neubauer等人研制的集合眼底影像和激光治疗为一体的设备。该设备通过计算机图像采集和跟踪来辅助视网膜导航，具有较高的精准度和重现性（$<60\sim110\mu m$）。结合实时荧光素血管造影，该设备允许医生预先规划需要治疗的区域。与传统激光和PASCAL相比，导航激光光斑更均匀，疼痛更少，治疗时间更短。此外，与传统的mETDRS局灶光凝技术相比，导航激光似乎降低了DME的再治疗率。导航激光对微动脉瘤的命中率可达92%，远高于传统激光局灶光凝的成功率（72%）。鉴于该技术的优势，利用导航激光进行局灶光凝治疗DME对提高视力、减轻患者因反复抗VEGF药物注射带来的负担具有重要意义。

### （二）视网膜激光光凝治疗的机制

激光治疗DR利用的是激光的热凝固效应。DR的微血管内皮细胞间的紧密连接松弛，毛细血管基底膜增厚，毛细血管外周细胞消失，血管内皮细胞过度增生，导致毛细血管扩张、微血管瘤及视网膜内微血管异常，毛细血管渗透性增加、出血及渗出。病情进一步发展，视网膜微血管结构完全丧失，血管闭塞，形成无灌注区。晚期发生新生血管、增生等一系列病理改变。光凝视网膜内微血管瘤和扩张的毛细血管使之闭塞，可减少视网膜水肿和渗出。光凝减少了光凝区视网膜的细胞数量，使后极部视网膜可以得到更多的营养，从而减少了因缺氧而诱发新生血管形成的可能性。视网膜色素上皮细胞可分泌多种与新生血管有关的生长因子，包括促进新生血管生长的因子和抑制新生血管的因子。如血管内皮生长因子（vascular endothelial growth factor，VEGF）、成纤维细胞生长因子（fibroblast growth factor，FGF）、肿瘤坏死生长因子（tumor necrosis growth factor，TNF）等可促进新生血管形成；而色素上皮源性生长因子（pigment epithelium-derived factor，PEDF）可营养光感受器细胞，转化生长因子$\beta_2$（transforming growth factor-$\beta_2$）减少光损伤和细胞脂质过氧化，可抑制新生血管形成。激光光凝可降低VEGF和其他血管源性生长因子的浓度，从而抑制活动的视网膜新生血管；光凝同时使PEDF上调，从而抑制新生血管的形成。不同光凝方式其作用机制和目的也不尽相同。

1. 全视网膜光凝（播散性全视网膜光凝，PRP）作用机制

（1）杀伤耗氧量高的部分视网膜光感受器及内颗粒层，使残留的内层视网膜组织供氧得到改善，视网膜血管扩张减轻，渗漏减少。

（2）光凝后视网膜瘢痕形成，新陈代谢速度减慢，对氧的需求降低，减少血管生成刺激因子的释放，从而减少视盘及视网膜新生血管的产生。

（3）光凝部位RPE萎缩，视网膜变薄，外屏障遭到破坏，营养物质可直接由脉络膜进入视网膜，有助于改善视网膜的营养供给。

（4）促使视盘视网膜新生血管萎缩或停止生长，减少增生性病变形成。

2. 黄斑部格栅光凝（grid photocoagulation）作用机制

（1）降低扩张的毛细血管通透性而减轻渗漏水肿。

（2）刺激RPE细胞，增强其“泵功能”及“视网膜外屏障”功能，促进黄斑水肿消退。

3. 局灶/直接光凝（focal/direct photocoagulation）作用机制

（1）直接光凝黄斑部微血管瘤，减轻渗漏。

（2）直接对异常渗漏的血管进行光凝，引起血管壁收缩，减少渗漏。

（3）直接光凝NVE，封闭NVE，减轻渗漏，防止出血，抑制增生。

4. 微脉冲激光（micropulse laser）作用机制

（1）使用微脉冲模式时，激光能量由一系列重复性短脉冲输送，每一个微小脉冲间都有固定的时间间隔，从而使得多余的热能向周围组织扩散，就不会形成传统光凝治疗所产生的永久性视网膜损伤。

（2）低至传统激光能量10%～25%的阈值下微脉冲能量，已被证实足以产生持续的，且只局限于RPE的光热效应，保护了视网膜感觉神经层组织。

（3）治疗反应的细胞级效应并不是由已被激光致死的RPE细胞激活的，而是由光斑周围仍然存活的RPE细胞介导的，这些RPE细胞接受光斑弥散的热量而被激活，进而产生更多细胞活性因子，促进水肿的消退。

## 二 各类型激光适应证及治疗参数设置

### （一）各类型激光适应证

1. 全视网膜播散光凝（PRP）适应证　增殖型糖尿病性视网膜病变和重度非增殖型糖尿病性视网膜病变。

（1）重度非增殖型糖尿病性视网膜病变，特别是FFA显示较多无灌注区。

（2）增殖型糖尿病性视网膜病变。

（3）糖尿病性视网膜病变伴虹膜新生血管。

2. 黄斑格栅及局灶光凝适应证（grid/focal photocoagulation）　主要用于治疗糖尿病性黄斑水肿，可根据情况单独使用其中一种或联合应用。

（1）对弥漫性黄斑水肿及CSME应进行格栅光凝及局灶光凝。

（2）距黄斑中心凹500～3 000μm的微血管瘤引起并加重CSME，可对其进行直接/局灶光凝。

3. 微脉冲激光适应证

（1）中心视网膜厚度≤380μm的DME，可累及或不累及黄斑中心凹。

（2）反复眼内注射药物治疗仍残余或复发的DME。

### （二）各类型激光参数设置及注意事项

1. 全视网膜光凝（PRP）　首先要根据DR分期确定适宜的光凝范围、光斑密度，选择合适的激光波长，减少副损伤并争取高比例的有效光斑。

（1）激光波长的选择　常用绿色或黄色激光，对玻璃体少量积血的部位可调整为红色激光。

（2）激光参数设置　光斑大小，后极部光斑直径200μm，向周边部逐渐加大，赤道部可用300～500μm，曝光0.2～0.5s，输出功率达到Ⅱ～Ⅲ级光斑反应，光斑排列要有序。曝光0.4～0.5s可能增加患者的疼痛感，可行球后或球旁麻醉。

（3）治疗范围　依据病变范围及严重程度全视网膜光凝分为3种。

1）标准全视网膜光凝（S-PRP）　后界近于卵圆形，视盘鼻侧、上下方均距视盘1个视盘直径（PD）以外，上、下血管弓以外，黄斑区颞侧2PD以外，前界达到赤道部。间隔1～2个光斑，光斑总数1 200～1 600点。PRP分3～4次进行，两次之间一般间隔1～2周，时间间隔至少3天。每次1个象限，光斑数300～500点/次。

2）次全视网膜光凝（Sub-PRP）　适用于非增殖型糖尿病性视网膜病变，病变集中在后极部，可进行后极部播散光凝，在黄斑区颞侧和上下方至少2PD以外，视盘鼻侧500um以外的后极部椭圆形区域。Sub-PRP光斑间隔大，总数600～1 200点，分1～2次进行。

3）超全视网膜光凝（E-PRP）　是针对NVD、多发广泛NVE、合并虹膜新生血管（NVI）或新生血管性青光眼（NVG）的加强PRP。激光治疗范围由视盘上下及鼻侧0.5PD以外，上、下血管弓以外，黄斑区颞侧1～2PD外，至远周边部的范围。光斑更密集，间隔0.5～1个光斑直径，总数1 600～2 400点。E-PRP分3～4次进行，每隔3～4天进行一次激光治疗以缩短疗程，减少并发症发生。

（4）注意事项

1）PRP分次完成　多次间断进行有利于减少黄斑水肿，防止渗出性视网膜脱离及脉络膜脱离。建议先行下方视网膜光凝治疗，一旦治疗过程中玻璃体积血，可沉积在下方，有利于继续完成全视网膜光凝。

2）如果伴有CSME，应首先进行黄斑部光凝，然后进行全视网膜光凝，以避免水肿的加重。也可先行抗VEGF治疗或者与光凝联合治疗，也可与玻璃体腔注射激素联合光凝治疗。

3）治疗过程中应避开视网膜出血、视网膜血管、视网膜脉络膜瘢痕或机化膜。直接光凝视网膜血管，会引起血管管径狭窄甚至血管闭塞；光凝视网膜脉络膜瘢痕或机化膜，可引起瘢痕挛缩而导致牵拉出血或视网膜裂孔。

4）视网膜新生血管（neovessels elsewhere，NVE）的光凝　①当NVE扁平、未突入玻璃体腔时，在PRP时可以激光包绕NVE，或对其进行直接光凝，PRP

完成后3个月复诊，如果NVE未退行，对其补充激光治疗。激光治疗参数：单个光斑或多个融合光斑直接光凝NVE，光斑直径300～500μm，多个光斑融合；曝光0.2～0.3s；输出功率达到使NVE变白的反应；光凝NVE产生的根部血管，光斑直径100～200μm，单个光斑，曝光0.2s，输出功率达到使NVE根部血管变细的反应。②对于明显突入玻璃体的NVE以及伴发广泛增生的NVE，不能进行直接光凝，以防诱发玻璃体积血，或玻璃体视网膜增生加重、牵拉性视网膜脱离等并发症。光凝前必须慎重确定新生血管的供养支，在不确定时，不能随意进行光凝，曝光时间可适当延长，直至血管闭锁。

（5）治疗后随访

1）PRP完成3个月后复查造影，FFA显示无灌注和NVE未消退，应补充、加密光凝治疗。

2）发生下述情况时，应行玻璃体切除手术：①增生加重、牵拉视网膜脱离；②玻璃体积血2～3个月仍未吸收；③对于已经完成全视网膜光凝的患眼，如单纯玻璃体积血不伴有玻璃体机化及视网膜牵拉，可延长观察时间至6个月；④玻璃体视网膜增生致使视盘或黄斑移位者；⑤牵拉性视网膜脱离累及黄斑部；⑥合并孔源性视网膜脱离或混合性视网膜脱离者；⑦黄斑部视网膜前出血、黄斑前膜、或牵拉引起的黄斑水肿。

3）控制高血糖是糖尿病性视网膜病变的根本治疗。所有糖尿病患者，控制血糖稳定能延缓DR的发展。糖尿病患者多合并高血压和高血脂，应作相应检查并治疗。

2. 糖尿病性黄斑水肿（DME）的黄斑区激光治疗　DME是糖尿病患者影响视力预后的主要原因，表现为弥漫型水肿和局灶型水肿两种，应根据黄斑水肿渗出的性质及范围，相应采取黄斑部格栅光凝和局灶/直接光凝。

（1）黄斑部格栅光凝

1）光凝范围　在弥漫性黄斑水肿、CSME、黄斑部无灌注区内，采用格栅样C形排列的激光光凝，避开乳斑束及黄斑中心凹周围500μm。

2）激光波长　首选黄色激光，其次为绿色波长激光。

3）激光参数　光斑直径50～100μm，间隔1～2个光斑距离；曝光0.1s；输出功率达到Ⅰ～Ⅱ级光斑反应。

4）注意事项　避免过度密集和反应过度、过量的激光斑。

（2）黄斑部局灶/直接光凝

1）光凝范围　针对距黄斑中心500～3 000μm的成簇的微血管瘤、距黄斑中心

500μm以内渗漏的微血管瘤，直接光凝微血管瘤。

2）激光波长　首选黄色激光，其次为绿色波长激光。

3）激光参数　选择光斑直径50μm，曝光0.05～0.1s，输出功率达到微血管瘤变白或变暗。

4）注意事项　激光治疗后3个月内需再次评估黄斑水肿是否存在，如果存在，激光可治疗病变则补充局部光凝治疗。若激光治疗无效，可联合抗VEGF或眼内激素治疗。

3. 多点扫描激光（PASCAL）参数设置

（1）激光治疗参数　光斑大小200μm，PRP的曝光时间是20ms，范围是黄斑中心凹上下2PD以外、黄斑区颞侧2PD以外、视盘鼻侧500μm以外。每个象限都要打到周边部，可以1次完成PRP；黄斑水肿的格栅光凝曝光时间10ms。

（2）阵列安排　治疗范围内从3×3到7×7的阵列都可以选择。但是，随着阵列尺寸的增加，由于眼睛的移动和周边激光斑更难以聚焦，通常更难实现激光斑的精确定位。

4. 微脉冲激光参数设置　目前主要用于黄斑水肿的治疗。

（1）激光治疗参数　波长首选577nm黄激光，曝光200ms，选择5%的占空比（在2ms中，0.1ms开/1.9ms关），光斑大小为160～200μm，光斑间距为0间距（即密集型光斑），治疗范围覆盖黄斑水肿区。

（2）激光能量　不同品牌的激光机所设置的微脉冲激光能量滴定方式不同。如法国光太577黄激光，在微脉冲模式下进行滴定，确定滴定能量后以50%的滴定能量作为微脉冲治疗能量（如1 000mW刚好出现可视的淡灰色光斑，则调整到500mW进行微脉冲激光治疗）；IRIDEX IQ 577黄激光，在传统激光模式下进行滴定，光斑大小200μm，曝光200ms，以刚好出现可视的淡灰色光斑的能量为滴定能量，然后以滴定能量×4作为微脉冲治疗能量。

## 三　典型病例

**[病例1]**

中年女性，糖尿病史7年，双眼视力1.0，无任何眼部不适。内分泌科住院会诊时散瞳检查眼底，发现双眼周边部视网膜斑片状出血，FFA检查诊断为双眼PDR，提示散瞳检查眼底的重要性！

治疗方案：双眼经3次标准PRP治疗，3个月复诊时无不适，视力仍维持1.0，复查FFA提示大部分新生血管已消退，少量残留新生血管，予局部加密激光斑处理（图3-6-1，图3-6-2）。

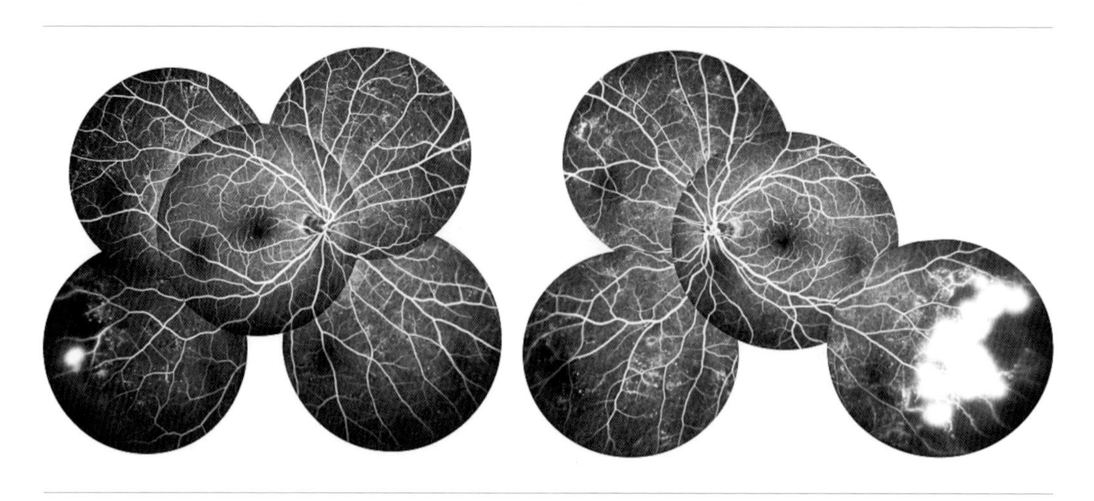

图3-6-1 激光治疗前，FFA提示双眼颞下方周边部大量新生血管

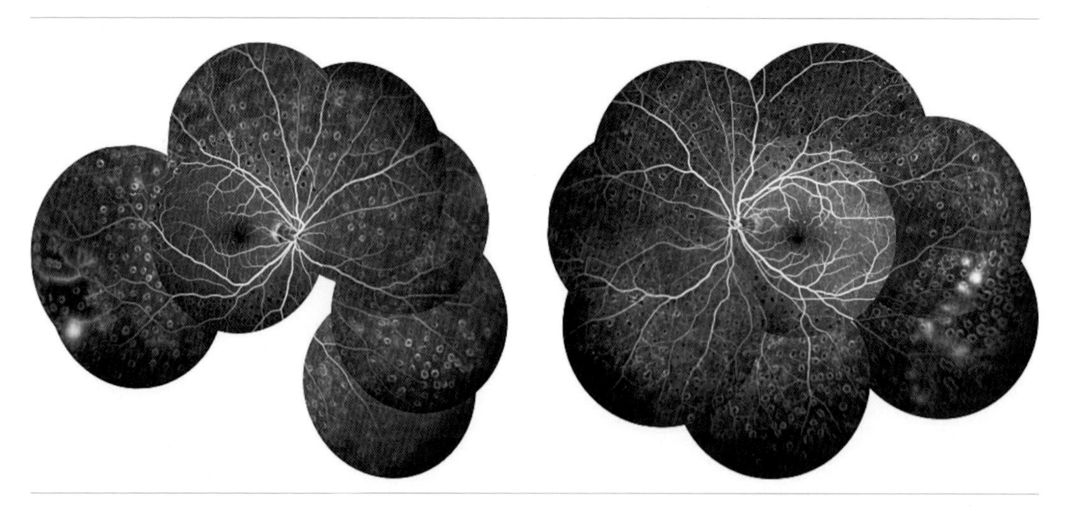

图3-6-2 PRP激光治疗后3个月，复查FFA提示双眼颞下方周边部新生血管明显消退，少量残留，予补充激光治疗1次

**[病例2]**

中老年男性，糖尿病史10余年，外院行FFA检查，提示右眼陈旧性BRVO伴新生血管，左眼中周部大量新生血管，高危PDR。

治疗方案：双眼行标准PRP治疗3次，3个月后复查FFA提示左眼鼻侧中周部新生血管残留，予补充激光1次后，3个月复查FFA提示左眼新生血管已完全消退。提示激光治疗后复查FFA非常重要！若发现残留新生血管，应及时补充激光以控制病情（图3–6–3）。

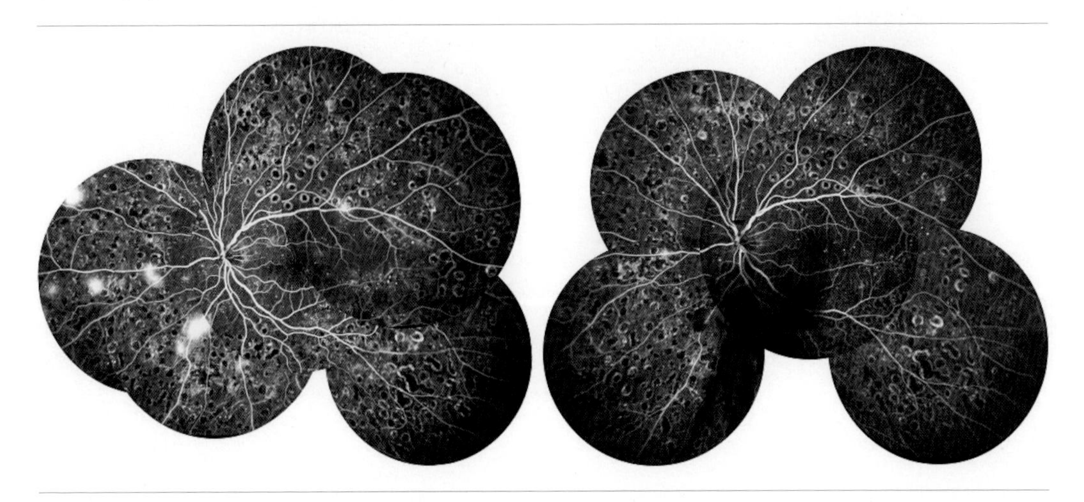

图3–6–3 激光治疗后3个月复查FFA，鼻侧新生血管残留；补充激光后3个月，新生血管消失

**[病例3]**

中老年男性，糖尿病史10年，双眼视力逐渐下降2年。外院行FFA检查，提示双眼PDR。

治疗方案：双眼标准PRP治疗3次，3个月后复查FFA，提示新生血管完全消退，视力稳定（图3–6–4，图3–6–5）。

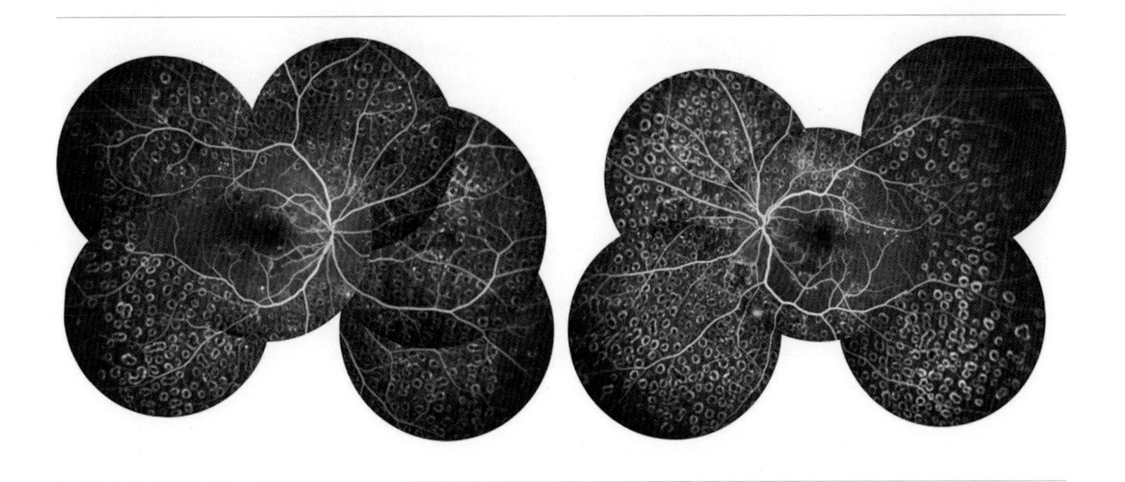

图3–6–4 PRP后3个月，右眼新生血管完全消失，微血管瘤减少；左眼新生血管基本消失

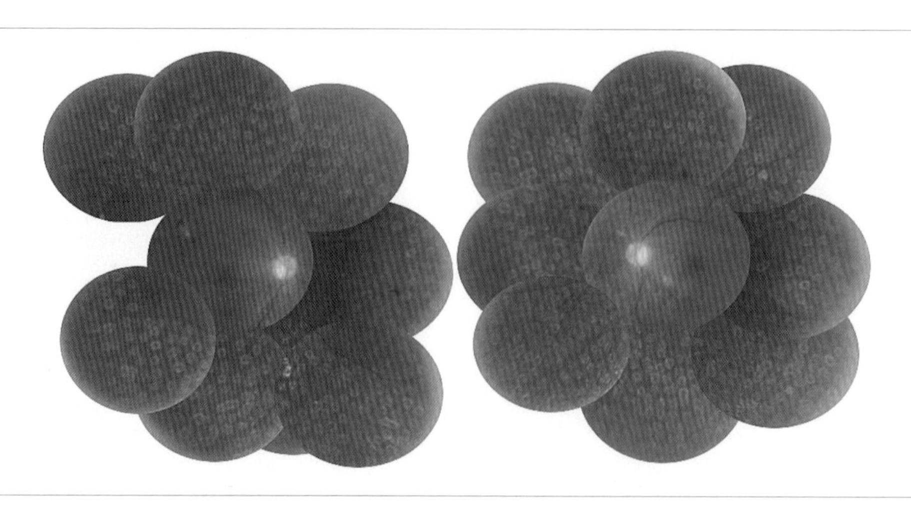

图3-6-5　双眼PRP 3个月后的光斑色泽

**[病例4]**

中老年女性，糖尿病史10余年，视力逐渐下降1年余。我院行FFA检查，诊断为双眼PDR伴重度DME。治疗前Vou 0.01，治疗后Vou 0.2。

治疗方案：双眼抗VEGF药物玻璃体腔注射2次+黄斑局灶/格栅光凝1次+PRP治疗1次（图3-6-6至图3-6-8）。

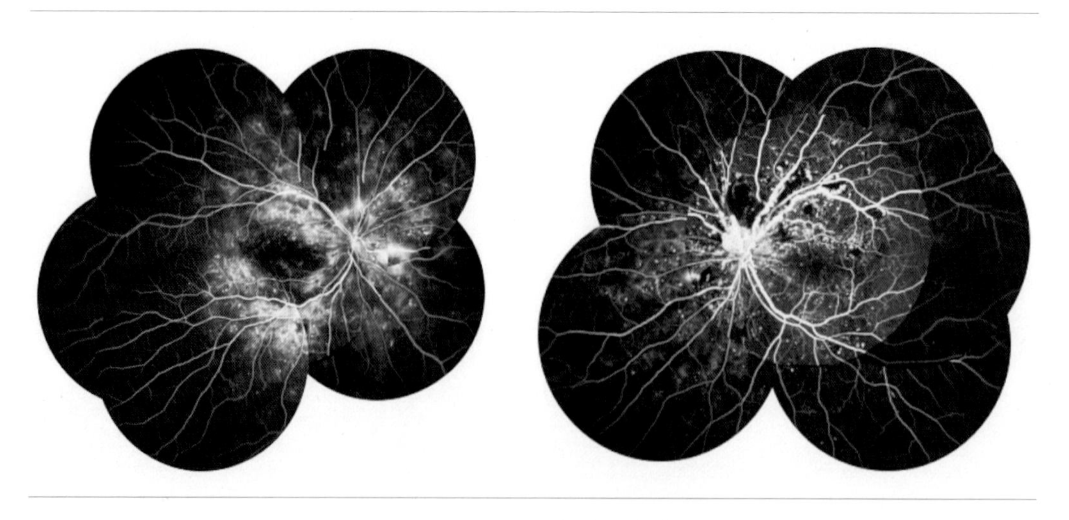

图3-6-6　双眼治疗前眼底情况

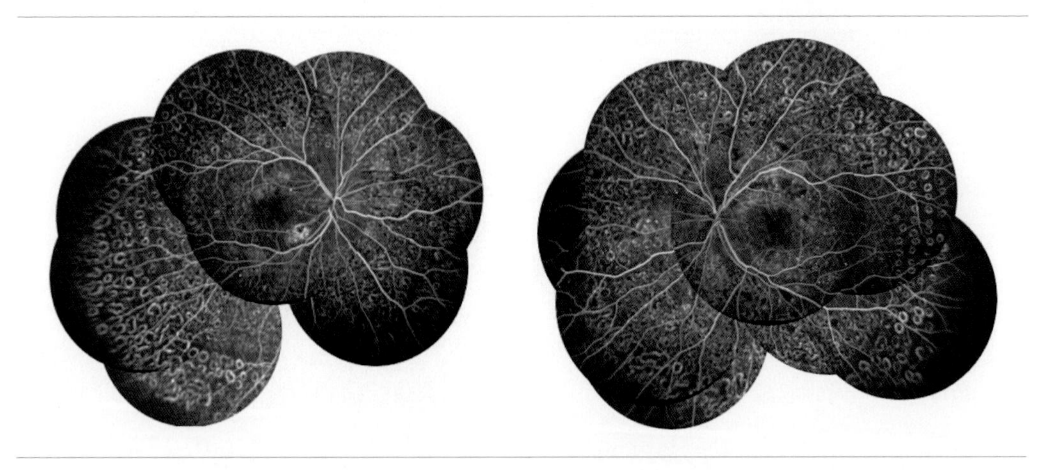

图3-6-7　双眼抗VEGF+黄斑局灶/格栅光凝+PRP治疗后半年，病灶消退，视力提高

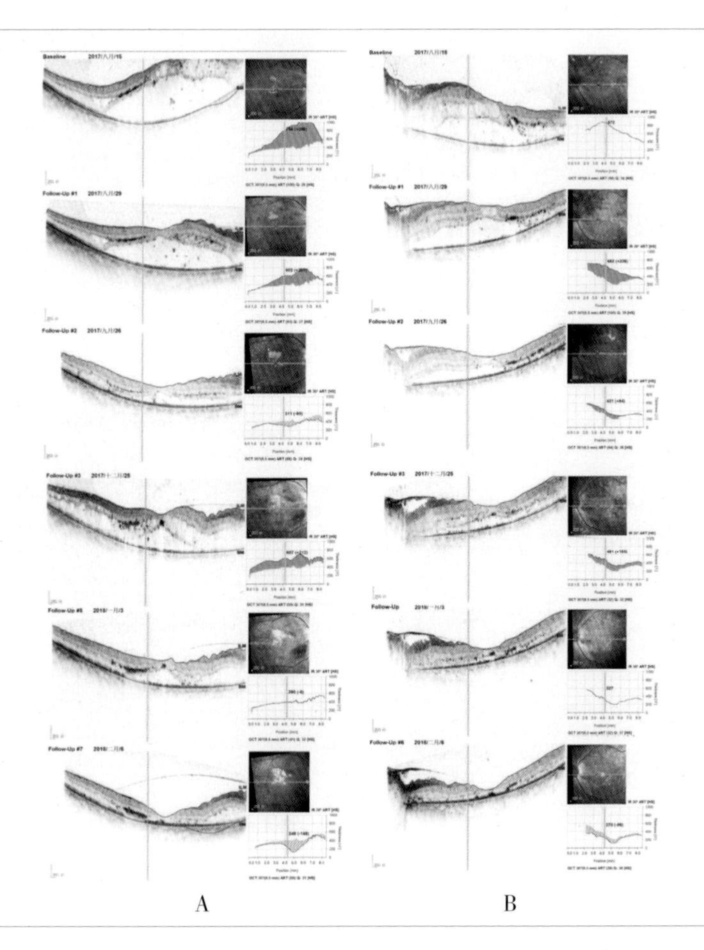


图3-6-8　双眼治疗6个月后，糖尿病性黄斑水肿明显消退

A. 右眼治疗前后6个月的黄斑随访图。B. 左眼治疗前后6个月的黄斑随访图。

**[病例5]**

中年女性，糖尿病史8年，右眼视力逐渐下降1年余。Vod 0.2 矫正至0.8，Vos 0.6 矫正至1.0。FFA检查提示双眼DR II期伴CSME。经2次黄斑区微脉冲激光联合局灶光凝微血管瘤治疗，4个月后患者黄斑水肿消退，视力提升，Vod 0.6 矫正至1.0，Vos 1.0。

治疗方案：黄斑中心凹周围500μm范围内水肿区行577微脉冲激光治疗，其余后极部范围内用1级光斑直接封闭微血管瘤。

治疗前半年的眼底图片见图3-6-9，治疗前的眼底图片见图3-6-10，治疗后4个月右眼的眼底图片见图3-6-11，治疗后4个月左眼的眼底图片见图3-6-12。

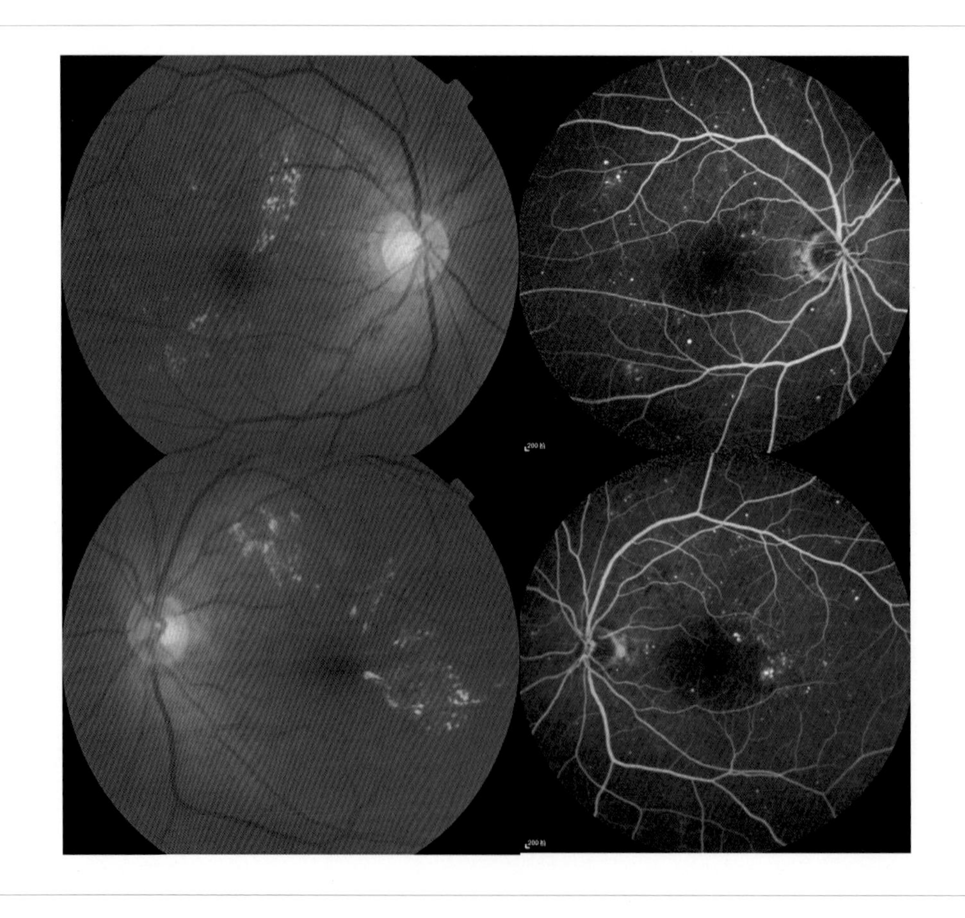

图3-6-9　初诊时双眼眼底彩照及FFA，双眼底后极部见黄白色硬性渗出及微血管瘤，少许点状出血。嘱其控制血糖，半年后复诊

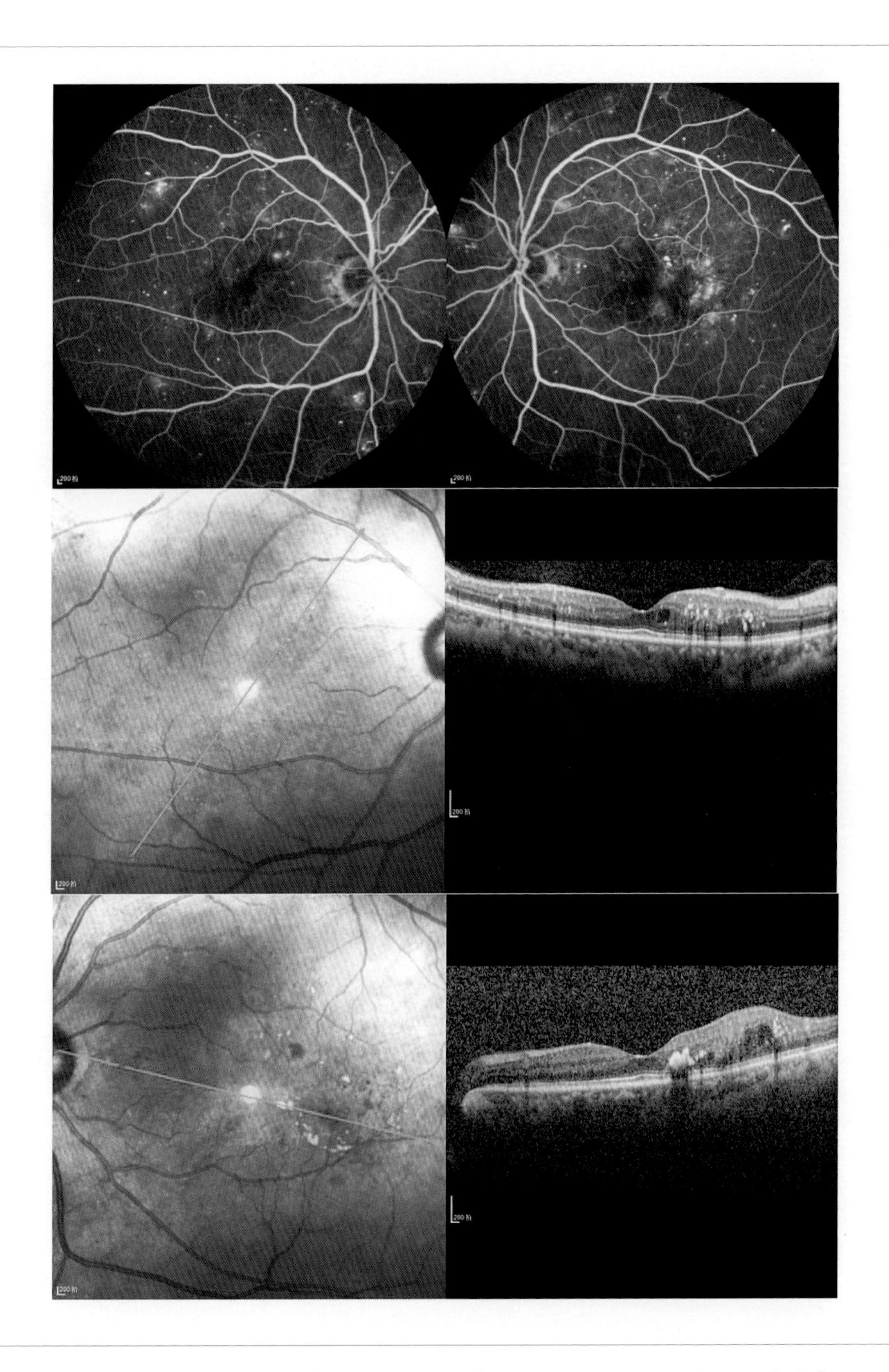

图3-6-10　半年后（治疗前）复诊时双眼FFA及黄斑OCT显示，后极部微血管瘤渗漏较前加重，水肿累及黄斑中心凹，视力下降

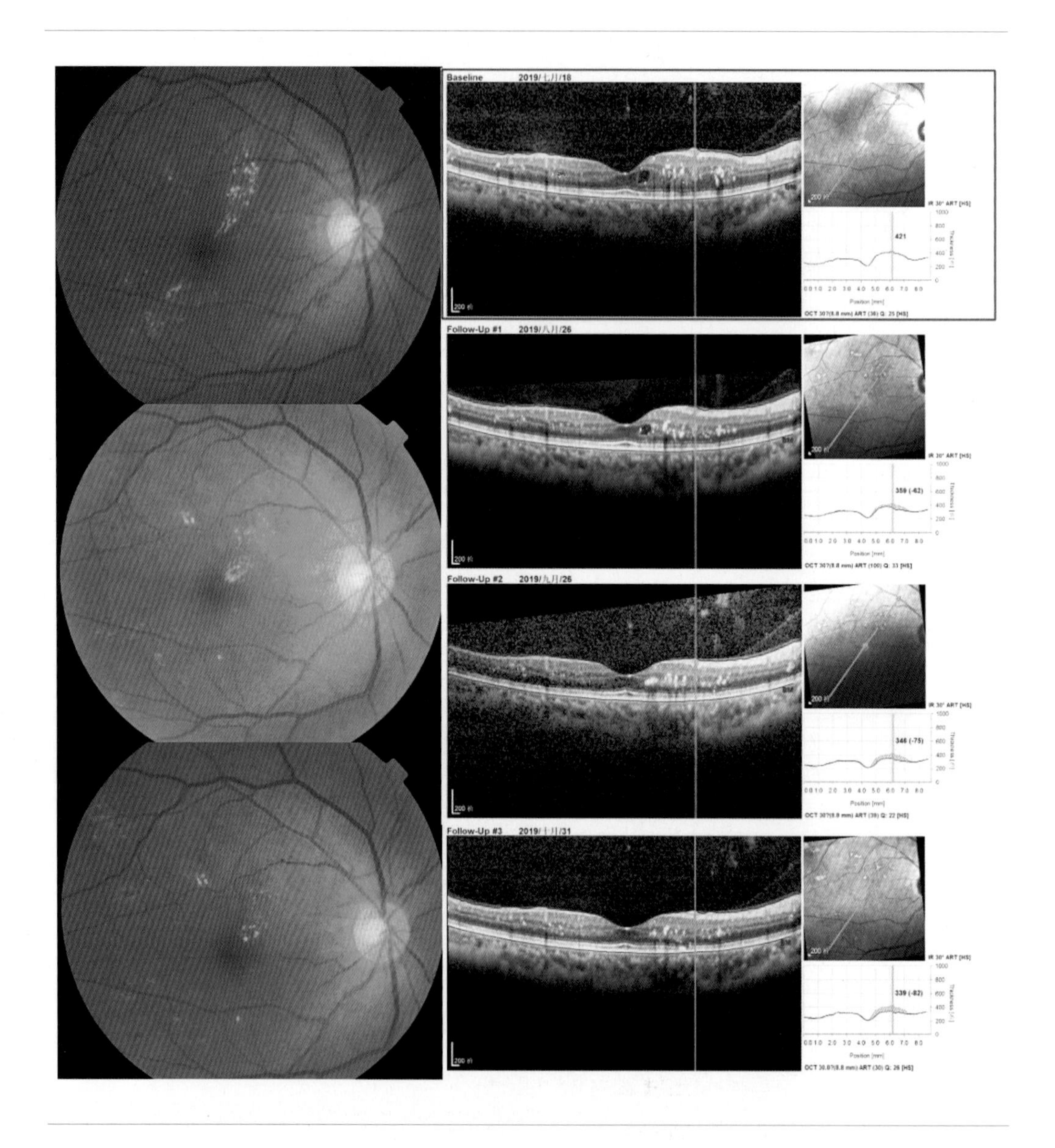


图3-6-11　光凝治疗后4个月右眼底彩照及OCT，黄斑区硬性渗出及出血点明显减少，累及中心凹的黄斑水肿持续消退。Vod o.6 矫正至1.0

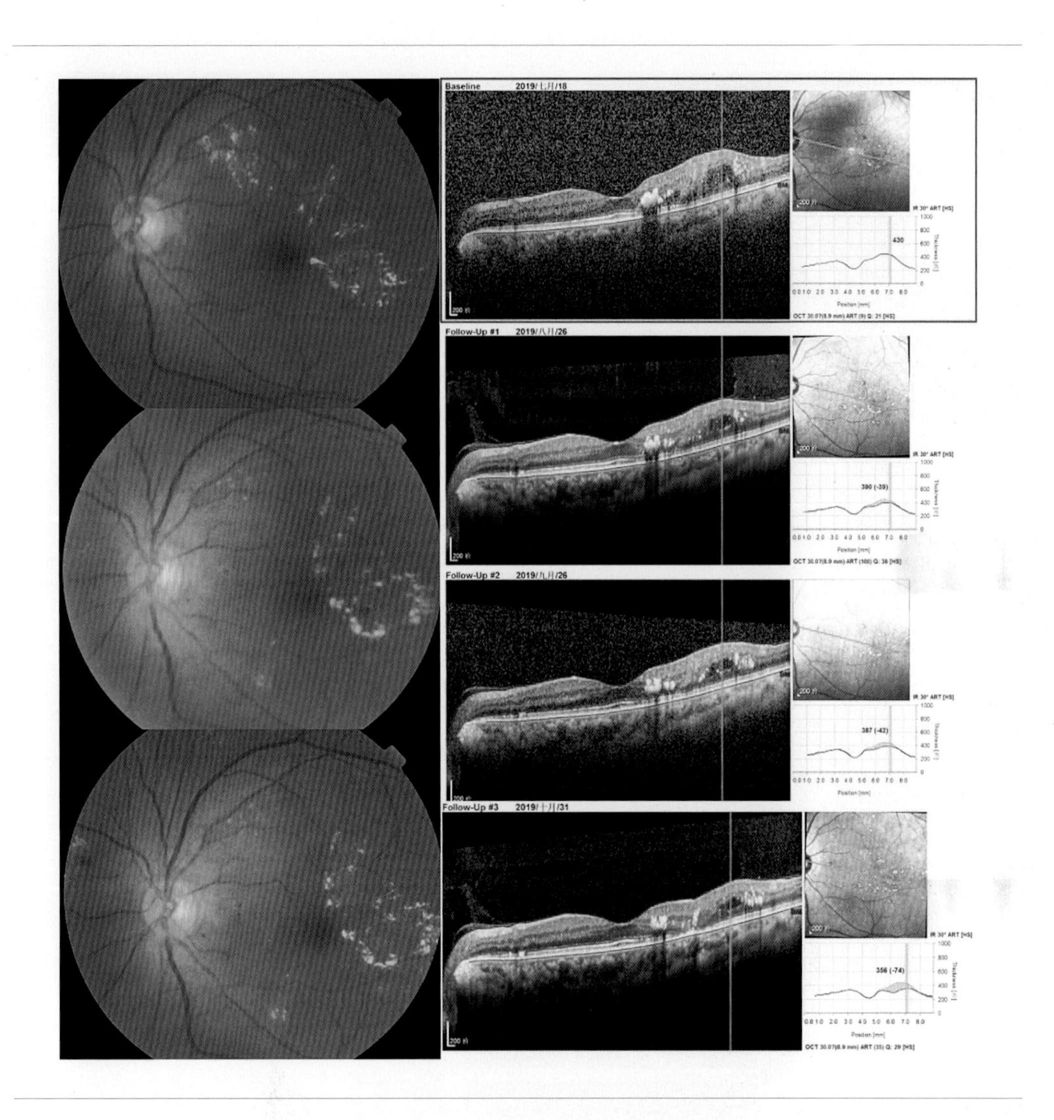


图3-6-12 光凝治疗后4个月右眼底彩照及OCT，黄斑区硬性渗出及出血点明显减少，累及中心凹的黄斑水肿持续消退。Vod o.6 矫正至1.0

**[病例6]**

老年女性，糖尿病20余年，双眼白内障术后10年。左眼视力逐渐下降半年余。Vos 0.3，矫正无助。FFA提示双眼NPDRII期合并左眼黄斑水肿（图3-6-13）。因年龄较大且有脑梗病史，未行眼内注药治疗，予行微脉冲激光治疗2次后，Vos 0.5，矫正至0.8（图3-6-14）。

治疗方案：黄斑区500μm内水肿区行577微脉冲激光治疗，其余后极部水肿渗漏区的微血管瘤，用1级光斑直接封闭。

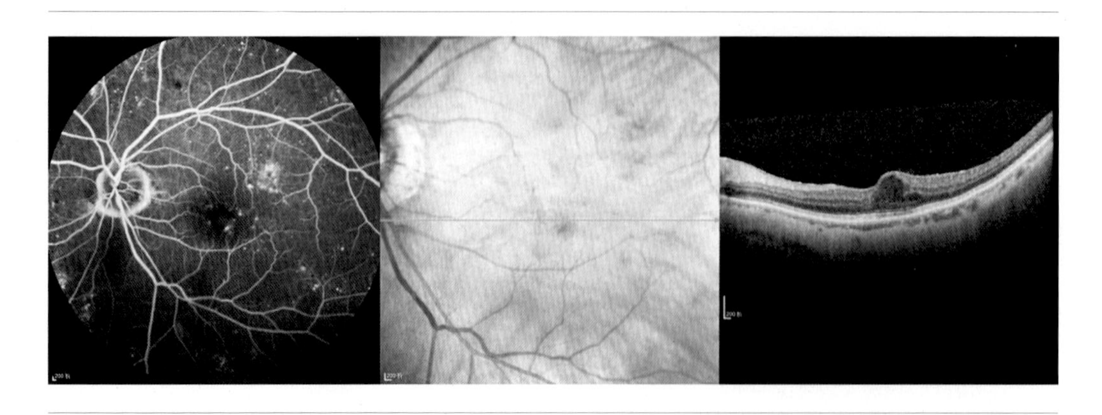

图3-6-13　治疗前FFA提示黄斑区及上、下血管弓内数个团状渗漏的微血管瘤；OCT提示水肿累及左眼黄斑中心凹

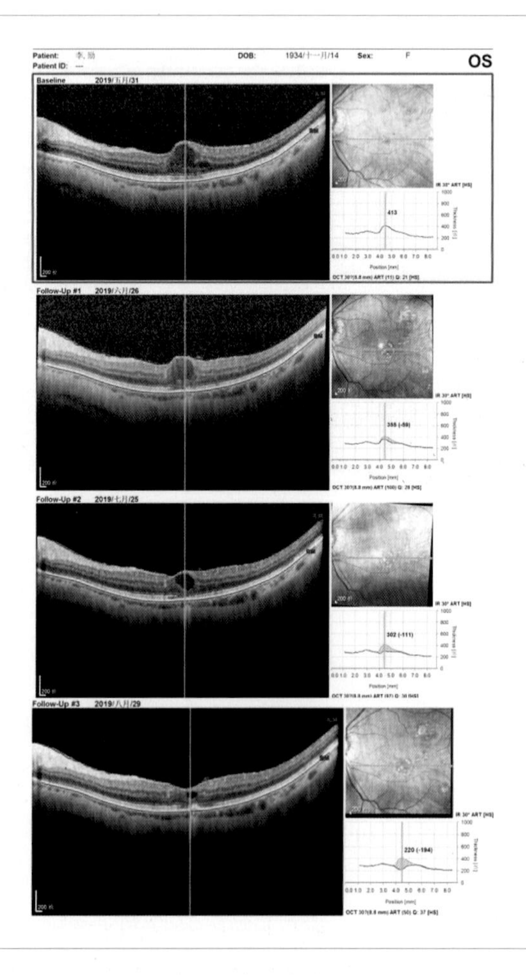


图3-6-14　治疗后3个月，OCT示左眼黄斑中心凹水肿逐渐消退，Vos 0.5，矫正至0.8

## 四 治疗思辨

自从德国眼科医生Meyer–Schwickerath在20世纪60年代将激光用于DR的治疗以来，激光光凝在DR的治疗中始终扮演着最基础、最重要的角色。随着各种抗VEGF药物及激素缓释剂等药物的发明、上市，激光治疗的地位开始受到挑战。如今，抗VEGF药物因其有效性及安全性在DR及DME的治疗中占据了非常重要的地位，甚至被多个指南推荐为DME的一线治疗方案。激光治疗是否会被这些药物取代呢？以下是一些大型的前瞻性随机对照试验的研究结果。

对于DME的治疗，2008年和2009年DRCR.net的一项前瞻性随机对照试验结果提示，在2年和3年的随访中，mETDRS方案比玻璃体腔注射曲安奈德（IVTA）1mg或4mg的治疗效果更好且副作用更少（包括注射相关性眼内炎和眼压升高及白内障的发展），见表3–6–1。

表 3–6–1 mETDRS 与 IVTA 治疗 DME（NPDR）的效果比较

| 视力提高15个字母 | mETDRS（*n*=330） | IVTA（1mg，*n*=256） | IVTA（4mg，*n*=256） |
|---|---|---|---|
| 4个月 | 7% | 5% | 12% |
| 1年 | 14% | 10% | 12% |
| 2年 | 20% | 15% | 16% |

在2010年的BOLT研究中，比较了玻璃体腔注射贝伐单抗及黄斑区激光治疗DME的效果，发现贝伐单抗治疗的患者在12个月内视力提高10个或以上ETDRS字母的可能性是激光治疗的5.1倍。人们担心抗VEGF药物治疗DME会引起黄斑缺血加重，但BOLT研究发现，两组治疗后4个月时的FFA显示均无黄斑缺血加重的迹象。因此研究者认为，贝伐单抗可以有效治疗累及中心凹的CSME并且不会造成黄斑缺血。2011年的RESTORE研究比较了雷珠单抗单药治疗、雷珠单抗联合黄斑激光及黄斑激光3种治疗方案对视力下降的DME患者的治疗效果，发现雷珠单抗单药治疗和雷珠单抗联合黄斑激光的治疗效果优于黄斑激光单独治疗，并且雷珠单抗单药治疗可以获得更好的生活质量。

Elman等人（DRCR.net）研究了雷珠单抗或曲安奈德联合即刻或推迟的局灶/格栅光凝治疗与单独黄斑局灶/格栅光凝治疗DME 12个月后的视力改善和黄斑中心凹厚度减少的效果。研究发现，与单独黄斑光凝治疗相比，雷珠单抗联合即刻或推迟的黄斑光凝治疗能更好地改善视力。

虽然抗VEGF药物对DME具有较好的治疗效果，但其与激光光凝的联合治疗可能具有更明显的优势。READ-2研究2年的随访结果发现，联合治疗组可明显减少注射次数（联合组4.9次，雷珠单抗单药治疗组9.3次），降低残余的视网膜水肿。然而，在其他大型随机对照试验中并没有看到激光治疗的上述好处。Elman等人（DRCR.net）发现，雷珠单抗联合即刻或延迟激光治疗在12个月时的中位注射次数相似（分别为8和9）。同样，RESTORE研究发现雷珠单抗单药治疗与雷珠单抗联合激光治疗组疗效无差异。3次每月注射后，两组的平均注射次数也相似（分别为4.1和3.8）。

RESTORE研究的一个有趣的结果是，对中心视网膜厚度（CRT）＜300 μm（Stratus OCT，Carl Zeiss）的患者，激光或抗VEGF单药治疗的结果相似。Kernt等人对海德堡OCT上CRT降低到440 μm（Stratus OCT上的300 μm相当于海德堡OCT上的440 μm）或更少时的DME开展了两项独立研究，比较观察每月注射1次雷珠单抗联合或不联合NAVILAS激光局灶/格栅光凝的治疗效果， 两项试验研究都发现，联合治疗组视力更好，注射次数较对照组可减少一半。

上述研究结果大部分都提示抗VEGF药物联合黄斑局灶/格栅光凝治疗DME可以达到跟抗VEGF单药治疗相似的视力提高和视网膜厚度减少，部分研究还提示可以减少玻璃体腔注药的次数，因此作者认为，在当今的抗VEGF时代，局灶/格栅光凝治疗DME仍然是一种有效的辅助治疗方式。

对于PDR的治疗，是否抗VEGF药物也能替代PRP呢？在两项大型3期临床试验（RIDE和RISE）2年的随访结果中，研究者们分析了反复玻璃体腔注射雷珠单抗治疗DME后，患者DR严重程度的变化。发现与对照组相比，雷珠单抗治疗组DR病情明显得到改善。两组DR病情累积进展的可能性分别是雷珠单抗组11.2%～11.5%，对照组33.8%。2015年DRCR.net完成了1项随访了2年的随机对照试验，对比了PRP和玻璃体腔注射雷珠单抗治疗PDR的效果，发现玻璃体腔注射雷珠单抗的患者视力改善为2.8个字母，而PRP组仅为0.2个字母；PRP组的周边视野丢失更严重（PRP组-422dB，雷珠单抗组-23dB），有更多患者需要转为玻璃体切割手术（PRP组15%，雷珠单抗组4%），有更多患者出现了DME（PRP组28%，雷珠单抗组9%）；两组间新生血管消退的比率没有显著差异，PRP组为30%，而雷珠单抗组为35%。注药组有1只患眼出现了眼内炎，主要的心血管事件发生率两组没有差别。因此该研究认为，玻璃体腔注射雷珠单抗可以成为PDR的一种替代治疗。但在随后的以患者为中心的问卷调查中发现，尽管雷珠单抗注药组在对工作效率和驾驶影响的结果较好，但在考虑到其他方面的结果时，两种治疗方案对PDR的治疗没有差异。

综上所述，不管是DME还是PDR，抗VEGF药物在治疗中具有重要价值，但激光治疗仍不能被完全取代，特别是结合患者的个体差异及考虑费效比时，抗VEGF药物与激光治疗可以帮助临床医生更好地开展个性化的治疗方案。传统mETDRS方案治疗DME容易引起黄斑瘢痕、对比敏感度下降等副作用，未来使用阈值下激光、微脉冲激光和NAVILAS激光进行黄斑局灶光凝将更具有优势。

（胡云燕　孟倩丽）

## 第七节

# 糖尿病性黄斑水肿的临床防治

糖尿病性黄斑水肿（DME）是糖尿病性视网膜病变（DR）患者视力下降的主要原因之一。DME多见于2型糖尿病患者，可发生于DR的任何阶段，但主要见于增殖型DR。在糖尿病人群中，DME的发生率约为6.8%，其中在轻度非增殖型DR患者中为3%，在中–重度非增殖型DR患者中增加至38%，而在增殖型DR患者中则高达71%。DME的主要临床表现为中心视力减退、视物变形和自觉中心暗点。DME的发生与DR患者的血–视网膜屏障损坏导致液体和血浆进入附近视网膜组织内使其增厚有关，病变的外围常观察到硬性渗出环（图3–7–1）。

## 一　DME的发生机制

DME的发生与血–视网膜屏障在毛细血管内皮细胞水平的损坏有关。正常情况下，该屏障可阻止血浆成分自由进出视网膜。一旦高血糖等各种诱因导致该屏障受到破坏，血浆内蛋白和水分就会进入视网膜的细胞外间隙，形成细胞外水肿。在黄斑区则表现为视网膜内核层和外丛状层的液体蓄积及视网膜增厚。由于视网膜中负责水分转运的Müller细胞的强水分转运能力，细胞外间隙的液体还会进入Müller细胞中。当液体蓄积超过Müller细胞的水分转运能力时，则导致细胞内水肿的发生。在早期阶段，细胞内水肿是可逆的。但过度的水肿可以导致Müller细胞的破裂和死亡，产生

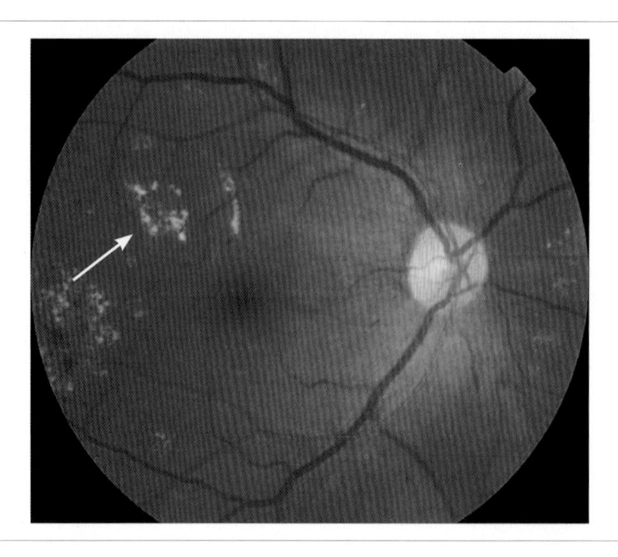

图3-7-1 非增殖型DR患者并发DME（右眼）

黄斑区视网膜轻度水肿，全周视网膜可见散在点片状出血及硬性渗出，颞上方中周部视网膜可见硬性渗出环（箭头）。

“囊袋样液体蓄积”和细胞碎片，即形成了黄斑囊样水肿（图3-7-2）。如果发展到这个阶段，组织损伤往往是不可逆的。除此之外，血–视网膜外屏障的破坏导致液体聚集在神经上皮层与色素上皮层（retinal pigment epithelium，RPE）之间，亦参与DME的形成。

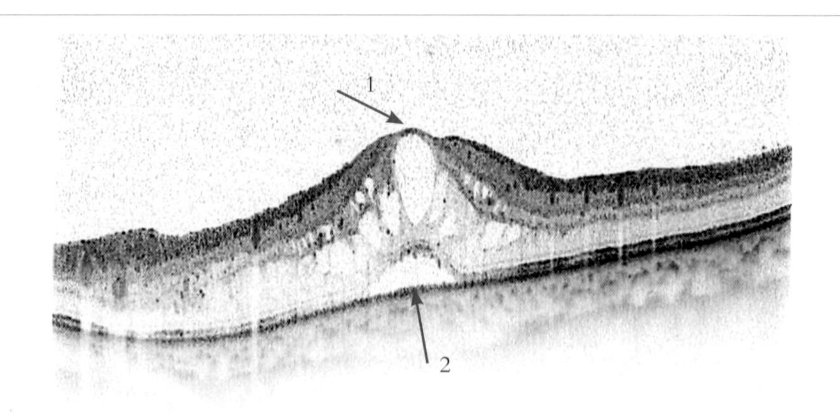


图3-7-2 DME患者的OCT图像（左眼）

血–视网膜内屏障功能损坏导致细胞内过度水肿，形成黄斑囊样水肿（箭头1）；中心凹神经上皮层浆液性脱离，提示血–视网膜外屏障的破坏（箭头2）。

## 二 DME的不同分类

### （一）DME的光学相干断层扫描（OCT）分类

OCT能直观地显示视网膜的各层细微结构，包括：黄斑和视盘的形态特征、视网膜的层间结构、视网膜及其神经纤维层厚度的变化等。根据OCT检查的不同表现，可将DME大致分成以下三类：

1. 海绵状弥漫性视网膜增厚（sponge-like diffuse retinal thickening，SDRT）主要表现为视网膜神经上皮层厚度的增加，伴神经上皮层层间反射减少，低反射区扩大，主要发生在黄斑中心凹及周围视网膜（图3-7-3）。

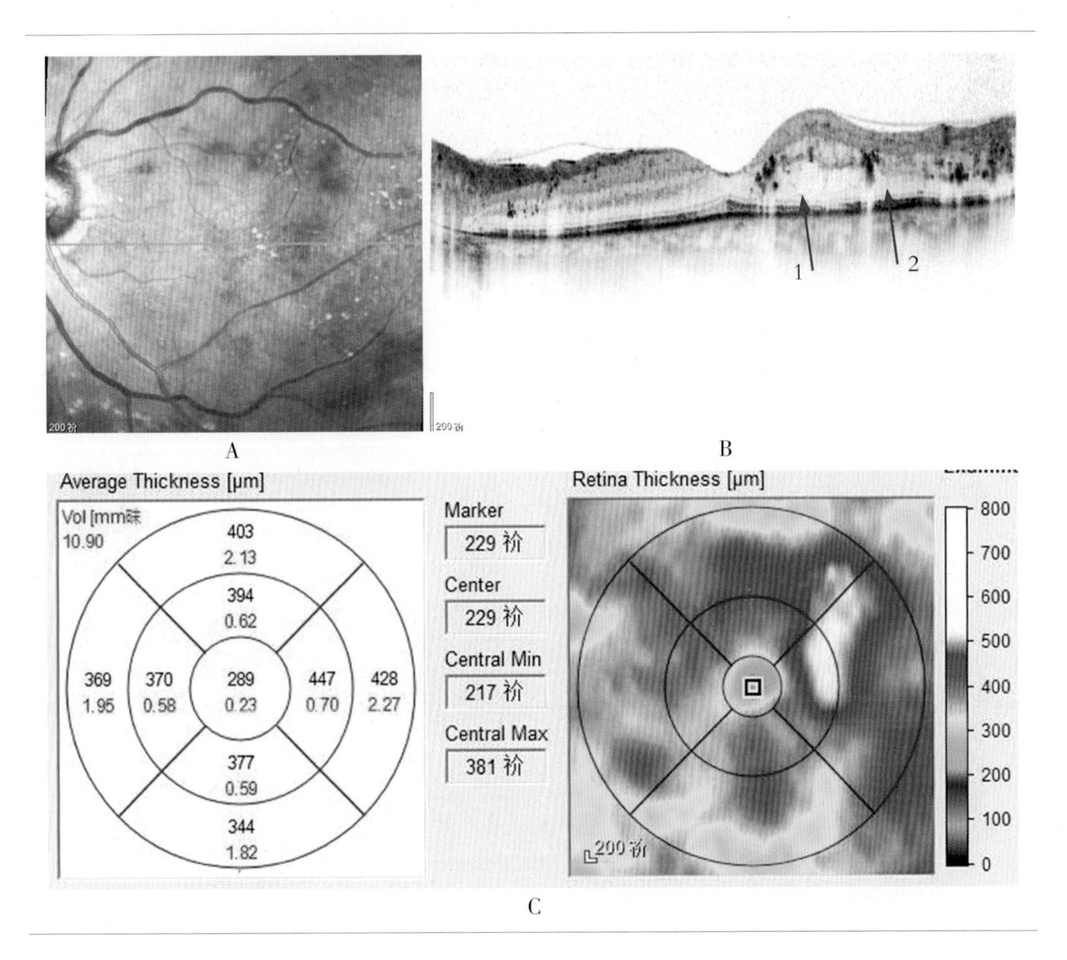


图3-7-3 DR海绵状弥漫性视网膜增厚图像（左眼）

A. 眼底黄斑区视网膜弥漫性增厚，周边视网膜散在硬性渗出。B. OCT图像显示黄斑区及后极部视网膜神经上皮层增厚，伴神经上皮层层间反射减低（水肿），以颞侧显著（箭头1），浅层视网膜见散在高反射光点，并遮蔽下方组织反射，为硬性渗出（箭头2）。C. 视网膜厚度地形图显示黄斑中心凹上方及颞侧视网膜明显增厚。

2. 黄斑囊样水肿（cystoid macular edema，CME） 主要表现为黄斑区视网膜层间囊样腔隙形成，轻者表现为数个小囊腔呈蜂窝状，当水肿明显时小囊腔可相互融合形成较大的囊腔，甚至在中心凹处只保留薄层的内界膜（图3-7-4）。

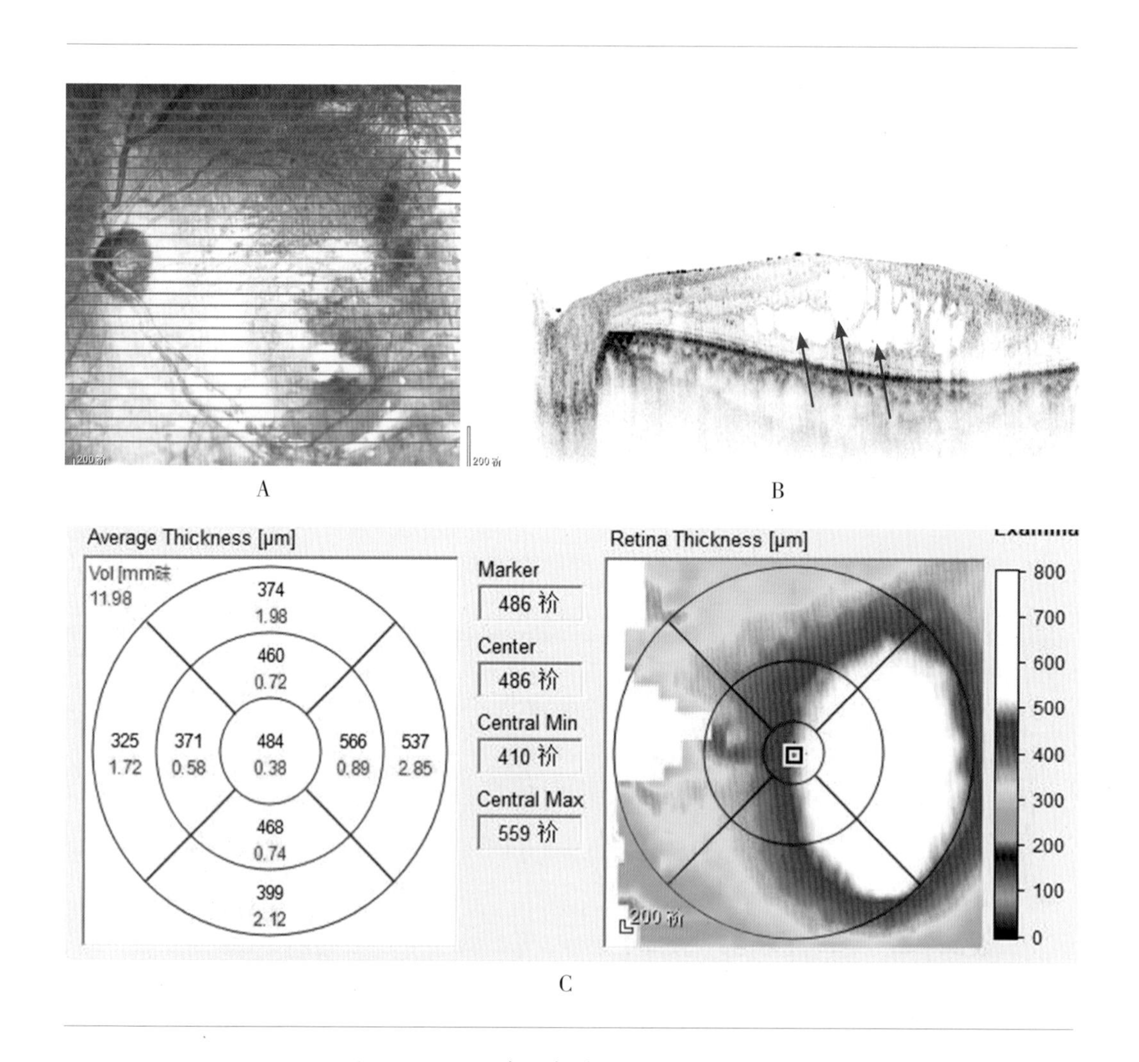


图3-7-4 DR黄斑囊样水肿图像（左眼）

A. 眼底黄斑区视网膜水肿。B. OCT图像显示黄斑区囊样水肿（箭头）。C. 视网膜厚度地形图显示黄斑中心凹及中心凹上下方、颞侧视网膜明显增厚。

3. 浆液性视网膜脱离（serous retinal detachment，SRD） 当视网膜内的液体蓄积在神经上皮层下时，即表现为神经上皮层的浆液性脱离。主要表现为神经上皮层隆起，其下为液性暗区，RPE层的高反射带清晰可见（图3-7-5）。

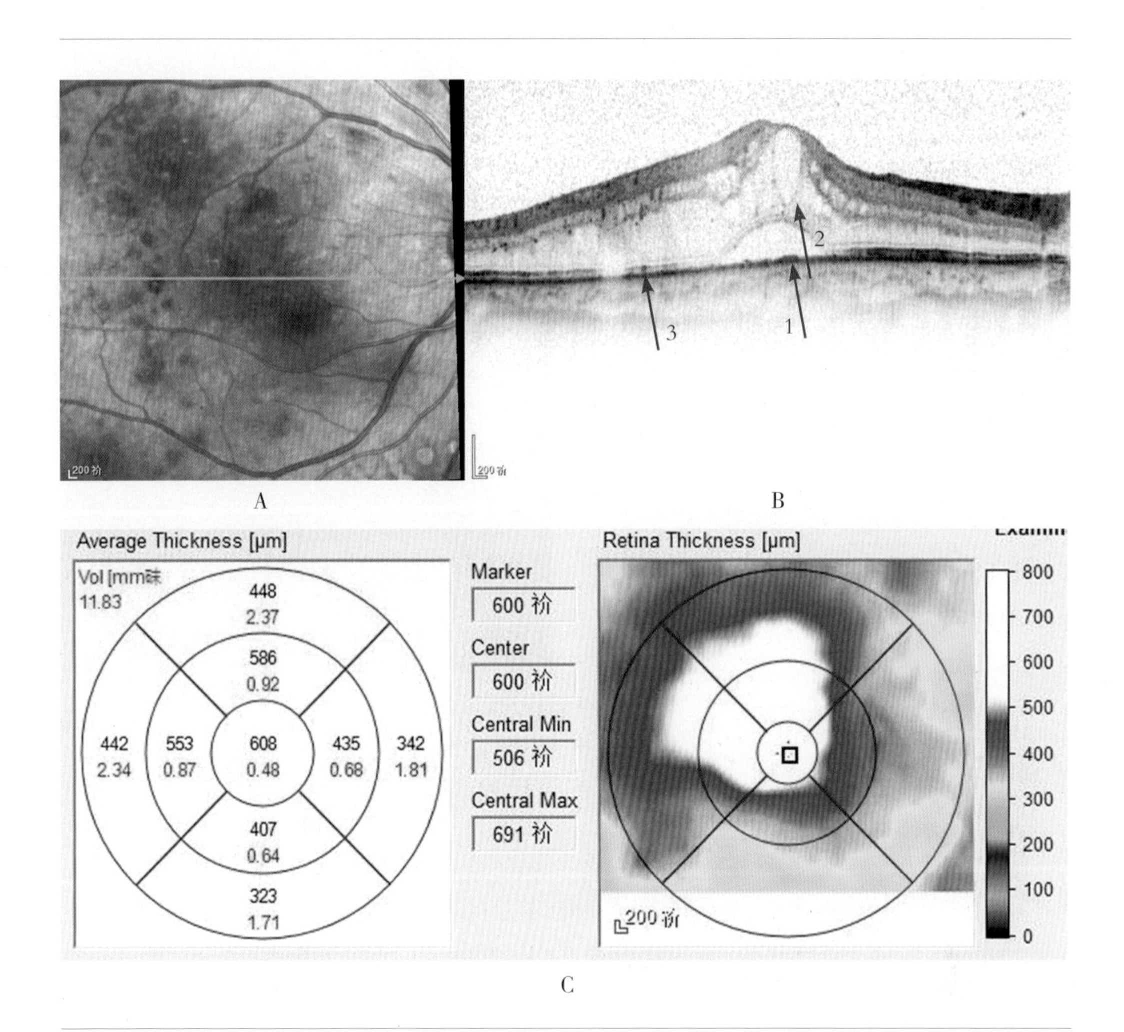


图3-7-5 DR浆液性视网膜脱离图像（右眼）

A. 眼底散在出血及硬性渗出，黄斑区视网膜水肿。B. OCT图像显示黄斑区神经上皮浆液性脱离（箭头1），脱离腔内呈液性暗区，伴黄斑囊样水肿（箭头2）和视网膜弥漫性增厚（箭头3）。C. 视网膜厚度地形图显示后极部视网膜增厚，以中心凹、中心凹上方及颞侧显著。

### （二）有临床意义的黄斑水肿

根据糖尿病性视网膜病变早期治疗研究（early treatment of diabetic retinopathy study，ETDRS），有临床意义的黄斑水肿（clinically significant macular edema，CSME）具有以下特点：

1. 视网膜水肿增厚　范围在黄斑中心500μm区域或以内的视网膜。

2. 硬性渗出（附近视网膜增厚）　侵犯黄斑中心500μm区域或以内的视网膜。

3. 视网膜增厚范围大　位于黄斑区任一象限，但有部分侵犯黄斑中心区1PD以内。

### （三）国际糖尿病性黄斑水肿临床分级

根据2003年国际糖尿病性黄斑水肿严重度的临床分级建议，DME分为4级：

1. ME0 眼底后极部无视网膜增厚或硬性渗出。

2. ME1 轻度DME：眼底后极部有视网膜增厚或硬性渗出，但距黄斑中心凹较远（图3-7-6）。

3. ME2 中度DME：视网膜增厚或硬性渗出接近但未侵犯黄斑中心凹（图3-7-7）。

4. ME3 重度DME：视网膜增厚或硬性渗出已侵犯黄斑中心凹（图3-7-8）。

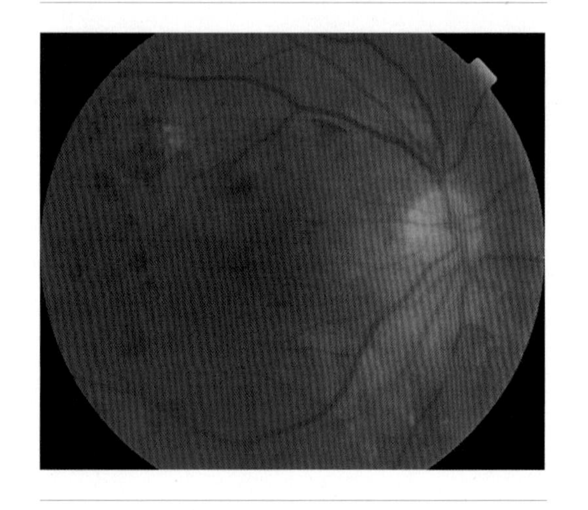

图3-7-6　DME国际分级ME1（右眼）
后极部视网膜散在边界不清点片状出血斑及少量硬性渗出，眼底豹纹状改变。

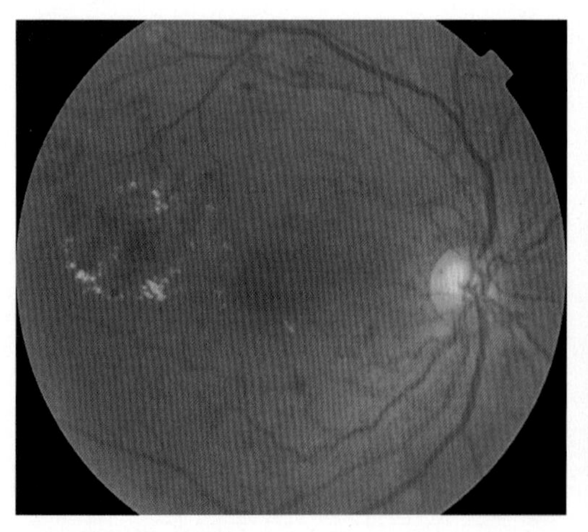

图3-7-7　DME国际分级ME2（右眼）
黄斑颞侧硬性渗出较多，排列呈小环，个别接近黄斑但未进入中心凹。

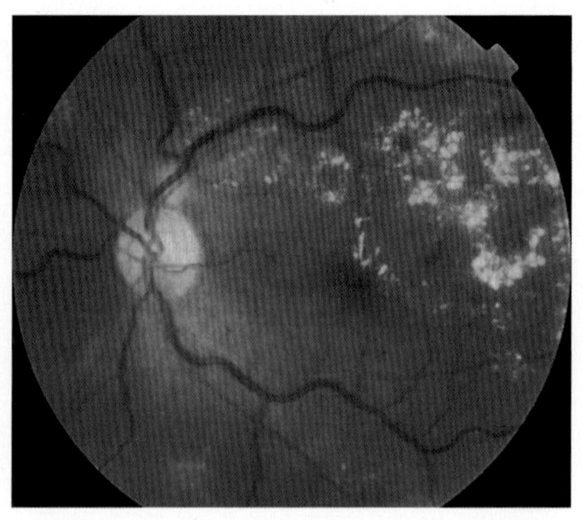

图3-7-8　DME国际分级ME3（左眼）
颞上方硬性渗出较多，呈多环状分布，已有侵入黄斑中心凹。

## 三、DME的治疗

### （一）传统激光治疗

近十年来，局灶性、格栅样和改良格栅样光凝被认为是DME的标准治疗方式。美国ETDRS小组的研究显示，局灶性或格栅样光凝可使DME患者发生中等程度视力下降的风险降低50％以上，并减少难治性DME的发生，提高患者的最佳矫正视力（best corrected visual acuity，BCVA）。采用格栅样或局灶性光凝治疗DME可改善毛细血管的通透性，有利于血–视网膜屏障的修复，增加视网膜供氧以降低难治性DME的发生率。ETDRS的研究提示，一旦出现CSME应立即考虑予激光治疗。

1．激光治疗的适应证　激光治疗的目的是减少黄斑水肿及稳定或改善视力。轻度DME、视力低于0.4、硬性渗出在黄斑中心凹之外的患者可暂不考虑激光治疗。如果视力持续下降、硬性渗出增加并威胁黄斑中心凹的患者则应考虑行激光治疗。仅行黄斑区视网膜激光光凝的手术方式称为视网膜局灶性光凝或格栅样光凝。当DR发展到重度非增殖期时，则需行全视网膜激光光凝术（pan retinal photocoagulation，PRP）治疗，可同时行黄斑区视网膜格栅样光凝消退DME。

2．激光治疗方法的选择　CSME患者的黄斑区微血管瘤样病变应选择行局灶性光凝或格栅样光凝。重度非增殖型DR合并DME的患者和增殖型DR患者均应行PRP治疗。

3．激光参数的选择　局灶性光凝可选用氩绿激光、倍频532激光、氪黄激光或半导体激光，首选氪黄激光封闭黄斑局部渗漏。激光应作用于距黄斑中心凹500 μm之外，近黄斑中心凹处用直径75～100 μm的小光斑，距黄斑中心凹500 μm之外或成簇的微血管瘤可用直径100～200 μm的略大光斑，时间：0.1～0.2s，输出功率：100～300mW，以微血管瘤发暗或发白或呈淡灰色为度。格栅样或改良格栅样光凝可在距黄斑中心凹500～3 000 μm的区域做C形或环形光凝，光斑直径以100～200 μm为宜，光斑之间至少间隔一个光斑直径，时间为0.05～0.1s，功率以呈淡灰色即可，避免用大功率、高密度的光斑。非增殖型DR合并轻、中度DME的患者可考虑行改良格栅样光凝，即在黄斑区做象限格栅样光凝联合局灶性光凝。

4．激光治疗的注意事项　首先确定黄斑中心凹的位置。一般情况下，中心凹是水肿最严重的地方，可先在上血管弓或下血管弓处作一激光斑以估计激光强度，然后根据水肿区的范围，围绕中心凹，在距中心凹500～3 000 μm处行激光治疗。光凝斑应呈弧形排列，注意不要损伤黄斑中心凹。需行PRP的患者也应先行黄斑区视网膜格栅样光凝术。

### （二）微脉冲激光治疗

传统激光可在减轻DME的同时破坏感光细胞，从而形成光凝点处对应的视野暗点。微脉冲激光是一种短促的高频率重复脉冲激光，具有曝光时间短、能量低密度高、可多个微脉冲叠加等特点。其选择性作用于RPE细胞而不损伤感光细胞和其他邻近细胞，从而达到治疗效应并避免感光细胞的损伤及视野暗点的形成。已有多项研究证实阈值下微脉冲激光光凝术治疗DME的安全性和有效性。

由于577nm激光在RPE层具有更佳的吸收和转换效果，对氧化血红蛋白及黑色素的吸收率更高，治疗时所需能量更低，因此更适合于黄斑区的光凝治疗。尽管577nm阈值下微脉冲激光治疗DME的机制尚不明确，但已有实验研究证实577nm阈值下微脉冲激光对RPE细胞具有生物调节效应。577nm阈值下微脉冲激光可促进RPE细胞表达热休克蛋白，减少细胞凋亡，阻断炎症通路。577nm阈值下微脉冲激光还能抑制血管内皮生长因子（vascular endothelial growth factor，VEGF）的表达，增强色素上皮衍生因子的表达，同时提高RPE细胞的增生迁徙从而修复RPE层。因此，577nm微脉冲激光治疗DME的过程与其屏障修复功能及生物因子调节功能密切相关。

### （三）药物治疗

1．皮质类固醇　皮质类固醇类药物通过多种机制作用于数个细胞通路从而减轻DME，其中最主要的机制为抗炎作用。糖皮质类激素通过调节细胞表面信号分子表达以及炎症介质和血管源性因子的分泌，减少炎症因子以及VEGF的基因表达，发挥其稳定细胞膜、增强血-视网膜屏障的功能。

（1）曲安奈德　曲安奈德是一种介于白色和米白色之间的结晶性粉末，不溶于水，极易溶于乙醇。玻璃体腔注射曲安奈德在短期内对DME患者有明显的疗效，但远期疗效并不优于传统的激光治疗。同时，玻璃体腔注射曲安奈德易导致药物性白内障和继发性青光眼的发生。

（2）地塞米松缓释剂　地塞米松缓释剂（Ozurdex）于2014年6月被美国FDA批准用于成人DME的治疗。该药物是一种地塞米松玻璃体腔植入剂，可生物降解，无须手术取出。Ozurdex可装载0.7mg地塞米松，并持续释放地塞米松长达6个月。使用时需以22G推注器经睫状体平坦部注入眼内，再次注射时重复上述操作即可，大大减少了因手术产生的并发症。有研究表明，Ozurdex植入后可以使DME患者获得长期疗效，且安全性高，疗效确切。尽管接受地塞米松植入剂治疗后部分患者眼压会升高，但大多数患者的眼压可使用降眼压药物控制。

2. 抗VEGF治疗 作为一种多功能生长因子，VEGF能破坏视网膜血管内皮细胞的紧密连接结构、增加毛细血管的通透性，导致视网膜内细胞外液体的积聚。因此，VEGF是DME发生发展的重要因子，并且抗VEGF药物已成为DME的一线治疗方案。目前，临床上常用的抗VEGF药物包括雷珠单抗、阿柏西普和康柏西普等药物。近年来，不断有大型临床试验表明抗VEGF药物对DME的疗效明显优于单纯激光治疗。RESTORE的核心研究发现，单纯雷珠单抗治疗及联合激光治疗一年后在改善DME患者视力方面均显著优于单纯激光治疗，并且在延伸研究期间，接受单纯激光治疗的DME患者转为雷珠单抗治疗后视力亦逐渐提高，但始终劣于初始接受雷珠单抗治疗的患者。另外，VISTA-VIVID研究表明，在一年内每4周注射2mg阿柏西普与每8周注射2mg阿柏西普的DME患者的视力改善均明显优于单纯激光治疗的患者，且两组之间的疗效差异无统计学意义。然而，关于抗VEGF治疗DME的中国人群大样本临床试验尚未开展，缺乏反映中国人群的相关循证医学数据。

（1）雷珠单抗 雷珠单抗（Ranibizumab，商品名：Lucentis）是一种与VEGF具有高度亲和力的重组人源化单克隆抗体片段，其亲和力为贝伐单抗的5~10倍。雷珠单抗能与活性VEGF-A的所有亚型结合，阻碍VEGF-A与其受体（VEGFR1和VEGFR2）结合，从而抑制血管内皮细胞的增殖、液体渗出和新生血管形成。2018年国际眼科理事会（The International Council of Ophthalmology，ICO）根据糖尿病性视网膜病变临床研究网络（Diabetic Retinopathy Clinical Research Network，DRCR.net）研究结果制定的DME指南中，DME患者的初始强化治疗方案为每4周1次、连续4次玻璃体腔注射雷珠单抗。接受初始治疗方案后，若患者符合再治疗标准［a.OCT上中心视网膜厚度（centralretinalthickness，CRT）减少低于10%；b. ETDRS视力提高5个字母以内］则需要在第5个月和第6个月内再次接受2次玻璃体腔注射雷珠单抗。治疗16周后，如果患者视力在1.0以上或者CRT＜250μm则为“治疗成功”。治疗24周后，如果CRT或视力没有进一步改善，则由研究者决定是否重新接受注射。治疗52周后，患者应每4周进行1次随访，如果治疗52周后连续3次随访中均未符合再治疗标准，随访间隔将加倍至8周；如果DME病情稳定，则再延长至16周。

（2）阿柏西普 阿柏西普（Aflibercept，商品名：Eylea）由人IgG的Fc段与人VEGF受体（VEGFR1和VEGFR2）融合而成，能结合所有VEGF-A、VEGF-B及胎盘生长因子。根据既往的研究结果，在5针负荷治疗期后每 4 周注射1次及每 8 周注射1次2mg阿柏西普能有效提高DME患者BCVA及降低其CRT，且两者的疗效均优于单纯激光治疗。此外，玻璃体内注射阿柏西普对患者的DR也有一定程度的改善作用。

（3）康柏西普　康柏西普（Conbercept，商品名：朗沐）是我国自主研发的、由人VEGFR1的免疫球蛋白样区域2和VEGFR2的免疫球蛋白样区域3、4融合到人IgG的Fc段所组成的融合蛋白。康柏西普的VEGFR1和VEGFR2免疫球蛋白样区域能与VEGF高亲和力结合而产生直接干预的作用。近期一项研究证实，单纯玻璃体腔注射康柏西普以及联合改良格栅样激光治疗难治性DME均能有效提高患者的BCVA及降低CRT，而且联合治疗能有效减少玻璃体腔注射的次数。

3. 肿瘤坏死因子拮抗剂　大量研究证实炎症反应在DME的发展中起到重要的作用。肿瘤坏死因子（tumor necrosis factor，TNF）是一种促炎症因子，可以加重炎症反应，破坏血-视网膜屏障，增加视网膜血管渗出，在DME的发病机制中起到关键作用。TNF拮抗剂主要包括：依那西普（Etanercept）、英夫利昔（Infliximab）和阿达木单抗（Adalimumab）。临床上关于TNF拮抗剂对DME的疗效尚存在争议，需要更多临床试验进一步证实。

**（四）手术治疗**

1992年有学者首次提出玻璃体切割手术治疗DR伴有玻璃体后皮质增厚和黄斑区视网膜前膜牵拉引起的黄斑水肿，并随着玻璃体切割手术的广泛开展，其治疗DME的疗效已经被广为认可。近年来，关于玻璃体手术治疗DME的研究也日益增多。不断有研究表明，DME患眼接受玻璃体切割手术后的BCVA和黄斑厚度均较术前有明显改善。玻璃体切割术后，黄斑旁毛细血管血流量明显增加，毛细血管血供的增加和血流状况的改善是视力提高的主要原因。玻璃体切割手术能解除玻璃体机械性牵拉，并且清除玻璃体腔中能促进视网膜微血管渗漏的相关因子，在短期内能有效地提高视网膜的氧含量，从而减轻黄斑水肿并逐步改善患者视功能，但其远期效果还需进一步观察。

视网膜内界膜是玻璃体和视网膜之间的结构分界，其作为基底膜能为细胞增殖和迁移提供支架，并参与玻璃体黄斑界面病变的形成。玻璃体切割联合内界膜剥除术不仅能缓解切线方向的牵引，而且能阻止视网膜表面纤维胶质细胞的异常增殖和视网膜前膜的形成，从而达到治疗DME的作用。作为一种无毒的三碳青染料，吲哚青绿可以对内界膜进行染色而增加其可视性。综上，玻璃体切割联合内界膜剥除术能完全解除玻璃体黄斑牵引及去除纤维胶质细胞等增生的支架，进而有效地治疗DME，术中使用吲哚青绿染色内界膜能提高内界膜剥除术的安全性和准确性。

（余洪华　吴乔伟）

## 参考文献

[1] 中华医学会眼科学会眼底病学组，中国糖尿病性视网膜病变临床诊疗指南（2014年）. 中华眼科杂志[J]，2014，50（11）：851–865.

[2] 美国糖尿病学会. 2017年糖尿病性视网膜病变立场声明解读[J]. 中华糖尿病杂志，2017，9（07）：415–418.

[3] 王光璐. 眼底病影像诊断图谱[M]. 2版. 北京：北京科学技术出版社，2012.

[4] 文峰. 眼底病临床诊治精要[M]. 北京：人民军医出版社，2011.

[5] 李晓莉，孟倩丽，谢洁，等. 新型眼底影像检查技术在糖尿病性视网膜病变诊断中的应用[J]. 中华眼底病杂志，2019，35（1）：90–94.

[6] 苏筠，胡仔仲，袁冬青，等. 光学相干断层扫描血管成像在DR中的诊疗进展[J]. 国际眼科杂志，2019，19（5）：766–770.

[7] 邬嘉蔚，符敏，柯晓云，等. 无糖尿病性视网膜病变的2型糖尿病患者黄斑区视网膜厚度变化：基于SD–OCT的观察[J]. 眼科新进展，2018，38（3）：273–276.

[8] 江双红，邢怡桥，喻长泰，等. 糖尿病性视网膜病变黄斑区视网膜厚度变化的研究[J]. 中国实用眼科杂志，2003，21（2）：93–96.

[9] 李昂，范忠义. 应用OCT观察早期糖尿病性视网膜病变患者视网膜神经纤维层的厚度变化[J]. 国际眼科杂志，2014（10）：1790–1792.

[10] 陈晓曦. 糖尿病性视网膜病变黄斑区视网膜与神经纤维层厚度的变化[D]. 重庆：重庆医科大学，2010.

[11] 张美霞，杨兰芬，罗成仁，等. 糖尿病性视网膜病变黄斑水肿的临床分析[J]. 中华眼底病杂志，2003，19（2）：83–86.

[12] 李红，宋艳萍. 糖尿病黄斑水肿患者视网膜敏感度和最佳矫正视力与黄斑中心凹视网膜厚度的相关性分析[J]. 中华眼底病杂志，2018，34（4）：333–337.

[13] 王建伟，接传红，陶永健，等. 糖尿病黄斑水肿患眼黄斑区视功能与黄斑中心凹视网膜厚度的相关性分析[J]. 中华眼底病杂志，2017，33（3）：267–270.

[14] 董秀清，冯松福，柯晓云. 应用光学相干断层扫描量化评估糖尿病黄斑水肿的临床研究[J]. 眼科新进展，2017，37（2）：133–136.

[15] 付浴东，孟旭霞，王萍，等. 不同光相干断层扫描分型糖尿病黄斑水肿玻璃体腔注射雷珠单抗的疗效差异及椭圆体带完整性与视力相关性观察[J]. 中华眼底病杂志，2017，33（2）：129–133.

[16] 臧晶，王文娟，陈立伦，等. 非增生型糖尿病性视网膜病变患者黄斑中心凹下脉络膜厚度变化[J]. 中华眼底病杂志，2014，30（2）：128–131.

[17] 郑祥榕，滕娟，陈小红，等. 非增生型糖尿病性视网膜病变患者黄斑区脉络膜厚度的临床观察[J]. 国际眼科杂志，2018，18（11）：2035-2038.
[18] 王敏. 对光相干断层扫描血管成像的再认识[J]. 中华眼底病杂志，2019，35（1）：1-2.
[19] 杨文利. 简明眼超声诊断手册[M]. 北京：人民卫生出版社，2015.
[20] 吴德正，刘妍.罗兰视觉电生理仪测试方法和临床应用图谱学[M].北京：北京科学技术出版社，2006.
[21] 李筱荣，黎晓新，惠延年. 糖尿病眼病[M]. 北京：人民卫生出版社，2010.
[22] 龙婷，陈佳，杜磊，等. 增殖性糖尿病视网膜病变的手术治疗进展[J]. 国际眼科杂志，2017，17（11）：2069-2072.
[23] 刘文. 临床眼底病[M]. 北京：人民卫生出版社，2014.
[24] 黎晓新，王景昭. 玻璃体视网膜手术学[M]. 北京：人民卫生出版社，2014.
[25] 葛坚，王宁利. 眼科学[M]. 北京：人民卫生出版社，2015.
[26] 陈军锋. 增殖型糖尿病视网膜病变玻璃体切割手术并发症及发生因素分析[J]. 医药前沿，2016（4）：154-155.
[27] 黎晓新. 眼内抗血管生成药物临床应用的利与弊[J]. 中华眼科杂志，2012，48（10）：870-873.
[28] 曹丹，张良，黄中宁，等. 增殖性糖尿病视网膜病变玻璃体切割术后新生血管性青光眼的危险因素分析[J]. 中华眼底病杂志，2015，31（3）：147.
[29] 李延广，李娟，卫奕，等. 糖尿病患者凝血状态及影响因素研究[J]. 中华老年心脑血管病杂志，2015，17（5）：485-487.
[30] 魏文斌. 糖尿病性视网膜病变魏文斌2017观点[M]. 北京：科学技术文献出版社，2017.
[31] Scott I U. 糖尿病与眼部疾病：过去、现在与未来治疗[M]. 刘宁朴，刘熙朴，译. 北京：人民卫生出版社，2014：80-81，84.
[32] ZHANG X，SAADDINE JB，CHOU C，et al.Prevalence of diabetic retinopathy in the United States，2005-2008[J]. JAMA，2010，304（6）：649-656.
[33] WANG FH，LIANG YB，ZHANG F，et al.Prevalence of diabetic retinopathy in rural China：The Handan Eye Study[J]. Ophthalmology，2009，116（3）：461-467.
[34] WANG N，XU X，ZOU H，et al.The status of diabetic retinopathy and diabetic macular edema in patients with type 2 diabetes：a survey from beixinjing district of shanghai city in china[j]. ophthalmologica，2008，222（1）：32-36.
[35] XIE X，XU L，JONAS JB，et al. Prevalence of diabetic retinopathy among subjects with known diabetes in China：The Beijing Eye Study[J]. European Journal of Ophthalmology，2009，19（1）：91-99.
[36] XU Y，WANG L，HE J，et al. Prevalence and control of diabetes in Chinese adults[J]. JAMA，2013，310（9）：948-959.
[37] KLEIN R，KLEIN BEK，MOSS SE，et al. The Wisconsin epidemiologic study of diabetic retinopathy. II. Prevalence and risk of diabetic retinopathy when age at diagnosis is less than 30 years[J]. Archives of Ophthalmology，1984，102（4）：520-526.

[38] YAU JWY, ROGERS S, KAWASAKI R, et al.Global prevalence and major risk factors of diabetic retinopathy[J]. Diabetes Care, 2012, 35 (3): 556-564.
[39] BROWNLEE M. Biochemistry and molecular cell biology of diabetic complications[J]. Nature, 2001, 414 (6865): 813-820.
[40] FONG DS, STRAUBER SF, AIELLO LP, et al. Comparison of the modified early treatment diabetic retinopathy study and mild macular grid laser photocoagulation strategies for diabetic macular edema[J]. Archives of Ophthalmology, 2007, 125 (4): 469-480.
[41] SCHMIDTERFURTH U, LANG GE, HOLZ FG, et al.Three-year outcomes of individualized ranibizumab treatment in patients with diabetic macular edema: the RESTORE extension study[J]. Ophthalmology, 2014, 121 (5): 1045-1053.
[42] BRESSLER NM, BEAULIEU WT, MAGUIRE MG, et al.Early response to anti-vascular endothelial growth factor and two-year outcomes among eyes with diabetic macular edema in protocol T[J]. American Journal of Ophthalmology, 2018, 195: 93-100.
[43] SOLOMON SD, CHEW EY, DUH EJ, et al.Diabetic retinopathy: a position statement by the American Diabetes Association[J]. Diabetes Care, 2017, 40 (3): 412-418.
[44] PARK Y, ROH Y. New diagnostic and therapeutic approaches for preventing the progression of diabetic retinopathy [J]. J Diabetes Res, 2016, 2016: 1753584.
[45] RABIOLO A, PARRAVANO M, QUERQUES L, et al. Ultra-wide-field fluorescein angiography in diabetic retinopathy: a narrative review [J]. Clin Ophthalmol, 2017, 11: 803-807.
[46] FRIBERG T, GUPTA A, YU J, et al. Ultrawide angle fluorescein angiographic imaging: a comparison to conventional digital acquisition systems [J]. Ophthalmic Surg Lasers Imaging, 2008. 39 (4): 304-311.
[47] WESSEL M, AAKER G, PARLISTSIS G, et al. Ultra-wide-field angiography improves the detection and classification of diabetic retinopathy [J]. Retina, 2012, 32 (4): 785-791.
[48] OLIVER S, SCHWARTZ S. Peripheral vessel leakage (PVL): a new angiographic finding in diabetic retinopathy identified with ultra wide-field fluorescein angiography [J]. Semin Ophthalmol, 2010, 25 (1-2): 27-33.
[49] PATEL R, MESSNER L, TEITELBAUM B, et al. Characterization of ischemic index using ultra-widefield fluorescein angiography in patients with focal and diffuse recalcitrant diabetic macular edema [J]. Am J Ophthalmol, 2013, 155 (6): 1038.e2-1044.e2.
[50] WESSEL M, NAIR N, AAKER G, et al. Peripheral retinal ischaemia, as evaluated by ultra-widefield fluorescein angiography, is associated with diabetic macular oedema [J]. Br J Ophthalmol, 2012, 96 (5): 694-698.
[51] REDDY S, HU A, SCHWARTZ S. Ultra wide field fluorescein angiography guided targeted retinal photocoagulation (TRP) [J]. Semin Ophthalmol, 2009, 24 (1): 9-14.
[52] MUQIT M, MARCELLINO G, HENSON D, et al. Optos-guided pattern scan laser (Pascal)-targeted retinal photocoagulation in proliferative diabetic retinopathy [J]. Acta Ophthalmol, 2013, 91 (3): 251-258.
[53] SILVA P S, CAVALLERANO J D, HADDAD N M, et al. Peripheral lesions identified

on ultrawide field imaging predict increased risk of diabetic retinopathy progression over 4 Years [J]. Ophthalmology, 122（5）: 949–956.
[54] DURHAM J T, HERMAN I M. Microvascular modifications in diabetic retinopathy[J]. Curr Diab Rep, 2011, 11（4）: 253–264.
[55] AREND O, WOLF S, JUNG F, et al. Retinal microcirculation in patients with diabetes mellitus: dynamic and morphological analysis of perifoveal capillary network[J]. Br J Ophthalmol, 1991, 75（9）: 514–518.
[56] CHEN X, NIE C, GONG Y, et al. Peripapillary retinal nerve fiber layer changes in preclinical diabetic retinopathy: a meta-analysis[J]. PLoS One, 2015, 10（5）: e0125919.
[57] OZKAYA A, ALKIN Z, KARAKUCUK Y, et al. Thickness of the retinal photoreceptor outer segment layer in healthy volunteers and in patients with diabetes mellitus without retinopathy, diabetic retinopathy, or diabetic macular edema[J]. Saudi J Ophthalmol, 2017, 31（2）: 69–75.
[58] OMRI S, BEHAR-COHEN F, ROTHSCHILD P R, et al. PKCzeta mediates breakdown of outer blood-retinal barriers in diabetic retinopathy[J]. PLoS One, 2013, 8（11）: e81600.
[59] CHHABLANI J, SHARMA A, GOUD A, et al. Neurodegeneration in type 2 diabetes: evidence from spectral-domain optical coherence tomography[J]. Invest Ophthalmol Vis Sci, 2015, 56（11）: 6333–6338.
[60] LEE J H, LEE W, KWON O H, et al. Cytokine profile of peripheral blood in type 2 diabetes mellitus patients with diabetic retinopathy[J]. Ann Clin Lab Sci, 2008, 38（4）: 361–367.
[61] KRISTINSSON J K, GOTTFREDSDOTTIR M S, STEFANSSON E. Retinal vessel dilatation and elongation precedes diabetic macular oedema[J]. Br J Ophthalmol, 1997, 81（4）: 274–278.
[62] YAMAMOTO S, YAMAMOTO T, HAYASHI M, et al. Morphological and functional analyses of diabetic macular edema by optical coherence tomography and multifocal electroretinograms[J]. Graefes Arch Clin Exp Ophthalmol, 2001, 239（2）: 96–101.
[63] Photocoagulation for diabetic macular edema. Early Treatment Diabetic Retinopathy Study report number 1. Early Treatment Diabetic Retinopathy Study research group[J]. Arch Ophthalmol, 1985, 103（12）: 1796–1806.
[64] KIM B Y, SMITH S D, KAISER P K. Optical coherence tomographic patterns of diabetic macular edema[J]. Am J Ophthalmol, 2006, 142（3）: 405–412.
[65] VUJOSEVIC S, BINI S, TORRESIN T, et al. Hyperreflective retinal spots in normal and diabetic eyes: B-scan and en face spectral domain optical coherence tomography evaluation[J]. Retina, 2017, 37（6）: 1092–1103.
[66] BOLZ M, SCHMIDT-ERFURTH U, DEAK G, et al. Optical coherence tomographic hyperreflective foci: a morphologic sign of lipid extravasation in diabetic macular edema[J]. Ophthalmology, 2009, 116（5）: 914–920.
[67] DAS R, SPENCE G, HOGG R E, et al. Disorganization of inner retina and outer retinal morphology in diabetic macular edema[J]. JAMA Ophthalmol, 2018, 136（2）: 202–208.
[68] Diabetic Retinopathy Clinical Research N, BROWNING D J, GLASSMAN A R, et al.

Relationship between optical coherence tomography–measured central retinal thickness and visual acuity in diabetic macular edema[J]. Ophthalmology, 2007, 114（3）: 525–536.
[69] SHEN Y, LIU K, XU X. Correlation between visual function and photoreceptor integrity in diabetic macular edema: spectral–domain optical coherence tomography[J]. Curr Eye Res, 2016, 41（3）: 391–399.
[70] SHIMURA M, YASUDA K, YASUDA M, et al. Visual outcome after intravitreal bevacizumab depends on the optical coherence tomographic patterns of patients with diffuse diabetic macular edema[J]. Retina, 2013, 33（4）: 740–747.
[71] YU D Y, CRINGLE S J. Oxygen distribution and consumption within the retina in vascularised and avascular retinas and in animal models of retinal disease[J]. Prog Retin Eye Res, 2001, 20（2）: 175–208.
[72] ALM A, BILL A. Ocular and optic nerve blood flow at normal and increased intraocular pressures in monkeys（Macaca irus）: a study with radioactively labelled microspheres including flow determinations in brain and some other tissues[J]. Exp Eye Res, 1973, 15（1）: 15–29.
[73] QUERQUES G, LATTANZIO R, QUERQUES L, et al. Enhanced depth imaging optical coherence tomography in type 2 diabetes[J]. Invest Ophthalmol Vis Sci, 2012, 53（10）: 6017–6024.
[74] REGATIERI C V, BRANCHINI L, CARMODY J, et al. Choroidal thickness in patients with diabetic retinopathy analyzed by spectral–domain optical coherence tomography[J]. Retina, 2012, 32（3）: 563–568.
[75] JIA Y, TAN O, TOKAYER J, et al. Split–spectrum amplitude–decorrelation angiography with optical coherence tomography[J]. Opt Express, 2012, 20（4）: 4710–4725.
[76] TOKAYER J, JIA Y, DHALLA A H, et al. Blood flow velocity quantification using split–spectrum amplitude–decorrelation angiography with optical coherence tomography[J]. Biomed Opt Express, 2013, 4（10）: 1909–1924.
[77] TSUBOI K, SASAJIMA H, KAMEI M. Collateral vessels in branch retinal vein occlusion: anatomic and functional analyses by OCT angiography[J]. Ophthalmol Retina. 2019, 3（9）: 767–776.
[78] PARRAVANO M, BORRELLI E, SACCONI R, et al. A comparison among different automatically segmented slabs to assess neovascular AMD using swept source OCT angiography[J]. Transl Vis Sci Technol, 2019, 8（2）: 8.
[79] WERNER A C, SHEN L Q. A review of OCT angiography in glaucoma[J]. Semin Ophthalmol, 2019, 1–8.
[80] IWASAKI M, INOMATA H. Relation between superficial capillaries and foveal structures in the human retina[J]. Invest Ophthalmol Vis Sci, 1986, 27（12）: 1698–1705.
[81] GARNER A. Histopathology of diabetic retinopathy in man[J]. Eye（London）, 1993, 7（Pt 2）: 250–253.
[82] Tenth Cambridge Ophthalmological Symposium. Perrers Taylor Memorial September 1980. The ocular vasculature[J]. Trans Ophthalmol Soc U K, 1980, 100（3）: 327–447.

[83] FLOWER R W. Physiology of the developing ocular vasculature[J]. Birth Defects Orig Artic Ser, 1988, 24（1）: 129–146.

[84] FREIBERG F J, PFAU M, WONS J, et al. Optical coherence tomography angiography of the foveal avascular zone in diabetic retinopathy[J]. Graefes Arch Clin Exp Ophthalmol, 2016, 254（6）: 1051–1058.

[85] NESPER P L, ROBERTS P K, ONISHI A C, et al. Quantifying microvascular abnormalities with increasing severity of diabetic retinopathy using optical coherence tomography angiography[J]. Invest Ophthalmol Vis Sci, 2017, 58（6）: BIO307–BIO315.

[86] PARISI V, UCCIOLI L, PARISI L, et al. Neural conduction in visual pathways in newly–diagnosed IDDM patients[J]. Electroencephalogr Clin Neurophysiol, 1998, 108（5）: 490–496.

[87] STEM M S, GARDNER T W. Neurodegeneration in the pathogenesis of diabetic retinopathy: molecular mechanisms and therapeutic implications[J]. Curr Med Chem, 2013, 20（26）: 3241–3250.

[88] VERMA A, RANI P K, RAMAN R, et al. Is neuronal dysfunction an early sign of diabetic retinopathy? Microperimetry and spectral domain optical coherence tomography（SD–OCT）study in individuals with diabetes, but no diabetic retinopathy[J]. Eye（London）, 2009, 23（9）: 1824–1830.

[89] GUPTA V, AREVALO J F. Surgical management of diabetic retinopathy[J]. Middle East Afr J Ophthalmol, 2013, 20（4）: 283–292.

[90] CANAN H, SIZMAZ S, ALTAN–YAYCIOGLU R. Surgical results of combined pars plana vitrectomy and phacoemulsification for vitreous hemorrhage in PDR[J]. Clin Ophthalmol, 2013, 7: 1597–1601.

[91] SCHACHAT AP. Ryan's RETINA [M]. Philadelphia: Elsevier, 2018.

[92] JAMPOL L M, GOLDBERG M F, JEDNOCK N. Retinal damage from a Q–switched YAG laser[J]. Am J Ophthalmol, 1983, 96（3）: 326–329.

[93] RAYMOND L A. Neodymium: YAG laser treatment for hemorrhages under the internal limiting membrane and posterior hyaloid face in the macula[J]. Ophthalmology, 1995, 102（3）: 406–411.

[94] KHADKA D, BHANDARI S, BAJIMAYA S, et al. Nd: YAG laser hyaloidotomy in the management of premacular subhyaloid hemorrhage[J]. BMC Ophthalmol, 2016, 16: 41.

[95] FLAXEL CJ, ADELMAN RA, BAILEY ST, et al. Diabetic retinopathy preferred practice pattern® [J]. Ophthalmology, 2017.

[96] OELLERS P, MAHMOUD T H. Surgery for proliferative diabetic retinopathy: new tips and tricks[J]. J Ophthalmic Vis Res, 2016, 11（1）: 93–99.

[97] HAHN P, MIGACZ J, O'DONNELL R, et al. Preclinical evaluation and intraoperative human retinal imaging with a high–resolution microscope–integrated spectral domain optical coherence tomography device[J]. Retina, 2013, 33（7）: 1328–1337.

[98] GUTHRIE G, MAGILL H, STEEL D H. 23–gauge versus 25–gauge vitrectomy for proliferative diabetic retinopathy: a comparison of surgical outcomes[J]. Ophthalmologica,

2015, 233（2）: 104–111.
[99] YOKOTA R, INOUE M, ITOH Y, et al. Comparison of microinsicion vitrectomy and conventional 20–gauge vitrectomy for severe proliferative diabetic retinopathy[J]. Jpn J Ophthalmol, 2015, 59（5）: 288–294.
[100] DUGEL P U, ABULON D J, DIMALANTA R. Comparison of attraction capabilities associated with high–speed, dual–pneumatic vitrectomy probes[J]. Retina, 2015, 35（5）: 915–920.
[101] PAK K Y, CHOI B S, PARK S W, et al. Comparison of vitrectomized with nonvitrectomized eyes after subtenon injection of triamcinolone acetonide to treat diabetic macular edema: Retrospective comparative analysis of an interventional case series[J]. Indian J Ophthalmol, 2017, 65（6）: 488–492.
[102] EHLERS J P, GRIFFITH J F, SRIVASTAVA S K. Intraoperative optical coherence tomography during vitreoretinal surgery for dense vitreous hemorrhage in the pioneer study[J]. Retina, 2015, 35（12）: 2537–2542.
[103] SCHACHAT A P, OYAKAWA R T, MICHELS R G, et al. Complications of vitreous surgery for diabetic retinopathy. II. Postoperative complications[J]. Ophthalmology, 1983, 90（5）: 522–530.
[104] AL–HINAI A S. Corneal epithelial defect after pars plana vitrectomy[J]. Oman J Ophthalmol, 2017, 10（3）: 162–166.
[105] ENSOR W, VRABEC T. Factors associated with corneal epithelial defects after pars plana vitrectomy[J]. Int Ophthalmol, 2019, 39（4）: 735–736.
[106] YAU G L, SILVA P S, ARRIGG P G, et al. Postoperative complications of pars plana vitrectomy for diabetic retinal disease[J]. Semin Ophthalmol, 2018, 33（1）: 126–133.
[107] YAN H, CUI J, LU Y, et al. Reasons for and management of postvitrectomy vitreous hemorrhage in proliferative diabetic retinopathy[J]. Curr Eye Res, 2010, 35（4）: 308–313.
[108] JIRAWISON C, ITTIPUNKUL N. Intravitreal bevacizumab at the end of diabetic vitrectomy for prevention of postoperative vitreous hemorrhage: a comparative study[J]. J Med Assoc Thai, 2012, 95 Suppl 4: S136–S142.
[109] EVOY K E, ABEL S R. Ranibizumab: the first vascular endothelial growth factor inhibitor approved for the treatment of diabetic macular edema[J]. Ann Pharmacother, 2013, 47（6）: 811–818.
[110] LI J K, WEI F, JIN X H, et al. Changes in vitreous VEGF, bFGF and fibrosis in proliferative diabetic retinopathy after intravitreal bevacizumab[J]. Int J Ophthalmol, 2015, 8（6）: 1202–1206.
[111] MA Y, ZHANG Y, ZHAO T, et al. Vascular endothelial growth factor in plasma and vitreous fluid of patients with proliferative diabetic retinopathy patients after intravitreal injection of bevacizumab[J]. Am J Ophthalmol, 2012, 153（2）: 307–313.
[112] MELBERG NS, THOMAS MA. Nuclear selerotic cataract after vitrectomy in patients younger than 50 years of age[J]. Ophthalmology, 1995, 102（3）.
[113] SADIQ SA, CHATTERJEE A, VERNON SA. Progression of diabetic retinopathy and

rubeotic glaucoma following cataract surgery[J]. Eye（London）, 1995, 9（Pt 6）: 728–738.

[114] DENNISTON AK, CHAKRAVARTHY U, ZHU H, et al. The UK Diabetic Retinopathy Electronic Medical Record（UK DR EMR）Users Group, Report 2: real–world data for the impact of cataract surgery on diabetic macular oedema[J]. Br J Ophthalmol, 2017, 101（12）: 1673–1678.

[115] Diabetic Retinopathy Clinical Research Network Authors/Writing Committee, BAKER CW, ALMUKHTAR T, et al. Macular edema after cataract surgery in eyes without preoperative central–involved diabetic macular edema[J]. JAMA Ophthalmol, 2013, 131（7）: 870–879.

[116] KIM SJ, EQUI R, BRESSLER NM. Analysis of macular edema after cataract surgery in patients with diabetes using optical coherence tomography[J]. Ophthalmology, 2007, 114（5）: 881–889.

[117] CHUNG J, KIM MY, KIM HS, et al. Effect of cataract surgery on the progression of diabetic retinopathy[J]. J Cataract Refract Surg, 2002, 28（4）: 626–630.

[118] CAO D, ZHANG H Y, YANG C, et al. Akreos adapt AO intraocular lens opacification after vitrectomy in a diabetic patient: a case report and review of the literature[J]. BMC Ophthalmol, 2016, 16: 82.

[119] MURAOKA K, SHIMIZU K. Intraretinal neovascularization in diabetic retinopathy[J]. Ophthalmology, 1984, 91（12）: 1440–1446.

[120] JACOBS NA, STEELE CA, MILLS KB. Origin of disc new vessels assessed by videofluorography[J]. Br J Ophthalmol, 1988, 72（5）: 394–398.

[121] SHIMIZU K, KOBAYASHI Y, MURAOKA K. Midperipheral fundus involvement in diabetic retinopathy[J]. Ophthalmology, 1981, 88（7）: 601–612.

[122] PAN J, CHEN D, YANG X, et al. Characteristics of neovascularization in early stages of proliferative diabetic retinopathy by optical coherence tomography angiography[J]. Am J Ophthalmol, 2018, 192: 146–156.

[123] DI LAURO R, DE RUGGIERO P, DI LAURO R, et al. Intravitreal bevacizumab for surgical treatment of severe proliferative diabetic retinopathy[J]. Graefes Arch Clin Exp Ophthalmol, 2010, 248（6）: 785–791.

[124] RIZZO S, GENOVESI–EBERT F, DI BARTOLO E, et al. Injection of intravitreal bevacizumab（Avastin）as a preoperative adjunct before vitrectomy surgery in the treatment of severe proliferative diabetic retinopathy（PDR）[J].Graefes Arch Clin Exp Ophthalmol, 2008, 246（6）: 837–842.

[125] AREVALO JF, MAIA M, FLYNN HW JR, et al. Tractional retinal detachment following intravitreal bevacizumab（avastin）in patients with severe proliferative diabetic retinopathy[J]. Br J Ophthalmol, 2008, 92（2）: 213–216.

[126] MOHAMED Q, GILLIES M C, WONG T Y. Management of diabetic retinopathy: a systematic review[J].JAMA, 2007, 298: 902–916.

[127] PATZ A, FINE S L, FINKELSTEIN D, et al. Photocoagulation treatment of

proliferative diabetic retinopathy: the second report of diabetic retinopathy study findings[J]. Ophthalmology, 1978, 85 (1): 82-106.

[128] Group ETDRS. Early photocoagulation for diabetic retinopathy. ETDRS report number 9[J]. Ophthalmology, 1991, 98 (5 Suppl): 766-785.

[129] Group ETDRS. Treatment techniques and clinical guidelines for photocoagulation of diabetic macular edema. Early Treatment Diabetic Retinopathy Study Report Number 2[J]. Ophthalmology, 1987, 94 (7): 761-774.

[130] SCOTT I U, DANIS R P, BRESSLER S B, et al. Effect of focal/grid photocoagulation on visual acuity and retinal thickening in eyes with non-center-involved diabetic macular edema[J]. Retina-the Journal of Retinal and Vitreous Diseases, 2009, 29 (5): 613-617.

[131] BLUMENKRANZ M S, YELLACHICH D, ANDERSEN D, et al. Semiautomated patterned scanning laser for retinal photocoagulation[J]. Retina-the journal of retinal and vitreous diseases, 2006, 26 (3): 370-376.

[132] CHAPPELOW A V, TAN K, WAHEED N K, et al. Panretinal photocoagulation for proliferative diabetic retinopathy: pattern scan laser versus argon laser[J]. American Journal of Ophthalmology, 2012, 153 (1): 137-142.

[133] PALANKER D V, LAVINSKY D, BLUMENKRANZ M S, et al. The impact of pulse duration and burn grade on size of retinal photocoagulation lesion: implications for pattern density[J]. Retina-the Journal of Retinal and Vitreous Diseases, 2011, 31 (8): 1664-1669.

[134] ROIDER J, BRINKMANN R, WIRBELAUER C, et al. Subthreshold (retinal pigment epithelium) photocoagulation in macular diseases: a pilot study[J]. British Journal of Ophthalmology, 2000, 84 (1): 40-47.

[135] FIGUEIRA J, KHAN J C, NUNES S, et al. Prospective randomised controlled trial comparing sub-threshold micropulse diode laser photocoagulation and conventional green laser for clinically significant diabetic macular oedema[J]. British Journal of Ophthalmology, 2009, 93 (10): 1341-1344.

[136] LAVINSKY D, CARDILLO J A, MELO L A S, et al. Randomized clinical trial evaluating mETDRS versus normal or high-density micropulse photocoagulation for diabetic macular edema[J]. Investigative Ophthalmology & Visual Science, 2011, 52 (7): 4314-4323.

[137] KERNT M, CHEUTEU R, VOUNOTRYPIDIS E, et al. Focal and panretinal photocoagulation with a navigated laser NAVILAS[J]. Acta Ophthalmologica, 2011, 89 (8): e662-e664.

[138] NEUBAUER A S, LANGER J, LIEGL R, et al. Navigated macular laser decreases retreatment rate for diabetic macular edema: a comparison with conventional macular laser[J]. Clinical Ophthalmology, 2013, 7: 121-128.

[139] KOZAK I, OSTER S F, CORTES M A, et al. Clinical evaluation and treatment accuracy in diabetic macular edema using navigated laser photocoagulator NAVILAS[J]. Ophthalmology, 2011, 118 (6): 1119-1124.

[140] CHHABLANI J, MATHAI A, RANI P K, et al. Comparison of conventional pattern and novel navigated panretinal photocoagulation in proliferative diabetic retinopathy[J]. Investigative Ophthalmology & Visual Science, 2014, 55(6): 3432–3438.

[141] FOULDS W S, KAUR C, LUU C D, et al. A role for photoreceptors in retinal oedema and angiogenesis: an additional explanation for laser treatment?[J]. Eye, 2010, 24(5): 918–926.

[142] MATSUMOTO M, YOSHIMURA N, HONDA Y. Increased production of transforming growth factor–beta 2 from cultured human retinal pigment epithelial cells by photocoagulation[J]. Investigative Ophthalmology & Visual Science, 1994, 35(13): 4245–4252.

[143] AIELLO L P. A randomized trial comparing intravitreal triamcinolone acetonide and focal/grid photocoagulation for diabetic macular edema[J]. Ophthalmology, 2008, 115(9): 1447–1449.

[144] BECK R W, EDWARDS A R, AIELLO L P, et al. Three–year follow–up of a randomized trial comparing focal/grid photocoagulation and intravitreal triamcinolone for diabetic macular edema[J]. Archives of Ophthalmology, 2009, 127(3): 245–251.

[145] MICHAELIDES M, KAINES A, HAMILTON R, et al. A prospective randomized trial of intravitreal bevacizumab or laser therapy in the management of diabetic macular edema (BOLT study) 12–month data: report 2[J]. Ophthalmology, 2010, 117(6): 1078–1086.

[146] MICHAELIDES M, FRASER–BELL S, HAMILTON R, et al. Macular perfusion determined by fundus fluorescein angiography at the 4–month time point in a prospective randomized trial of intravitreal bevacizumab or laser therapy in the management of diabetic macular edema (Bolt Study): Report 1[J]. Retina, 2010, 30(5): 781–786.

[147] MITCHELL P, BANDELLO F, SCHMIDTERFURTH U, et al. The RESTORE study: ranibizumab monotherapy or combined with laser versus laser monotherapy for diabetic macular edema[J]. Ophthalmology, 2011, 118(4): 615–625.

[148] ELMAN M J, AIELLO L P, BECK R W, et al. Randomized trial evaluating ranibizumab plus prompt or deferred laser or triamcinolone plus prompt laser for diabetic macular edema[J]. Ophthalmology, 2010, 117(6): 1064.

[149] NGUYEN Q D, SHAH S M, HEIER J S, et al. Primary end point (six months) results of the ranibizumab for edema of the macula in diabetes (READ–2) study[J]. Ophthalmology, 2009, 116(11): 2175–2181.

[150] NGUYEN Q D, SHAH S M, KHWAJA A, et al. Two–year outcomes of the ranibizumab for edema of the mAcula in diabetes (READ–2) study[J]. Ophthalmology, 2010, 117(11): 2146–2151.

[151] BARTESELLI G, KOZAK I, ELEMAM S, et al. 12–month results of the standardised combination therapy for diabetic macular oedema: intravitreal bevacizumab and navigated retinal photocoagulation[J]. British Journal of Ophthalmology, 2014, 98(8): 1036–1041.

[152] IP M S, DOMALPALLY A, WONG P, et al. Long–term Effects of Intravitreal Ranibizumab (RBZ) on Diabetic Retinopathy Severity and Progression[J]. Investigative Ophthalmology & Visual Science, 2012, 53(14): 1336–1336.

[153] G GROSS J, GLASSMAN A, M JAMPOL L, et al. Panretinal photocoagulation vs intravitreous ranibizumab for proliferative diabetic retinopathy: a randomized clinical trial[J]. JAMA, 2015, 314: 1-11.

[154] BEAULIEU W T, BRESSLER N M, MELIA M, et al. Panretinal photocoagulation versus ranibizumab for proliferative diabetic retinopathy: patient-centered outcomes from a randomized clinical trial[J]. American Journal of Ophthalmology, 2016, 170: 206-213.

[155] CHEW E Y. A simplified diabetic retinopathy scale[J]. Ophthalmology, 2003, 110 (9): 1675.

[156] DARUICH A, MATET A, MOULIN A, et al. Mechanisms of macular edema: beyond the surface[J]. Prog Retin Eye Res, 2018, 63: 20.

[157] KLAASSEN I, VAN NOORDEN C J, SCHLINGEMANN R O. Molecular basis of the inner blood-retinal barrier and its breakdown in diabetic macular edema and other pathological conditions[J]. Prog Retin Eye Res, 2013, 34: 19.

[158] OTANI T, KISHI S, MARUYAMA Y. Patterns of diabetic macular edema with optical coherence tomography[J]. Am J Ophthalmol, 1999, 127 (6): 688.

[159] GARDNER T W, SANDER B, LARSEN M L, et al. An extension of the early treatment diabetic retinopathy study (ETDRS) system for grading of diabetic macular edema in the astemizole retinopathy trial[J]. Curr Eye Res, 2006, 31 (6): 535.

[160] WILKINSON C P, FERRIS F L 3rd, Klein R E, et al. Proposed international clinical diabetic retinopathy and diabetic macular edema disease severity scales[J]. Ophthalmology, 2003. 110 (9): 1677.

[161] WONG T Y, SUN J, KAWASAKI R, et al. Guidelines on diabetic eye care: the international council of ophthalmology recommendations for screening, follow-up, referral, and treatment based on resource settings[J]. Ophthalmology, 2018, 125 (10): 1608.

[162] MARTIN D F, MAGUIRE M G. Treatment choice for diabetic macular edema[J]. N Engl J Med, 2015, 372 (13): 1260.

[163] Early Treatment Diabetic Retinopathy Study Research Group. Focal photocoagulation treatment of diabetic macular edema. Relationship of treatment effect to fluorescein angiographic and other retinal characteristics at baseline: ETDRS report no. 19. Early Treatment Diabetic Retinopathy Study Research Group[J]. Arch Ophthalmol, 1995, 113 (9): 1144.

[164] NAUCK M, KARAKIULAKIS G, PERRUCHOUD A P, et al. Corticosteroids inhibit the expression of the vascular endothelial growth factor gene in human vascular smooth muscle cells[J]. Eur J Pharmacol, 1998, 341 (2-3): 309.

[165] Diabetic Retinopathy Clinical Research N, BECK R W, EDWARDS A R, et al. Three-year follow-up of a randomized trial comparing focal/grid photocoagulation and intravitreal triamcinolone for diabetic macular edema[J]. Arch Ophthalmol, 2009, 127 (3): 245.

[166] CALLANAN D G, GUPTA S, BOYER D S, et al. Dexamethasone intravitreal implant in combination with laser photocoagulation for the treatment of diffuse diabetic macular edema[J]. Ophthalmology, 2013, 120 (9): 1843.

[167] WELLS J A, GLASSMAN A R, AYALA A R, et al. Aflibercept, bevacizumab, or

ranibizumab for diabetic macular edema: two-year results from a comparative effectiveness randomized clinical trial[J]. Ophthalmology, 2016, 123 (6): 1351.

[168] YU L, LIANG X H, FERRARA N. Comparing protein VEGF inhibitors: In vitro biological studies[J]. Biochem Biophys Res Commun, 2011. 408 (2): 276.

[169] MITCHELL P, BANDELLO F, SCHMIDT-ERFURTH U, et al. The RESTORE study: ranibizumab monotherapy or combined with laser versus laser monotherapy for diabetic macular edema[J]. Ophthalmology, 2011, 118 (4): 615.

[170] SHIMURA M, YASUDA K, MINEZAKI T, et al. Reduction in the frequency of intravitreal bevacizumab administrations achieved by posterior subtenon injection of triamcinolone acetonide in patients with diffuse diabetic macular edema[J]. Jpn J Ophthalmol, 2016. 60 (5): 401.

[171] AREVALO J F, LASAVE A F, WU L, et al. Intravitreal bevacizumab plus grid laser photocoagulation or intravitreal bevacizumab or grid laser photocoagulation for diffuse diabetic macular edema: results of the Pan-american Collaborative Retina Study Group at 24 months[J]. Retina, 2013, 33 (2): 403.

[172] WALTL I, ZEHETNER C, SEIFARTH C, et al. Effects of intravitreal aflibercept on galectin-1 and vascular endothelial growth factor-a plasma levels in patients with diabetic retinopathy[J]. Curr Eye Res, 2018, 43 (3): 368.

[173] BROWN D M, SCHMIDT-ERFURTH U, DO D V, et al. Intravitreal aflibercept for diabetic macular edema: 100-week results from the VISTA and VIVID studies[J]. Ophthalmology, 2015, 122 (10): 2044.

[174] CAI S, YANG Q, LI X, et al. The efficacy and safety of aflibercept and conbercept in diabetic macular edema[J]. Drug Des Devel Ther, 2018, 12: 3471.

[175] GERDES J, SCHWAB U, LEMKE H, et al. Production of a mouse monoclonal antibody reactive with a human nuclear antigen associated with cell proliferation[J]. Int J Cancer, 1983, 31 (1): 13.

[176] LEWIS H, ABRAMS G W, BLUMENKRANZ M S, et al. Vitrectomy for diabetic macular traction and edema associated with posterior hyaloidal traction[J]. Ophthalmology, 1992, 99 (5): 753.

[177] KADONOSONO K, ITOH N, OHNO S. Perifoveal microcirculation before and after vitrectomy for diabetic cystoid macular edema[J]. Am J Ophthalmol, 2000, 130 (6): 740.

[178] DEHGHAN M H, SALEHIPOUR M, NAGHIB J, et al. Pars plana vitrectomy with internal limiting membrane peeling for refractory diffuse diabetic macular edema[J]. J Ophthalmic Vis Res, 2010, 5 (3): 162.

04

# 第四章

# 糖尿病与**眼表疾病**

作为代谢性疾病，糖尿病对全身的影响深刻而广泛，几乎累及所有组织的结构与功能。糖尿病的重要并发症为肾脏病变、周围神经病变、视网膜病变。在眼部，人们往往都将焦点集中在视网膜病变。相对而言，对眼表结构功能的关注较少。实际上，糖尿病对眼表的影响也是非常重要和明显的。

## 第一节

# 糖尿病眼表疾病的临床表现与典型病例

### 一 结膜微血管瘤

球结膜的微循环包括了人体微循环的全部环节，其血管表浅，是观察全身疾病微循环的窗口。糖尿病有全身广泛微血管病变及微循环障碍，主要特征为微血管的基底膜增厚。糖尿病时结膜的微循环改变早于视网膜微循环改变。好发于双眼颞侧，以囊状、念珠状及逗号状血管瘤为特点，球结膜可见微静脉及静脉端的毛细血管增宽、微动脉变细导致动静脉比例增大。结膜微血管基底膜增厚的同时伴有通透性提高，表现为渗血、出血。

糖尿病微血管病变及微循环障碍的机制：推测微循环障碍所致的局部缺氧、缺血、酸中毒，引起血管壁的损伤与组织坏死，促使血小板聚集、黏附功能亢进、血栓形成，导致血管病变。当糖基化造成组织缺氧，微静脉端新生的毛细血管生长；而在缺氧得到改善时，新生毛细血管生长终止而形成血管瘤。结膜微血管瘤是观察微循环状态的窗口，本身可以不断变化，无须治疗（图4-1-1，图4-1-2）。

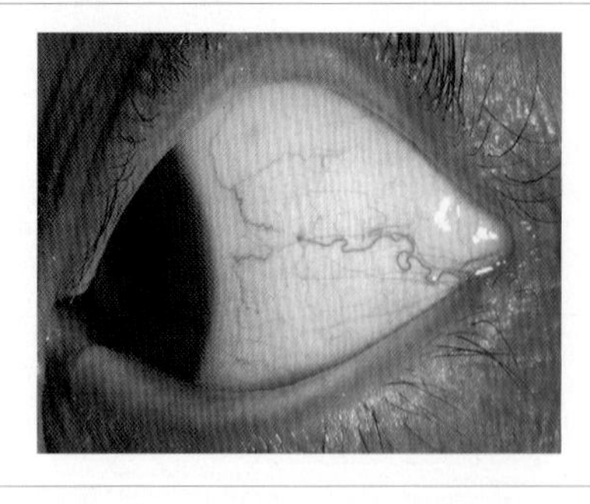

图4-1-1 球结膜微循环改变
结膜表面微血管瘤、毛细血管扩张迂曲。

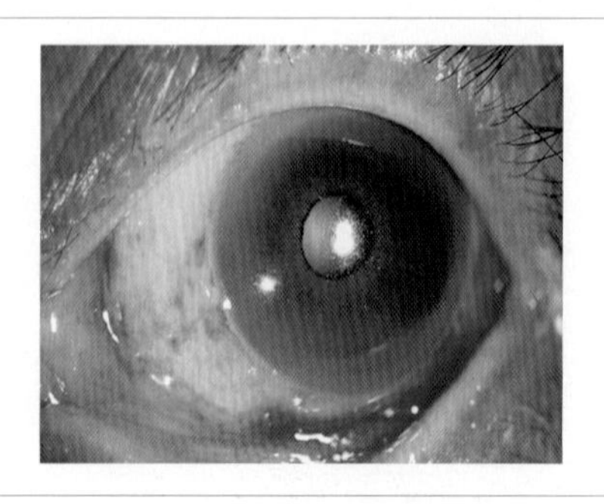

图4-1-2 球结膜出血

## 二 糖尿病的角膜神经和知觉异常

角膜是由三叉神经眼支支配的，角膜神经主要是由来自三叉神经眼支的感觉神经纤维组成，同时也存在少量肾上腺素能和乙酰胆碱能自主神经纤维。神经纤维密集分布于角膜上皮、前弹力层、基质层。角膜神经除具有感觉功能，还具有营养和代谢功能。糖尿病患者角膜知觉减退是由Schwartz 首先发现的，角膜知觉减退是影响角膜上皮病变、干眼症等眼表疾病的主要因素之一。角膜知觉减退与不良的血糖控制、糖尿病周围神经病变和糖尿病性视网膜病变都有相关性。重度糖尿病性视网膜病变患者角膜知觉减退，而轻度和中度糖尿病性视网膜病变出现不同程度的角膜神经纤维束减少和缩短。视网膜光凝治疗糖尿病性视网膜病变时可能会损伤睫状长神经纤维，导致角膜知觉下降。很多研究表明角膜知觉减退是糖尿病全身多发性周围神经病变的一部分。近几年，角膜知觉减退作为糖尿病周围神经病变的一个监测指标成为研究热点之一。以往糖尿病周围神经病变一直缺乏既简便又灵敏的检查方法。共焦显微镜和非接触角膜知觉测量仪的可靠性和非侵入性，为糖尿病周围神经病变提供了可靠评估和测量手段。角膜知觉检查可用于检测糖尿病患者周围神经病变的程度。

糖尿病神经和知觉异常的机制：糖尿病时周围神经病变是主要的合并症，三叉神经既是角膜支配神经又是周围神经的一部分，其在角膜神经分布、形态结构、功能发生改变，神经纤维髓鞘退化变性、变短，神经纤维传导速度变慢，角膜敏感度下降。角膜知觉减退主要会引起瞬目减少，影响泪膜重建，继而导致干眼、泪膜分泌异常。感觉神经的损伤导致角膜营养障碍，引起持续反复的角膜上皮缺损糜烂、角膜溃疡。

## 三 干眼

干眼的发生与眼睑、泪腺、睑板腺、眼表细胞、神经网络功能有关。糖尿病患者可有异物感或没有明显的症状。眼科检查：泪液分泌减少，泪膜稳定性下降，角结膜上皮损伤和缺失（图4–1–3，图4–1–4）。

糖尿病干眼的发病机制：①泪液生成减少：高血糖状态下葡萄糖进入细胞内，激活多元醇通道，使山梨醇在细胞内蓄积，造成胞内渗透压升高，细胞水肿，最终造成副泪腺结构和功能的障碍影响泪液的基础分泌。泪液基础分泌也存在神经调节，高血糖使角结膜感觉神经发生改变，知觉下降，导致副泪腺有效神经冲动不足，影响基础泪液分泌。知觉下降导致眼表面干燥感减退，降低对泪腺的刺激，糖尿病周围神经

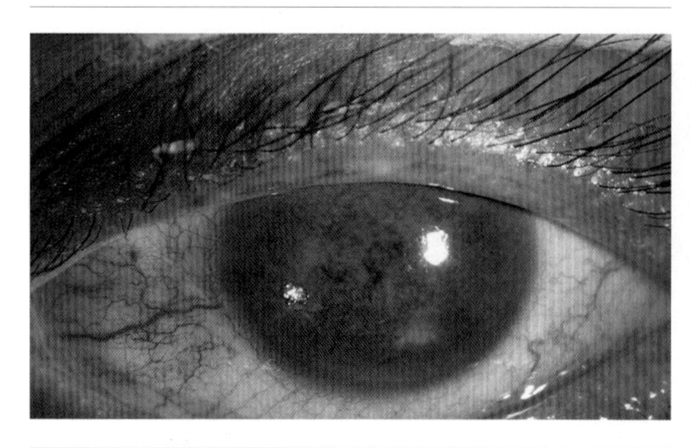

图4-1-3　糖尿病患者干眼表现

结膜充血，角膜弥漫荧光素着色。

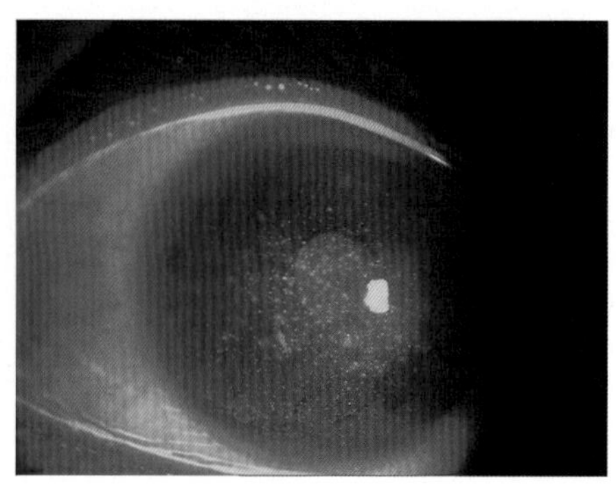

图4-1-4　糖尿病患者干眼表现

角膜弥漫点状着色，干眼症状明显并影响视觉质量。

病变可累及泪腺，使反射性泪液分泌减少。②泪液分布障碍，泪液蒸发增多：三叉神经的眼支支配角膜的感觉，在角膜表面分布着很多神经末梢纤维，故角膜感觉非常敏锐。一旦这些神经纤维受损，就会出现角膜知觉减退，甚至角膜感觉丧失，其结果一方面导致反射性泪液分泌减少，角膜上皮失去润泽和营养，角膜上皮脱落；另一方面瞬目减少，泪膜破坏，并使泪液蒸发增多。③黏蛋白分泌减少使泪膜稳定性下降：糖尿病神经病变时，角膜知觉减退可造成角膜上皮和基底膜异常，角膜上皮脱落，而再生的上皮细胞黏附功能下降，可使角膜上皮进一步缺损和脱落，泪膜破坏。同时杯状细胞和结膜上皮细胞发生鳞状化生，这样，眼表黏蛋白分泌下降，降低角膜表面的亲水性，导致泪膜稳定性进一步下降。其中糖尿病患者角膜知觉明显减退，导致瞬目减少，影响泪膜重建，是影响角膜上皮病变、干眼症等眼表疾病的重要因素。

## 四　糖尿病性角膜病变

Schultz认为，47%～64%的糖尿病患者在其一生中会遭遇角膜病变。糖尿病性角膜病变表现为：反复的上皮糜烂、上皮愈合延迟、持续性上皮缺损、浅点状角膜炎、浅层角膜溃疡、神经营养性角膜溃疡等（图4-1-5，图4-1-6）。糖尿病性角膜病变在病理上表现为上皮基底膜、上皮修复速度、角膜内皮和神经方面的异常。糖尿病性视网膜病变的患者在共聚焦显微镜下的角膜各层细胞密度、内皮细胞变异率及内皮细胞六边形细胞比率均有变化（图4-1-7）。

发病机制：有研究表明糖尿病角膜神经病变是全身神经病变的一部分，目前认为，角膜感觉神经在维持角膜组织，特别是角膜上皮功能和解剖完整性等方面起重要作用。角膜多元醇的各种并发症与角膜神经病变密切相关。随着糖尿病病程的延长，角膜神经水肿、变性、坏死，神经纤维减少。糖尿病角膜的神经病变使其感觉、营养、代谢功能障碍，导致角膜病反复发作且难以治愈。病变的发病机制尚未完全阐明，但大量的实验和临床研究表明多元醇通路的激活与其发病休戚相关。糖尿病患者角膜知觉减退可以造成瞬目降低，引起患者不适，角膜损伤。

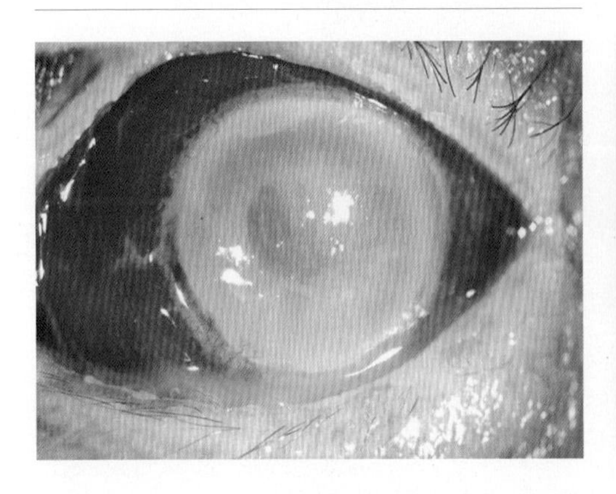

图4-1-5　糖尿病患者角膜改变

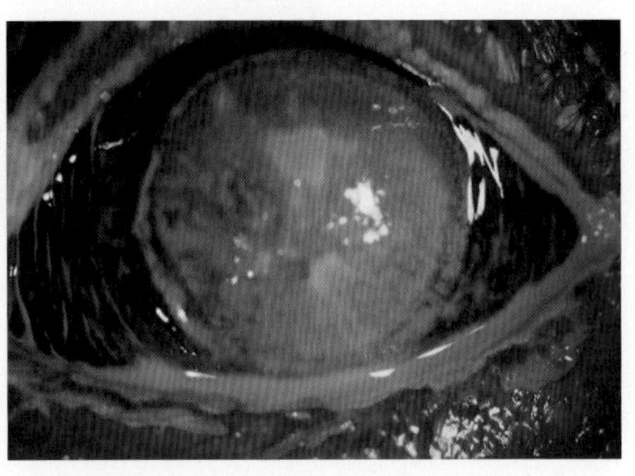

图4-1-6　糖尿病患者角膜荧光素染色

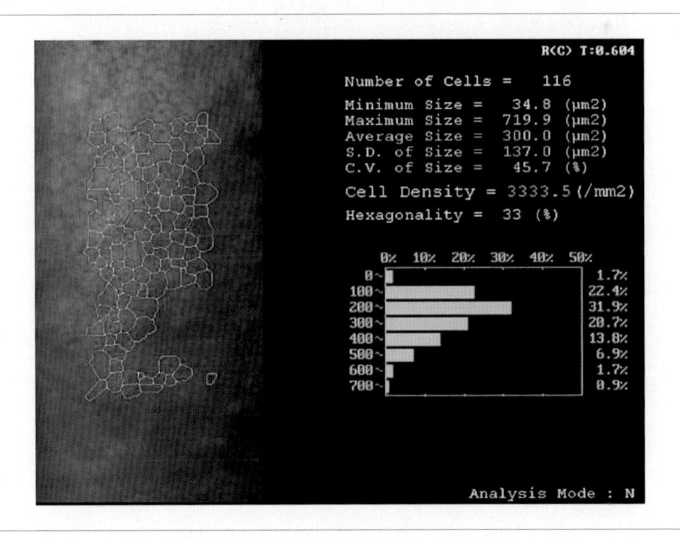


图4-1-7　角膜内皮细胞

内皮细胞大小不均，变异系数增高，角膜内皮六角形细胞占比降低。

## 五 睑板腺功能障碍

糖尿病患者的睑板腺功能障碍临床也可以见到（图4-1-8，图4-1-9），至于是否与糖尿病有直接关系，并没有确切的证据，文献鲜见报道。

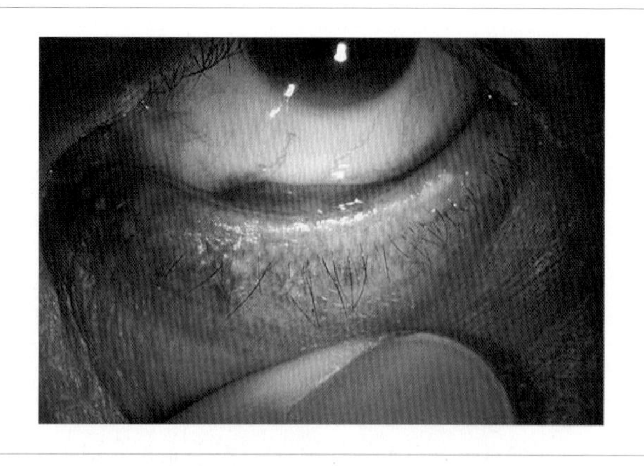

图4-1-8 睑板腺功能障碍

表现为睑缘充血、肥厚，结节样隆起。

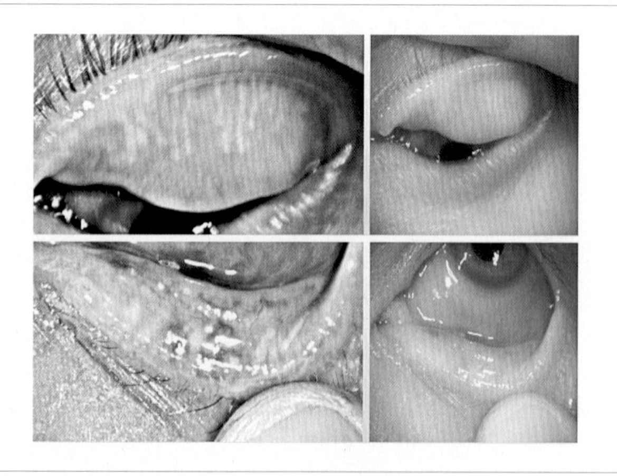

图4-1-9 睑板腺改变

糖尿病患者睑板腺萎缩。

## 六 感染

正常人结膜囊存在微生物，通常为条件致病菌和正常菌群，如表皮葡萄球菌是结膜囊的正常菌群，一般情况下并不引起眼部感染。当菌群失调、免疫力低下或创伤后等条件下才致病，也是医源性交叉感染的重要致病菌。一方面，糖尿病患者长期处于高血糖环境，全身营养情况不良，免疫功能低下，使得病原微生物的感染相对正常人群更为多见。另一方面，糖尿病患者的结膜囊微循环缓慢，泪液量及泪液中抗体、补体及酶功能降低，其机械冲刷及抑制微生物生长的能力下降，也是细菌容易繁殖生长的一个很重要的原因。睑腺炎（内睑腺炎和外睑腺炎）（图4–1–10）主要是葡萄球菌感染所致，在低龄儿童高发，随着年龄增长，免疫力增强发病降低，在成人很少出现。糖尿病患者由于血糖增高，身体抵抗力下降，比同龄人更容易出现此类病症，反过来，如果成人甚至老年人出现睑板腺炎，特别是反复出现应询问是否糖尿病，并作相关检查。

中国白内障患者术前结膜囊培养阳性率为26.03％，主要由革兰阳性球菌（86.40％）、革兰阳性杆菌（8.10％）、革兰阴性杆菌（4.13％）以及革兰阴性球菌（1.37％）构成。革兰阳性球菌主要以表皮葡萄球菌（67.30％）、金黄色葡萄球菌（12.53％）和微球菌（6.98％）为主。陈晗等对388眼增殖性糖尿病性视网膜病变眼疾患者培养出需氧菌172株，阳性率为44.3％。其中革兰阳性球菌约占83.7％。革兰阴性杆菌占16.3％。革兰阳性球菌中最常见菌为表皮葡萄球菌和金黄色葡萄球菌，分别为43.6％和11.6％。革兰阴性杆菌中主要是大肠埃希氏菌和洛菲不动杆菌，各占4.1％和3.5％。糖尿病是内眼手术（包括白内障和玻璃体手术）后发生眼内炎的危险因素，而糖尿病患者由于抵抗力低下，一旦手术感染，其预后更差。

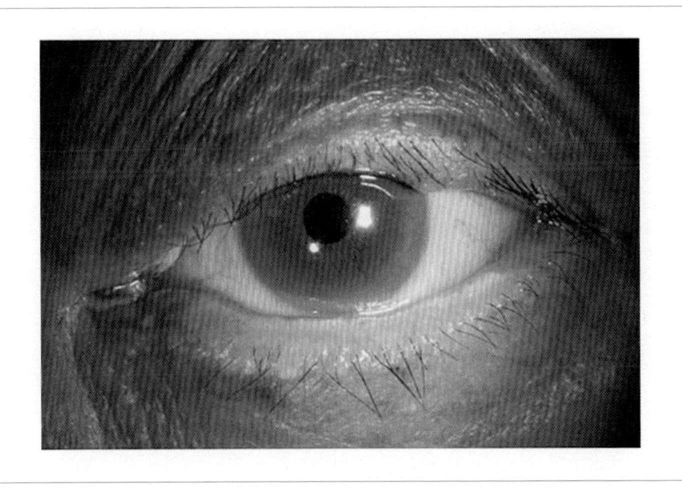

图4–1–10　睑腺炎
糖尿病患者上睑局部隆起充血，毛细血管扩张，压痛。

### 七 屈光异常

血糖增加使晶状体的厚度变化是糖尿病性屈光不正的主要原因。但是，泪膜异常、角膜上皮异常以及血糖及角膜上皮的改变造成角膜曲率的改变也会造成屈光异常或屈光状态的不稳定。

### 八 伤口愈合延迟

各种眼科手术包括角膜移植、白内障、后段手术后，糖尿病患者角膜上皮修复不良、反复糜烂，是导致手术容易感染的原因之一。而白内障超声乳化术可因损伤角膜而使角膜知觉出现更明显的减退。上方切口白内障术后的角膜神经变性少于颞侧切口，与透明角膜切口相比，角膜缘或角膜缘后切口对角膜神经损伤相对较小，也能更好地改善患者症状和视觉质量，更适于对视觉质量要求比较高及愈合困难的糖尿病患者。

## 第二节 糖尿病眼表疾病的预防和治疗

糖尿病患者的理想治疗原则是“早预防、早诊断、早治疗、早达标，综合控制多项代谢异常”。对于预防和治疗糖尿病眼表病变同样具有重要意义。在控制糖尿病的血糖、血脂、高血压以及全身其他并发症的同时，针对糖尿病患者眼表的脆弱性，采取相应的阶梯式保护措施。对于一般性糖尿病的干眼患者，使用人工泪液，适当使用激素等抗炎药物。

糖尿病患者特别强调白内障和玻璃体手术围手术期的保护措施，可以提前用药和强化用药，强调用药少而精，使用必需的药物。眼表损伤严重者需要使用优质眼表保护剂，例如无防腐剂的人工泪液，必要时使用绷带镜和自家血清。绷带镜可以减少绷带包扎遮挡带来的生活不便，增加患者的舒适度，减少患者对疾病严重性的焦虑和痛苦。自家血清由于没有防腐剂的毒性作用，而且血清中含有多种生长因子，有助于角膜上皮损伤的修复。对于严重反复顽固的角结膜病变，治疗效果不佳可以考虑使用自家血清。

胰岛素作为一种蛋白激素，具有促进糖原、脂类及蛋白质合成的作用。近年的大量研究证实，胰岛素还具有抗炎、抗凋亡的重要生物学作用。糖尿病角膜损伤局部应用胰岛素加快上皮愈合，并不依赖降血糖作用，而是胰岛素直接作用于角膜胰岛素受体。

糖尿病患者的白内障手术采用角膜缘后切口对于眼表和神经损伤是保护因素，对于手术患者注意眼表保护并注意伤口愈合延迟和感染发生。糖尿病患者抵抗力差，伤口愈合慢，感染风险增大，糖尿病患者是任何手术感染的危险因素，一旦发生感染，情形严重并且预后较差，应时刻保持高度警惕。一旦怀疑感染应密切观察追踪，及时微生物检测及敏感抗生素治疗，必要时玻璃体手术。

（费文雷）

## 参考文献

[1] 郭鹞，任东青. 微循环学基础与实验方法[M]. 西安：第四军医大学出版社，2005：136.
[2] 李强，于萍. 老年糖尿病微血管并发症[J]. 中华内分泌代谢杂志，2104，30：1027-1030.
[3] 李伶俐，谢建祥，吴锐，等. 血瘀证相关疾病的球结膜微循环临床研究进展[J]. 实用中西医结合临床，2006，6：93-94.
[4] 徐凯蒙，李一壮.2型糖尿病患者角膜知觉减退的研究进展[J]. 国际眼科杂志，2013. 13：1137-1141.
[5] 刘小伟，庞国祥，王铮. 糖尿病患者角膜知觉测定和共焦显微镜观察[J]. 中华眼科杂志，2005，41：920.
[6] 李筱荣，王伟，袁佳琴. 共焦显微镜观察2型糖尿病患者角膜神经分布及形态学特征[J]. 中华眼科杂志，2006，42：896- 900.
[7] 朱奕睿，陈蔚. 糖尿病相关干眼的研究进展[J]. 中华视光学与视觉科学杂志，2014，16：568-572.
[8] 崔乙，徐国兴. 糖尿病患者干眼的研究进展[J]. 国际眼科杂志，2014，14：1062-1065.
[9] 席雷，张琛，赵少贞. 糖尿病性角膜病变的研究进展[J]. 国际眼科纵览，2014，38：9-103.
[10] 马山，孙先勇，张杰，等. 共焦显微镜观察糖尿病性视网膜病变患者角膜细胞的变化[J]. 中国实用眼科杂志，2113，31：1057-1059.

[11] 王晔，周庆军，谢立信. 糖尿病角膜病变发病机制的研究进展[J]. 中华眼科杂志，2014，50：69–72.
[12] 刘晓燕，朱学军. 糖尿病性角膜神经病变的研究进展[J]. 国际眼科杂志，2008，8：1438–1440.
[13] 徐欢欢，程莹莹，赵长霖，等. 中国白内障人群术前结膜囊细菌培养结果的Meta分析[J]. 国际眼科杂志，2014，14：100–102.
[14] 陈晗，于滨，王伟，等. 增殖性糖尿病视网膜病变患者结膜囊需氧菌培养及药物敏感性分析[J]. 中国实用眼科杂志，2005，23：565–570.
[15] 陈小雄，周善璧，蒋袁娟. 胰岛素治疗角膜损伤的研究进展[J]. 眼科研究，2009，27：927–930.
[16] SCHWARTZ DE. Corneal sensitivity in diabetics[J].Arch Ophthalmol，1974，91：174–178.
[17] NIELSEN NV. Corneal sensitivity and vibratory perception in diabetes mellitus[J]. Acta Ophthalmol（Copenh），1978，56：406–411.
[18] SCHULTZ RO，VAN HORN DL，PETERS MA，et al. Diabetic keratopathy[J]. Trans Am Ophthalmol Soc，1981，79：180–199.

05

第五章

# 糖尿病与**白内障**

白内障是世界范围内首要致盲眼病，随着糖尿病发病率的不断增加，糖尿病性白内障（diabetic cataract，DC）已经成为糖尿病眼部并发症中仅次于糖尿病性视网膜病变（DR）的第二大致盲眼病。DC患者眼部情况复杂，多合并DR和/或糖尿病性黄斑水肿（DME）以及糖尿病角膜病变，更易出现白内障术后眼内炎、后发性白内障等手术并发症。因此，认识DC发病机制、临床表现、手术时机的选择以及围手术期注意事项，对于降低术中和术后并发症，最大程度提高DC患者视功能具有重要意义。

## 第一节

# 糖尿病性白内障发病机制

糖尿病性白内障（DC）是一种重要的代谢性白内障，其发病机制复杂，受遗传和环境影响，例如糖基化血红蛋白增加、年龄增长和糖尿病程延长等，其分子生物学机制主要涉及多元醇途径（渗透压学说）、晶状体蛋白质非酶糖基化及氧化应激。近年来，有学者通过小规模全基因组关联分析提出了DC相关基因位点，包括CACNA1C、PPARD、CCDC102A、GBA3、NEDD9、GABRR1/2、RPS6KA2、HSPA8P8、TAC1、GALNTL1和KIAA1671等，它们与调节血糖或白内障形成的机制有关。然而DC发生机制尚无定论，阐明其发病机制以及如何延缓其发生、发展仍然是一个巨大的挑战。

### 一 多元醇-渗透压学说

大量研究表明多元醇途径与DC发病机制密切相关，是DC发生的始动因素。此途径涉及两种关键酶：醛糖还原酶（aldose reductase，AR）和山梨醇脱氢酶（sorbitol dehydrogenase，SDH）。

正常的物质代谢是维持晶状体透明性的基础，房水和玻璃体中葡萄糖和其他糖类通过简单扩散和易化转运进入晶状体，因此房水和玻璃体的葡萄糖浓度可以明显影响晶状体内葡萄糖浓度。在高血糖情况下，晶状体内葡萄糖水平升高使醛糖还原酶（AR）激活，在AR作用下，葡萄糖转化为山梨醇，山梨醇在SDH的催化下进一步生成果糖，当山梨醇生成速度快于被SDH转化为果糖的速度，导致山梨醇在晶状体细胞内堆积。由于山梨醇无法在细胞内通过自由扩散转移，堆积聚集引起晶状体渗透压升高，导致晶状体上皮凋亡，继续加重则使纤维水肿断裂，$Na^{+}$、$Ca^{2+}$浓度升高，$K^{+}$浓度降低；同时谷胱甘肽、ATP、游离氨基酸和小分子蛋白质等部分丧失，影响晶状体正常代谢，出现蛋白质变性，晶状体纤维水肿并退化，形成囊泡、水隙、板层分离等病理改变，最终导致DC形成。

渗透压在1型糖尿病（diabetes mellitus，DM）年轻患者的白内障发展过程中扮演了重要角色，AR受体介导多元醇聚集引起的高渗透压是导致晶状体纤维广泛肿胀的主要原因，也是引起急性白内障的主要病因。Lee等利用转基因技术使糖尿病小鼠不同程度地过度表达AR，发现晶状体混浊程度同晶状体中AR和多元醇水平均成正比。此外同时具有AR过度表达和SDH缺陷的杂交鼠白内障发展程度最高。Reddy等对比AR基因敲除的糖尿病小鼠与普通糖尿病小鼠的晶状体，发现转基因鼠晶状体中多元醇含量明显降低，透明度也与空白对照组小鼠晶状体相近，这说明AR在DC的发生过程中起了重要作用。

## 二 晶状体蛋白质糖基化学说

晚期糖基化终末产物（advanced glycation end-products，AGE）通过非酶促糖基化反应和糖氧化作用产生，包括戊糖苷、精氨酸嘧啶和羧甲基赖氨酸等。蛋白质的非酶糖基化是指机体在无须酶催化的条件下，蛋白质和葡萄糖之间自动发生的缓慢和持久的形成糖基化蛋白的过程。其核心是还原糖醛基与蛋白质中的自由氨基（赖氨酸或精氨酸的$NH_2$或蛋白质分子的N端游离的$NH_2$）发生非酶糖基化反应（Maillard反应），生成含Schif碱基对的中间产物，在经过一系列缓慢的Amadori结构重排后，形成有酮胺结构特征的各种Amadori产物，再经脱水和分子重排后，最终形成有荧光和蛋白质交联特性的各种AGE。晶状体AGE的大量生成使蛋白质产生交联，非可溶性蛋白增多，减低晶状体透明度，同时促进晶状体上皮细胞的纤维样变，从而导致白内障的形成，此外，AGE蓄积还可增加晶状体蛋白的光氧化应激，增加晶状体渗透压和水合作用。

## 三 氧化应激学说

氧化应激发生在DC早期，是晶状体内自由基和氧化剂增加与抗氧化防御能力不足所致。糖尿病患者房水中葡萄糖浓度增加还通过葡萄糖氧化增加晶状体内自由基水平。活性氧（reactive oxygen species，ROS）致使晶状体蛋白氧化、交联聚集，膜脂质过氧化以及晶状体上皮细胞的凋亡，导致白内障形成。有研究显示ROS毒性可以被抗氧化剂中和，如抗坏血酸、维生素E、谷胱甘肽、谷胱甘肽过氧化物酶、超氧化物歧化酶和过氧化氢酶。因此，补充抗氧化剂可能在一定程度上缓解和改善DC。

总之，DC是多元醇途径、非酶糖基化以及氧化应激等多种机制联合作用下造成晶状体混浊的慢性并发症，这些因素互相协同作用还是互为因果关系，依然是未来研究的热点。

## 第二节 糖尿病性白内障临床表现

DC包括两种，一种是真性DC，临床较少见，以中青年患病者发病较多；另一种是合并老年性白内障，其发病率较高，发病较早，进展较快，容易成熟，很难区分DM因素和老年性因素。

真性白内障进展迅速，多发生在血糖没有很好控制的青少年DM，双眼发病，可于数天、数周、数月内成熟，血糖控制不佳时尤为常见。典型表现为双侧，从密集的囊下小空泡开始，这些小空泡可迅速发展成为灰白色斑片状混浊，位于前囊和后囊下皮质浅层，而后迅速发展而全白混浊。DC进展过程中，特征性的病理变化是晶状体皮质迅速发生高度水肿，水隙大量形成，造成晶状体膨胀。

典型的症状与老年性白内障相同，视力减退和视物模糊，对比度丧失，色觉迟钝，视物疲劳、复视和重影，严重者失明。

临床还可能观察到早期急性血糖波动引起的屈光状态变化，多见于DM初期血糖迅速升高时或刚使用胰岛素等强化降血糖治疗致血糖迅速降低时，常见双眼发病。大部分研究观察到血糖剧烈升高时屈光状态向近视漂移，血糖降低时屈光多向远视漂移，但也有少数得出相反结论，部分结果还伴有散光改变。

裂隙灯检查发现DM患者晶状体混浊即可明确诊断。对于合并老年性白内障的糖尿病性白内障，与老年性白内障较难鉴别，只是前者发病较早、进展较快。有学者认为早期糖尿病性白内障较易出现前后囊下弥漫性混浊，而老年性白内障早期多起始于皮质深层，特别是赤道部皮质中出现点状混浊。

# 第三节 糖尿病性白内障手术治疗

迄今为止，抗氧化剂、糖化抑制剂以及钙通道阻滞剂等治疗DC药物的临床疗效不明确，白内障手术仍是治疗DC的唯一有效方法。对于视力下降影响生活或影响眼底检查，妨碍糖尿病性视网膜病变（diabetic retinopathy，DR）诊断和治疗的白内障均需手术治疗。然而，长期持续性高血糖，体内糖、脂肪代谢紊乱导致全身包括眼部一系列病理改变。DM患者眼部病变较非DM患者复杂，多合并DR、糖尿病角膜病变，更易出现白内障术后眼内炎、后发性白内障等手术并发症。因此糖尿病患者白内障围手术期管理、手术时机选择以及术后随访对于保障手术顺利进行，尽可能减少并发症，最大程度提高DM患者视功能至关重要。

## 一 术前评估

术前评估包括全身评估和眼部评估。

### （一）全身评估

白内障手术属于择期手术，术前应对血糖控制以及可能影响手术预后的糖尿病并发症进行全面评估，同时控制血糖和血压，稳定电解质，监测肾功能，确保围手术期全身状态的平稳。术前全身检查包括：空腹血糖、餐后2h血糖、糖化血红蛋白（HbA1c）、血压、血常规、出凝血时间、尿常规、血生化，术前四项（乙肝、丙肝、HIV和梅毒抗体），心电图。对于糖尿病肾病透析患者需要注意电解质和贫血情况。

高血糖是DC发生、发展的重要危险因素，同时增加了DC摘除术后并发症的发生率。DM患者围手术期血糖监控是减少手术并发症的重要措施。目前临床常用的血糖监测指标包括空腹及随机血糖、HbA1c、糖化白蛋白，严重患者接受持续葡萄糖监测。《中国2型糖尿病防治指南（2017年版）》推荐大多数DM患者血糖控制目标为7.8～10.0mmol/L，精细手术应遵循更严格的血糖控制目标（6.1～7.8mmol/L），而对于重症及低血糖风险高危患者可制定个体化血糖控制目标。对于血糖控制较差的糖尿病白内障患者要将血糖稳定在较理想水平，甚至要求在某一水平之下才能手术，临床上往往很难达到，在第八版眼科学教材中特别说明，对高血压病、糖尿病患者要控制血压和血糖，确保可耐受手术，必要时请内科会诊，未再明确具体血糖水平，对防止医患纠纷有较好的作用。但也要特别注意，血糖＞13.9mmol/L时有发生高渗性昏迷和酮症酸中毒的风险。围手术期的正确处理需要眼科医生和糖尿病专科医生之间良好的沟通和协作。

### （二）眼部评估

除裸眼视力、矫正视力、眼内压和裂隙灯检查评估晶状体混浊程度（LOCSIII分级标准）等常规眼科检查外，散瞳眼底检查、眼底照相以及光学相干断层扫描（optical coherence tomography，OCT）对于评估DM患者DR及DME至关重要。此外，视网膜荧光素血管造影及光学相干断层扫描血管成像（OCTA）有助于明确DC患者是否合并增殖型糖尿病性视网膜病变（proliferative diabetic retinopathy，PDR），若术前存在糖尿病性视网膜病变必须高度重视。对于严重白内障、眼底不能窥入的患者，术前需借助B超及视觉电生理等检查进行眼底及视功能的评估。

由于DM患者较非DM患者白内障手术复杂，易感染，伤口愈合延迟，因此需重视外眼、眼表和眼前节的检查，排除面部周围疖肿、睑缘炎、睑板腺炎、泪囊炎、泪小管炎、结膜炎以及虹膜睫状体炎，尽可能避免和减少DM患者白内障术后感染性眼内炎的发生。

高血糖可导致角结膜知觉能力下降，瞬目减少和泪液蒸发增加，从而导致角结膜损害，因此DM患者易发生由泪液异常及泪膜不稳定导致的角结膜损害。术前评估泪液分泌及泪膜稳定性对于了解DM患者眼表情况，向患者解释病情以避免不必要的医患纠纷尤为重要。针对白内障术前干眼严重的DM患者，使用人工泪液可改善眼表状况，有助于减少手术导致DM患者眼表损伤。

DM患者瞳孔不易散大，增加了超声乳化手术难度，因此术前应通过散瞳评估瞳孔大小，确保手术顺利进行。

## 二 白内障手术时机

糖尿病眼病复杂多样，DC患者通常合并DR、DME。一方面DC引起屈光间质混浊，影响DR和DME的诊断和治疗，临床常见DR患者因合并白内障影响眼底检查及激光治疗而导致严重的、难以恢复的视力丧失；另一方面，以往的研究表明白内障手术可能加重DR和DME的发展。因此，辨证认识糖尿病眼病程度（包括DC、DR和DME），选择合适白内障手术时机对最大程度提高糖尿病患者视功能具有重要意义。

对于晶状体混浊严重、术前无法观察眼底的DC患者，应先行白内障摘除手术，术后再对眼底情况进行评估和治疗。对于术前明确合并DR和/或DME的DC患者，白内障手术时机尚存在争议。首先需要明确两个问题：①白内障手术是否加重DR和/或DME？②合并DR和/或DME的患者何时接受白内障手术能够获得最优效果？

白内障手术是否可以导致DM患者DR和/或DME进展尚存在争议。ETDRS研究结果显示白内障手术可以导致DR进展，白内障术前全视网膜光凝可能具有保护作用。然而，最近多项前瞻性研究显示不同的结果，白内障（小切口）手术不会加重不合并DR或仅合并轻、中度非增殖型糖尿病性视网膜病变（non-proliferative diabetic retinopathy，NPDR）DM 患者视网膜病变的进展。Squirell等的研究结果显示，白内障手术未引起有临床意义黄斑水肿（clinical significant macular edema，CSME）的进展。因此，尚无足够证据显示超声乳化白内障手术可以加重DM患者眼底病变的进展，但在临床上，较年轻患者白内障术后DR进展是显而易见的。

Suto等前瞻性研究认为严重NPDR和早期PDR的DC患者在白内障术前3个月接受全视网膜光凝术（pan-retinal photocoagulation，PRP），术后视力优于术前1～3个月接受PRP的患者；张祺等研究认为在眼底光凝术后短期实施白内障手术，有增加黄斑水肿的风险。因此，对于合并PDR的DC患者，PRP3个月后再考虑实施白内障手术可能是最大程度提高患者视功能的最佳时机；如果合并严重白内障或后囊下白内障影响眼底观察，建议先行白内障手术，术后1个月待切口愈合尽快实施PRP或处理DME；对于合并黄斑水肿的白内障患者，可先进行玻璃体腔注药（糖皮质激素抗-VEGF药物）或局灶/格栅样光凝，或于白内障手术同时实施玻璃体腔注药治疗。

## 三 手术及围手术期注意事项

糖尿病患者白内障手术具有特殊性。首先糖尿病患者瞳孔不易散大，虹膜弹性差，手术过程中受到激惹后瞳孔缩小，如果合并虹膜新生血管或房角新生血管患者，术中易出现前房出血。其次，糖尿病患者具有晶状体核较硬、黏、不易劈核等特点，易发生后囊膜破裂等并发症。此外，据报道DM患者角膜内皮细胞丢失、晶状体囊袋皱缩综合征、眼内炎发病率均高于非DM患者。因此，我们需要更加关注DM患者白内障围手术期处理，以期提高手术效果，减少术中及术后并发症。

1. 术前注意事项　术前一天清洗头发和面部，避免伤风感冒、咳嗽等症状。除遵循常规超声乳化白内障吸除术围手术期药物使用规范外，应于术前酌情加用非甾体抗炎药（nonsteroidal anti-inflammatory drug，NSAID），尤其针对中度及以上NPDR或PDR患者，以期抑制眼前节非感染性炎症反应，减少相关并发症发生。

2. 术中注意事项

（1）结膜囊聚维酮碘（povidone-iodine，PVI）消毒　PVI结膜囊消毒是预防白内障感染的有效手段。2013年ESCRS指南以及2017年我国白内障摘除手术后感染性眼内炎防治专家共识建议术前使用5%～10%聚维酮碘消毒结膜囊3min以上。

（2）切口　因糖尿病患者感染性眼内炎患病率较高，因此应采用小切口白内障手术，尽可能避免扩大切口，角膜隧道切口应平整，角巩膜切口较透明角膜切口有更显著的防止眼内感染和促进伤口愈合的效果，术毕确保切口密闭，减少结膜囊内细菌逆流入眼内。

（3）连续环形撕囊　撕囊是整个手术的支点，撕囊之后的所有操作与之密切相关，即使后囊膜破裂甚至经历沉核、捞核的复杂过程，都可以将人工晶状体平稳地植入前囊上、睫状沟内，为最终获得良好视力提供条件。要获得良好的撕囊，通常需要：①眼位必须水平，水平的眼位可保证显微镜操作平面良好的聚焦以及保证撕囊时均匀一致的牵张力大小；②用黏弹剂维持较深的前房深度，是避免放射状撕裂的重要措施；③照明，足够清晰的照明是精细动作的前提；④偏大的放大倍数（8～10倍）可以及时发现问题，纠正错误；⑤尽量不扰动皮质，以免影响分辨囊膜。

糖尿病患者瞳孔常常较小，手术操作熟练者可在较小瞳孔下撕出较理想的撕囊口，对于瞳孔特别小或经验不足者，使用虹膜拉钩或瞳孔开大器是必要的，尽量不用剪开瞳孔括约肌的方式开大瞳孔。

连续环形撕囊直径足够大，最好略大于人工晶状体光学区（intraocular lens，IOL）直径，避免晶状体囊袋收缩或前囊口与IOL间机化造成的透光区缩小，影响眼底检查或玻璃体切除手术操作。

（4）超声乳化　超声乳化过程中需要注意瞳孔大小，小心操作，避免碰触虹膜，造成瞳孔进一步缩小；如瞳孔缩小，可使用1：10 000～1：15 000稀释的肾上腺素，并可借助黏弹剂推注扩大瞳孔，加深前房。DM患者晶状体核较黏、韧，劈核要彻底，藕断丝连在糖尿病患者白内障中是更常见的现象，显著增加了手术时间和并发症的发生，要给予高度警惕；DM患者可能合并角膜内皮细胞功能下降，更容易发生术后角膜水肿，因此术中注意保护角膜内皮。

（5）抽吸皮质 糖尿病患者更容易发生后发性白内障，白内障术中应尽量将皮质抽吸干净，彻底抛光全囊膜，减少晶状体上皮细胞及纤维残留，保持后囊完整，减少术后炎症反应，预防后发性白内障及囊袋皱缩。

（6）人工晶状体植入 由于IOL光学部与周边视网膜产生像差可导致视网膜激光光凝或玻璃体切除手术盲区，因此，DM患者白内障手术可选择光学面较大的IOL，以直径6.0mm或6.5mm为宜。在IOL材质选择方面，由于疏水性IOL表面黏性大，光学区与后囊膜紧密黏附，使晶状体上皮细胞无法向后囊膜迁移，故可优先选择减低后发性白内障发生率的疏水性IOL；因DM患者有填充硅油的可能性，因此，避免使用硅凝胶软性人工晶状体。对于合并DR/DME，糖尿病瞳孔病变的DC患者，慎重选择功能型（多焦点、三焦点）IOL，减少对比敏感度下降以及眩光等不适症状。

（7）密闭切口 术毕密闭手术切口是降低DM患者术后感染性眼内炎的重要措施之一，因此务必确认切口是否密闭，特别是在取下开睑器时，容易导致切口受压。

3. 术后注意事项

（1）术后继续监测血糖，维持血糖、血压稳定，减少术后炎症反应。

（2）DM患者术后常规散瞳检查眼底，特别是术前晶状体混浊影响眼底检查的患者，可疑眼底病变患者术后尽快进行眼底荧光素血管造影和OCT检查以评估DR和DME的严重程度，及时积极治疗视网膜病变。对于PDR患者，术后1个月待切口愈合即进行PRP治疗。

（3）除按照常规超声乳化白内障手术随访时间（术后1周、4周、3个月）外，建议患者根据眼底病变的程度，参照《中国糖尿病性视网膜病变临床诊疗指南（2014年）》酌情增加随访频率。局部抗生素和糖皮质激素滴眼液使用至术后4周，必要时增加人工泪液的使用。糖尿病患者如出现眼红、眼痛、视力下降、流泪、畏光等症状要立即复诊，警惕眼内炎的发生。

（4）术后其他注意事项同非糖尿病患者，例如多休息，避免用力挤眼，避免脏水溅入眼内，避免揉眼，睡觉时戴眼罩，避免外伤。

## 四 白内障围手术期抗VEGF药物和糖皮质激素的使用

尽管Squirrell等研究表明非复杂性白内障超声乳化手术不会加重DR进展，术后DR进展可能归因于疾病自然病程，但是术前合并DME或进展期DR的DC患者，白内障手术并不能让DC患者获得理想术后视力。最近研究表明，围手术期使用玻璃体腔注射抗血管内皮生长因子（vascular endothelial growth factor，VEGF）药物，Tenon氏囊下注射曲安奈德、术后黄斑区格栅样光凝可以明显提高DM患者白内障手术效果。Lanzagorta-Aresti等研究结果显示白内障术中联合玻璃体腔注射抗VEGF药物不仅有利于术后视力提高，并且对DR有一定控制作用。

对于合并白内障与CSME的患者，建议术前12周进行局部/格栅样光凝，待黄斑水肿稳定或好转后再实施白内障手术。对于严重白内障影响局部/格栅样光凝的患者，白内障术中联合玻璃体腔注射抗VEGF药物或糖皮质激素，可有效稳定黄斑水肿。

## 五 有效医患沟通

与常规白内障超声乳化手术相比，DC患者眼部病变及视力损伤具有特殊性，可能合并糖尿病角膜病变、DR、DME或糖尿病性视神经病变等多种眼病，因此术前需综合评估，予患者及家属充分解释病情，告知患者白内障术后视力提高不理想，术中、术后出现多种并发症以及DR和DME进展的可能性。最为重要的是，需要让患者及家属了解白内障术后长期随访的目的和意义。

（崔颖　张良）

## 参考文献

[1] 袁媛，邱霞. 糖尿病性白内障发病机制及治疗研究进展[J]. 转化医学杂志，2014，3（4）：244-256.

[2] 李筱荣，黎晓新，惠延年. 糖尿病眼病[M]. 北京：人民卫生出版社，2010，292-300.

[3] 王朝，刘平，苏胜，等. 糖尿病相关的酶及蛋白质[J]. 现代生物医学进展，2014，14（31）：6180-6182.

[4] 姚克，闫晨曦. 重视糖尿病患者白内障围手术期全程管理[J]. 中华眼科杂志，2019，55（7），481-484.

[5] 中华医学会糖尿病学分会. 中国2型糖尿病防治指南（2017年版）[J]. 中华糖尿病杂志，2018，10（1）：4-67.

[6] 张祺，冯劼，程旭康，等.严重非增殖期糖尿病视网膜病变的白内障手术时机[J].国际眼科杂志，2013，13（1）：92-93.

[7] 中华医学会眼科学分会白内障及人工晶状体学组. 我国白内障摘除手术后感染性眼内

炎防治专家共识（2017）[J]. 中华眼科杂志，2017，53（11）：810–813.

[8] 中华医学会糖尿病学分会视网膜病变学组. 糖尿病视网膜病变防治专家共识[J]. 中华糖尿病杂志，2018，10（4）：241–247.

[9] 中华医学会眼科学会眼底病学组. 中国糖尿病性视网膜病变临床诊疗指南（2014年）[J]. 中华眼科杂志，2014，50（11）：851–865.

[10] CHANG C，ZHANG K，VELUCHAMY A，et al. A genome–wide association study provides new evidence that CACAN1C gene is associated with diabetic cataract[J]. Invest Ophthalmol Vis Sci，2016，57（4）：2246–2250.

[11] LIN HJ，HUANG YC，LIN JM，et al. Novel susceptibility genes associated with diabetic cataract in a Taiwanese population[J]. Ophthalmic Genet，2013，34（1–2）：35–42.

[12] WILSON ME JR，LEVIN AV，TRIVEDI RH，et al. Cataract associated with type–1 diabetes mellitus in the pediatric population [J]. J AAPOS，2007，11（2）：162–165.

[13] LEE AY，CHUNG SK，CHUNG SS. Demonstration that polyol accumulation is responsible for diabetic cataract by the use of transgenic mice expressing the aldose reductase gene in the lens[J]. Proc Natl Acad Sci U S A，1995，92（7）：2780–2784.

[14] REDDY AB，TAMMALI R，MISHRA R，et al. Aldose reductase deficiency protects sugar–induced lens opacification in rats [J]. Chem Biol Interact，2011，191（1–3）：346–350.

[15] HASHIM Z，ZARINA S. Antioxidant markers in human senile and diabetic cataractous lenses[J]. Coll Physicians Surg Pak，2006，16（10）：637–640.

[16] PETERSON SRPETERSON SR，SILVA PA，MURTHA TJ，et al. Cataract surgery in patients with diabetes：management strategies[J]. Semin Ophthalmol，2018，33（1）：75–82.

[17] KACZMARCZYK–SEDLAK I，FOLWARCZNA J，SEDLAK L，et al. Effect of caffeine on biomarkers of oxidative stress in lenses of rats with streptozotocin–induced diabetes[J]. Arch Med Sci，2019，15（4）：1073–1080.

[18] BEEBE DC，HOLEKAMP NM，SHUI YB. Oxidative damage and the prevention of age–related cataracts[J]. Ophthalmic Res，2010，44（3）：155–165.

[19] VINSON JA. Oxidative stress in cataracts[J]. Pathophysiology，2006，13（3）：151–162.

[20] LOU MF. Redox regulation in the lens[J]. Prog Retin Eye Res，2003，22（5）：657–682.

[21] MARITIM AC，SANDERS RA，WATKINS JB 3rd. Diabetes，oxidative stress，and antioxidants：a review[J]. J Biochem Mol Toxicol，2003，17（1）：24–38.

[22] THIAGARAJAN R，MANIKANDAN R. Antioxidants and cataract[J]. Free Radic Res，2013，47（5）：337–345.

[23] YLINEN P，LAINE I，LINDHOLM JM，et al. Poor glycemic control as a risk factor for pseudophakic cystoid macular edema in patients with diabetes[J]. J Cataract Refract Surg，2017，43（11）：1376–1382.

[24] SUTO C，HORI S，KATO S，et al. Effect of perioperative glycemic control in progression of diabetic retinopathy and maculopathy [J]. Arch Ophthalmol，2006，124（1）：38–45.

[25] KATO S，FUKADA Y，HORI S，et al. Influence of phacoemulsification and intraocular lens implantation on the course of diabetic retinopathy[J]. J Cataract Refract Surg，1999，25（6）：788–793.

[26] ZACZEK A, OLIVESTEDT G, ZETTERSTRÖM C. Visual outcome after phacoemulsification and IOL implantation in diabetic patients[J]. Br J Ophthalmol, 1999, 83（9）: 1036-1041.

[27] SHAH AS1, CHEN SH. Cataract surgery and diabetes[J]. Curr Opin Ophthalmol, 2010, 21（1）: 4-9.

[28] KREPLER K1, BIOWSKI R, SCHREY S, et al. Cataract surgery in patients with diabetic retinopathy: visual outcome, progression of diabetic retinopathy, and incidence of diabetic macular oedema[J]. Graefes Arch Clin Exp Ophthalmol, 2002, 240（9）: 735-738.

[29] SQUIRRELL D1, BHOLA R, BUSH J, et al.A prospective, case controlled study of the natural history of diabetic retinopathy and maculopathy after uncomplicated phacoemulsification cataract surgery in patients with type 2 diabetes[J]. Br J Ophthalmol, 2002, 86（5）: 565-571.

[30] SUTO C, KITANO S, HORI S.Optimal timing of cataract surgery and panretinal photocoagulation for diabetic retinopathy[J]. Diabetes Care, 2011, 34（7）: e123.

[31] SUTO C1, HORI S, KATO S. Management of type 2 diabetics requiring panretinal photocoagulation and cataract surgery[J]. J Cataract Refract Surg, 2008, 34（6）: 1001-1006.

[32] TAKAMURA Y, TOMOMATSU T, ARIMURA S, et al. Anterior capsule contraction and flare intensity in the early stages after cataract surgery in eyes with diabetic retinopathy[J]. J Cataract Refract Surg, 2013, 39（5）: 716-721.

[33] SALOWI MA, FLM C, ADNAN TH, et al. The Malaysian cataract surgery registry: risk indicators for posterior capsular rupture [J]. Br J Ophthalmol, 2017, 101（11）: 1466-1470.

[34] WU S, TONG N, PAN L, et al. Retrospective analyses of potential risk factors for posterior capsule opacification after cataract surgery[J]. J Ophthalmol, 2018, 2018（8）: 9089285.

[35] HENDERSON BA, KIM JY, AMENT CS, et al. Clinical pseudophakic cystoid macular edema. risk factors for development and duration after treatment[J]. J Cataract Refract Surg, 2007, 33（9）: 1550-1558.

[36] WANG H, ZHENG J, ZHENG Q, et al. Incidence and risk factors of new onset endotheliitis after cataract surgery[J]. Invest Ophthalmol Vis Sci, 2018, 59（12）: 5210-5216.

[37] JABBARVAND M, HASHEMIAN H, KHODAPARAST M, et al. Endophthalmitis occurring after cataract surgery: outcomes of more than 480 000 cataract surgeries, epidemiologic features, and risk factors[J]. Ophthalmology, 2016, 123（2）: 295-301.

[38] SHAH AS, CHEN SH. Cataract surgery and diabetes[J]. Curr Opin Ophthalmol, 2010, 21（1）: 4-9.

[39] LANZAGORTA-ARESTI A, PALACIOS-POZO E, MENEZO ROZALEN JL, et al. Prevention of vision loss after cataract surgery in diabetic macular edema with intravitreal bevacizumab: a pilot study[J]. Retina, 2009, 29（4）: 530-535.

[40] CHEEMA RA, AL-MUBARAK MM, AMIN YM, et al. Role of combined cataract surgery and intravitreal bevacizumab injection in preventing progression of diabetic retinopathy: prospective randomized study[J]. J Cataract Refract Surg, 2009, 35（1）: 18-25.

06

第六章

# 糖尿病与**青光眼**

糖尿病性视网膜病变是糖尿病常见的微血管并发症，可导致严重的视力丧失，与此同时，青光眼也是糖尿病病人失明的主要原因之一。青光眼是一组以视神经萎缩、视野缺损及视力下降为共同特征的疾病，病理性眼压升高、视神经供血不足是其发病的原发危险因素。近年来有越来越多的研究发现，糖尿病患者发生青光眼的概率明显高于非糖尿病人群。糖尿病和青光眼有共同的危险因素和病理生理基础，因此在进行糖尿病患者的眼底筛查时，不仅要关注糖尿病性视网膜病变，还要关注是否有青光眼的发生。

## 第一节 糖尿病与原发性开角型青光眼

一些大规模的流行病学调查如Blue Mountains eye study、Beaver Dam eye study等发现糖尿病和原发性开角型青光眼（primary open-angle glaucoma，POAG）有正相关，而另一些研究则认为没有相关，因此，糖尿病是否为POAG的危险因素仍存在争议。近年一项对糖尿病患者发生POAG危险性的前瞻性研究的meta分析表明糖尿病患者与非糖尿病人群相比，发生POAG的概率增加36%。

近年对糖尿病性视网膜病变及开角型青光眼病理生理机制的研究表明，糖尿病损害视网膜神经元和胶质细胞的生理功能，从而可能增加视网膜神经节细胞对原发性开角型青光眼的易感性。糖尿病合并POAG患者的视野平均缺损（mean deviation，MD）加重，视神经纤维层厚度变更薄，可能由以下几个原因导致：①2型糖尿病可以导致POAG患者的前房角小梁发生硬化，房水流出阻力增加。②糖尿病对视网膜微血管的改变可以让视网膜神经纤维层对眼压波动的敏感性增高，因此在较低的眼压情况下也可能造成POAG患者视网膜神经纤维层变薄和视野缺损。③糖尿病与POAG可能存在共同的基因基础。

## 第二节

## 糖尿病与原发性闭角型青光眼

原发性闭角型青光眼（primary angle closure glaucoma，PACG）是由于前房角被周边虹膜组织机械性阻塞导致房水流出受阻，造成眼压升高的一类青光眼。糖尿病与原发性闭角型青光眼相关性的研究较少。2型糖尿病和PACG有相似的发病年龄群体，均为中老年人，在此年龄层的患者开始有晶状体混浊的发生。而糖尿病患者晶状体内山梨醇水平增高，导致渗透压升高、晶状体肿胀，使前房变浅，可能增加糖尿病PACG的患病率。另外需要注意的是由于糖尿病患者进行糖尿病性视网膜病变筛查及治疗常需反复散瞳检查，如果患者有浅前房、高危房角的解剖特征，可先进行激光周边虹膜切开术。一项在北爱尔兰的糖尿病性视网膜病变筛查项目发现，与散瞳检查相关的PACG的发生率为1/31 755。

## 第三节

## 糖尿病与新生血管性青光眼

### 一 新生血管性青光眼与糖尿病性视网膜病变的关系

新生血管性青光眼（neovascular glaucoma，NVG）是一组以虹膜和房角新生血管为特征的难治性青光眼，任何能够引起眼后节广泛缺氧或前节局部缺氧的眼部或全身性疾病均可导致NVG的发生，其中糖尿病性视网膜病变和视网膜中央静脉阻塞占到了病因的近70%。2016年在中国一个单中心的十年回顾性研究表明，在310眼NVG中，39.7%由糖尿病性视网膜病变引起，22.9%由视网膜静脉阻塞性疾病引起，其他原因引起的NVG占37.4%。

NVG的发展过程可以分为4期：①虹膜红变前期：此期为眼内组织缺血后产生大量的血管形成因子，包括血管内皮生长因子（vascular endothelial growth factor，

VEGF）、血小板源性生长因子（platelet-derived growth factor，PDGF）、低氧诱导因子（hypoxia-inducible factor，HIF）、成纤维细胞生长因子（fibroblast growth factor，FGF）等。②虹膜新生血管形成/青光眼前期：此期虹膜和房角出现新生血管和纤维血管膜。③开角期新生血管性青光眼：此期纤维血管膜延伸到房角及小梁网表面，房角开放，但已出现眼压升高。④闭角期新生血管性青光眼：此期纤维血管膜收缩，房角周边前粘连形成，房角关闭，瞳孔缘色素膜外翻（图6-3-1）。

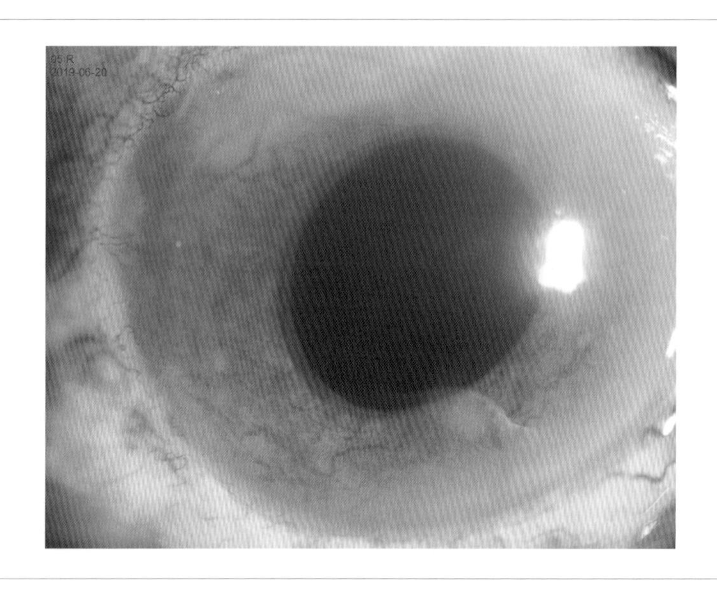

图6-3-1 新生血管性青光眼（闭角期）

可见角膜雾状水肿，瞳孔缘色素膜外翻，虹膜面可见粗大的新生血管。

糖尿病引起的大多数盲都是由于增殖性糖尿病性视网膜病变，只有5%的盲为NVG所致。

## 二 增殖性糖尿病性视网膜病变（proliferative diabetic retinopathy，PDR）玻璃体切割术后NVG的危险因素分析

既往报道，PDR患眼行玻璃体切割手术后NVG的发生率为2.0%～18.0%。作者对广东省人民医院眼科行玻璃体切割手术且随访资料完整的PDR患者301例301只眼进行的回顾性研究发现，301只眼中手术后发生NVG的有12只眼，发生率为4.0%，结果与文献报道相近；58.3%的患眼NVG发生在手术后2～6个月内，因此手术后半年内应该密切随访。

作者的研究结果还显示，PDR玻璃体切割手术后NVG的发生与性别、年龄、糖尿病病程、手术前血肌酐水平及糖化血红蛋白水平等因素不相关，说明全身情况和手术前血糖控制水平不影响PDR玻璃体切割手术后NVG的发生。

以往研究曾发现，PDR患眼玻璃体切割联合晶状体手术后NVG的发生明显增加。其原因主要与晶状体后囊的不完整相关，晶状体后囊–玻璃体前界膜的完整性受到破坏时，血管生长因子和炎症因子可直接作用于虹膜睫状体，诱发新生血管形成。但以上研究中的晶状体手术多为晶状体切除手术，随着玻璃体切割联合晶状体切除手术的减少，现代玻璃体手术多联合白内障超声乳化手术。现代白内障超声乳化手术保留了后囊的完整性，手术创伤小，手术后伤口闭合好。作者的研究结果发现，PDR眼接受单纯玻璃体切割手术与玻璃体切割联合白内障超声乳化手术，手术后NVG发生率比较差异无统计学意义。这在一定程度上说明了玻璃体切割联合白内障超声乳化吸除、人工晶状体植入手术治疗PDR的安全性。

既往有研究提出硅油填充可能降低玻璃体切割手术后NVG的发生率，硅油有可能作为新生血管因子扩散的屏障，阻止眼前节新生血管的发生。作者的研究发现手术后出现NVG的12只眼中亦有2只眼为硅油填充眼，logistic回归分析结果并未发现眼内填充物的选择影响手术后NVG的发生，也未发现硅油填充对手术后NVG的保护作用，可能与观察的样本量较少有关，因此硅油填充对PDR玻璃体切割手术后NVG的影响还需要进一步研究。

多因素logistic回归分析结果显示，手术后视网膜脱离可能是PDR玻璃体切割手术后发生NVG的独立危险因素。视网膜脱离后失去脉络膜的血氧供应，更容易缺血、缺氧并产生大量的血管生成因子。视网膜缺氧严重，即使有完整的晶状体后囊和玻璃体前界膜、甚至硅油也不能完全阻止眼前节新生血管的发生。视网膜脱离的范围越大、时间越长，视网膜缺氧情况越严重，玻璃体切割手术后NVG的发生也越快。

## 三 糖尿病性视网膜病变继发NVG的治疗

NVG的治疗是一个非常棘手的问题，关键是要早期发现虹膜/房角的新生血管并进行早期治疗，一旦发展为NVG则治疗非常困难，疗效也差强人意。

### （一）全视网膜光凝

全视网膜光凝是预防虹膜新生血管和NVG最有效的方法，对眼底荧光血管造影显示广泛毛细血管无灌注区的糖尿病性视网膜病变应进行全视网膜光凝，光凝的不充分或者不及时往往导致治疗的失败，在进行全视网膜光凝治疗后还应该再次进行造影检查，根据造影的结果补充光凝。此外还要积极治疗原发病，控制血糖等全身因素，才能有效地控制NVG的发生。

即使在NVG进入开角期甚至房角部分粘连闭合时，在屈光介质允许的情况下仍应进行全视网膜光凝，以消除新生血管形成的刺激因子。虽然全视网膜光凝不能使粘连的房角重新开放，但可使虹膜新生血管消退，阻止进一步粘连的发生。

### （二）药物治疗

对于NVG的局部降眼压药物治疗，常用的是β受体阻滞剂、α受体激动剂及碳酸酐酶抑制剂，应该避免使用毛果芸香碱等缩瞳药及前列腺素类药物，以免加重炎症及患眼疼痛。

全身降眼压药物方面，可全身应用甘露醇或碳酸酐酶抑制剂，但应注意糖尿病性视网膜病变的患者往往合并有糖尿病肾病、肾功能不全，对这类患者要慎用碳酸酐酶抑制剂和甘露醇，且使用时要密切注意肾功能的变化。此外，还可应用1%阿托品和皮质类固醇滴眼液缓解症状、减轻炎症。

### （三）抗VEGF药物的使用

大量研究表明，VEGF的高表达是NVG新生血管形成的必要条件，抗VEGF药物的诞生为治疗NVG带来了新的手段，改善了NVG的预后，目前国内使用较多的抗VEGF药物有雷珠单抗、康柏西普和阿柏西普。在抗青光眼手术前3～7天进行玻璃体腔注射抗VEGF药物（或同时联合前房注射抗VEGF药物）能够明显降低滤过性手术术中及术后出血的发生率，减少手术并发症，提高手术成功率。

### （四）滤过性手术

晚期NVG出现眼压持续升高及角膜雾状水肿，对视网膜病变的治疗十分困难，而眼部的炎症充血状态以及虹膜和房角密布的新生血管也使抗青光眼手术失败的风险明显增加。

1. 传统的滤过性手术　对NVG患眼实施传统的小梁切除术容易引起术中出血、术后滤过道阻塞及瘢痕化等并发症的发生，因此术前应联合抗VEGF药物眼内注射，手术时要注意控制术中出血，利用各种电烧灼器保持术野干净，术中或术后联合应用抗代谢药物以减轻术后瘢痕形成。

2. 前房引流管植入术　前房引流管植入是治疗NVG的一种应用较广、疗效较好的治疗方式。目前常用的前房引流植入物是Ahmed青光眼引流阀（Ahmed glaucoma

valve，AGV），AGV是具有单向压力敏感性阀门的限制性眼内引流装置，外接硅胶引流管，该阀门在前房压力超过8～10mmHg时开放（图6-3-2）。AGV引流管置于前房或后房，AGV引流盘置于结膜-筋膜下，眼内液体依次经引流管、引流盘、后部滤过泡进入眶周组织间隙，经过毛细血管及淋巴管循环吸收，进而调节控制患者眼压。由于AGV植入所形成的滤过泡是后部滤过泡（在赤道部巩膜面），对球结膜的要求较小梁切除术要低，因此对于PDR玻璃体切割术后发生的NVG可作为首选治疗。

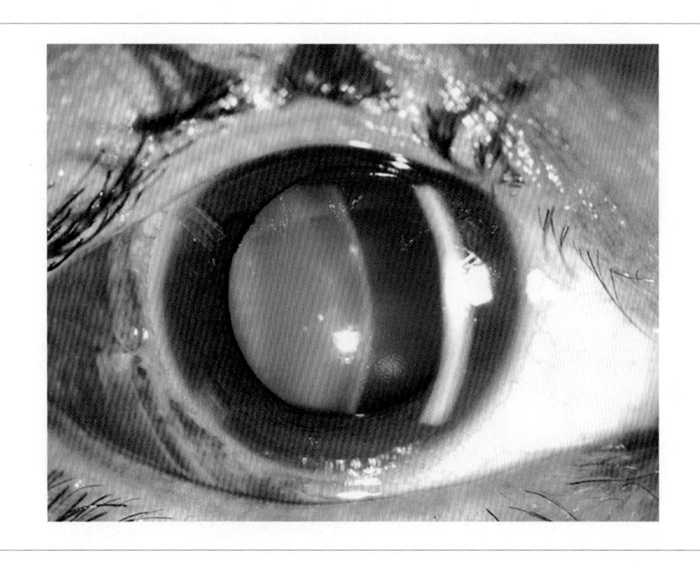

图6-3-2　新生血管性青光眼前房引流管植入术后
眼压控制，角膜透明，颞上方可见引流管内口通畅，虹膜新生血管消退，仍可见瞳孔缘色素膜外翻。

AGV植入术后眼压情况与引流管的通畅程度、滤过泡囊壁的渗透能力及滤过泡表面积密切相关。AGV引流管植入方法主要有巩膜瓣下植入、异体巩膜覆盖植入、巩膜隧道植入等。影响AGV植入手术预后的主要因素为引流盘纤维增生包裹、新生血管形成等，术中联合丝裂霉素抗纤维化治疗及术前进行抗VEGF治疗能增加手术成功率。López Gálvez MI等对30只眼糖尿病性NVG进行了AGV植入术的患者进行了长达4.48年的随访，条件成功率为100%（包括术后需加用局部降眼压药的病例），且所有患眼在术后视力无下降，部分患眼视力有提升。

**（五）睫状体破坏手术**

当晚期或绝对期青光眼用药不能缓解症状、眼压不降时，可考虑施行睫状体破坏手术。常用的睫状体破坏手术有睫状体冷凝术和激光睫状体光凝术，目前临床较常用的是经巩膜的外路睫状体光凝术，该方法操作简单，很少导致眼球萎缩，术后反应较睫状体冷凝轻。

经巩膜睫状体光凝术激光能量经结膜巩膜睫状体，通过热效应破坏睫状体色素上皮、非色素上皮及睫状体基质，使血管凝固坏死，睫状体萎缩，睫状体上皮表面积减少，从而使房水生成减少。此外，经巩膜睫状体光凝术使睫状体色素上皮结构的完整性和屏障功能被破坏，睫状体组织收缩，增加了脉络膜巩膜通道的房水外流。

经巩膜睫状体光凝术治疗位置在角膜缘后1.2～1.5mm，激光光束入射角度垂直于巩膜，激光类型多选择波长1 064nm的Nd：YAG激光和波长810nm的半导体激光，治疗时避开3点和9点角膜缘以免损伤睫状后长动脉。

（曹丹）

## 参考文献

[1] 曹丹，张良，黄中宁，等. 增生型糖尿病性视网膜病变玻璃体切割手术后新生血管性青光眼的危险因素分析[J]. 中华眼底病杂志，2015，31（2）：147-149.

[2] ZHAO YX，CHEN XW. Diabetes and risk of glaucoma: systematic review and a Meta-analysis of prospective cohort studies[J]. International journal of ophthalmology，2017，10（9）：1430-1435.

[3] CAO D，YANG DW，YU HH，et al. Optic nerve head perfusion changes preceding peripapillary retinal nerve fibre layer thinning in preclinical diabetic retinopathy[J]. Clinical & experimental ophthalmology，2019，47（2）：219-225.

[4] LAGAN MA，O'GALLAGHER MK，JOHNSTON SE，et al. Angle closure glaucoma in the Northern Ireland Diabetic Retinopathy Screening Programme[J]. Eye（London，England），2016，30（8）：1091-1093.

[5] LIAO N，LI C，JIANG H，et al. Neovascular glaucoma：a retrospective review from a tertiary center in China[J]. BMC ophthalmolog，2016，16：14.

[6] ZHOU M，XU X，ZHANG X，et al. Clinical outcomes of Ahmed glaucoma valve implantation with or without intravitreal bevacizumab pretreatment for neovascular glaucoma：a systematic review and meta-analysis[J]. Journal of glaucoma，2016，25（7）：551-557.

[7] SANCHEZ-TABERNERO S，JUBERIAS JR，ARTELLS N，et al. Management and systemic implications of diabetic neovascular glaucoma[J]. Ophthalmic research，2019：1-5.

07

第七章

# 糖尿病与**眼肌麻痹**

糖尿病性眼肌麻痹是糖尿病神经病变累及支配眼肌的颅神经所致，是糖尿病三大并发症（视网膜病变、肾病变、神经病变）之一。糖尿病性神经病变以周围神经病变为主，其次为自主神经，颅神经较少（0.75%～1%），其中主要累及动眼神经（Ⅲ）、滑车神经（Ⅳ）、三叉神经（Ⅴ）、展神经（Ⅵ）、面神经（Ⅶ）。相比其他原因所致的颅神经麻痹，动眼神经（Ⅲ）、滑车神经（Ⅳ）及展神经（Ⅵ）麻痹与糖尿病密切相关。

## 第一节 流行病学与发病机制

### 一 流行病学

根据大型的流行病学研究及病例对照研究发现，糖尿病性眼肌麻痹的患病率仅占糖尿病患者的0.32%～0.75%，主要的危险因素包括年龄≥45岁、糖尿病病程≥10年、男性、合并糖尿病性视网膜病变和糖尿病肾病、合并控制不佳血管病变（高血压、冠心病、高脂血症）等。20世纪90年代，由于我国对糖尿病的筛查并不完善，有相当一部分患者是以复视为首发症状而就诊，而最终被确诊为糖尿病性眼肌麻痹及糖尿病，因此，糖尿病性眼肌麻痹也可作为糖尿病患者就诊的首发表现，眼科医生应注意对此类患者进行血糖的检测和糖尿病的筛查，故也有学者认为糖尿病性眼肌麻痹可能与糖尿病的严重程度和病程无关。

对于不明原因的麻痹性斜视患者，医生应高度警惕糖尿病性眼肌麻痹的可能。根据既往研究发现，糖尿病、高血压、高脂血症、心肌缺血等血管病变是眼肌麻痹的独立危险因素，相比于滑车神经和展神经，动眼神经受累常常合并以上多种危险因素。所有原因引起的眼肌麻痹患者中有53.7%～81%合并糖尿病，且糖尿病是多发性和复发性眼肌麻痹的主要原因之一。另外，出现眼肌麻痹的2型糖尿病患者罹患缺血性卒中的风险增加，因此接管此类患者的眼科医生，应叮嘱患者于相关科室（神经内科、心内科）就诊，控制其他缺血性卒中的危险因素。

### 二 发病机制

目前糖尿病神经病变的发病机制并不十分明确，主要包括代谢因素和血管因素。在糖尿病患者神经细胞中，葡萄糖转化为山梨醇和果糖增多，导致细胞内渗透压增高，引起神经细胞肿胀和纤维化，节段性脱髓鞘，可造成周围神经损害，从而出现外周神经麻痹的现象。另外，糖尿病微血管病变可致海绵窦或硬脑膜下营养血管管壁增厚及管腔狭窄，血栓形成或栓塞，从而导致神经营养不良而出现麻痹。除此之外，糖尿病神经病变也是遗传因素、免疫因素、神经生长因子、氧化应激、C肽等多因素共同作用的结果。

## 第二节 临床特点与治疗方案

### 一 临床特点

糖尿病性眼肌麻痹好发于中老年男性，这类患者通常血糖控制不佳，可同时伴有其他糖尿病并发症，另外也应注意询问患者是否合并高血压、冠心病、高脂血症等血管病变病史。糖尿病性眼肌麻痹患者多急性起病，常以复视为主诉就诊，多表现为单侧眼肌麻痹，也可累及双眼或多条眼外肌，累及神经最常见为动眼神经，其次为滑车神经、展神经，也可同时累及多条神经，可伴患侧眼眶周痛、额部疼痛，动眼神经麻痹时该症状更明显，需与痛性眼肌麻痹相鉴别，瞳孔变化并不明显，双眼瞳孔直径相差通常不超过1mm。有文献报道糖尿病性眼肌麻痹约有1/4累及瞳孔。

糖尿病性眼肌麻痹患者经过综合治疗后眼肌麻痹多可缓解。日本的研究数据表明，在各种血管病变（糖尿病、高血压、动脉粥样硬化）引起的眼肌麻痹患者中，90%动眼神经受累者可在6个月内恢复，90%滑车神经受累和60%展神经受累者可在9个月内恢复，但仍有复发倾向。若除糖尿病外，患者仍合并其他危险因素（高血压、高脂血症），恢复时间将会延长。另外若患者头颅核磁共振检查可见异常结构会比头颅核磁共振检查无异常的人群恢复时间延长。

眼科医生在面对糖尿病眼肌麻痹患者时应从病史、全身情况、眼部情况及头颈部情况入手进行病因的鉴别及病情的评估。注重询问患者糖尿病病史、外伤史、鼻咽部疾病、心脑血管疾病等病史，关注血压、血糖、血脂、糖化血红蛋白、肾功能、凝血功能及甲状腺功能，眼部除常规的视力眼压、裂隙灯及眼底检查外，更应重视双眼的瞳孔、眼外肌功能检查、眼睑情况（是否伴有上睑下垂）、眼位（角膜映光、交替遮盖、遮盖去遮盖）、红玻璃试验（确定麻痹肌）、眼球运动（包括主动/被动牵拉试验）、斜视度测定、同视机检查、代偿头位等，完善头颈部彩色多普勒B超、头颅CT或MRI，必要时行CTA、MRA或DSA检查评估头颈部血管情况。眼肌麻痹的鉴别诊断需考虑到Grave's病、重症肌无力、痛性眼肌麻痹、炎性假瘤、鼻咽癌、外伤等其他原因引起的眼肌疾患及动眼神经、外展神经和滑车神经损害。

## 二 治疗方案

对于糖尿病性眼肌麻痹患者首先应进行内科综合治疗，积极控制血糖、血压及血脂。眼科治疗主要以营养神经、扩张血管为主，可使用ATP、肌苷、辅酶A、甲钴胺、维生素$B_1$等营养神经能药物，银杏叶片、血栓通、复方丹参注射液、复方樟柳碱、尼莫同等血管扩张剂，以及鼠神经生长因子等促进神经修复。有研究表明，针灸等物理治疗对糖尿病性眼肌麻痹有效，但其效果仍待进一步大数据的系统评价。另外，静脉输注丙种球蛋白可能对多发颅神经麻痹患者有较好的治疗作用。

# 第三节

# 糖尿病性眼肌麻痹的典型病例

患者，男，53岁。

主诉：右眼无法睁眼，眼球运动受限1周，伴右侧头痛、眼痛。

既往史：2型糖尿病12年，高血压10年。

查体：Vod 0.4（矫正视力1.0），Vos 0.6（矫正视力1.0），Tod 12mmHg，Tos 13mmHg。右眼完全上睑下垂，拉开右眼上睑可见角膜映光：右眼-30°，右眼上转、下转及内转受限（图7-3-1）。双眼角膜透明，前房中深，瞳孔圆，直径3mm，对光反射灵敏，晶状体透明，双眼眼底视盘边界清晰，C/D=0.3，视网膜可见散在微血管瘤和棉绒斑。

辅助检查：糖化血红蛋白9.2%（正常<6.0%），空腹血糖12.2mmol/L，血常规、甲功基本正常。头颅MRI、鼻纤维镜检：未见明显异常。眼底血管造影FFA：双眼静脉期视盘边界清晰，动静脉充盈时间正常，视网膜散在微血管瘤及小片状无灌注区，晚期黄斑轻微荧光渗漏。

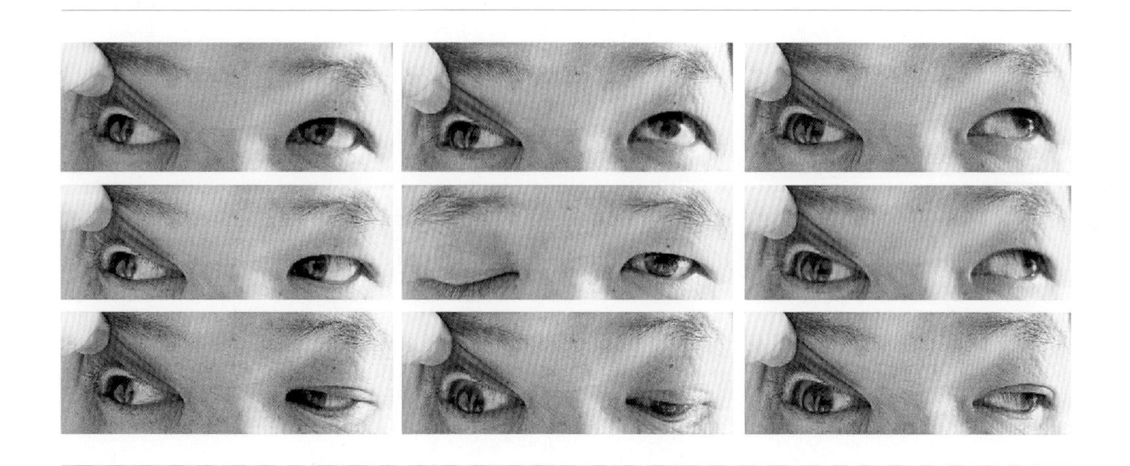

图7-3-1　患者双眼九方位眼位图

诊断：右眼糖尿病性眼外肌麻痹（累及动眼神经），双眼糖尿病性视网膜病变（中度NPDR）

治疗：

1. 胰岛素及口服降糖药控制血糖，空腹血糖可控制在6.0～7.5mmol/L，餐后血糖可控制在8.5～12.5mmol/L。

2. 尼莫同静脉滴注，复方樟柳碱、复方血栓通扩血管治疗。

3. 甲钴胺、维生素$B_1$营养神经治疗。

4. 鼠神经生长因子　肌内注射。

5. 口服羟苯磺酸钙。

9个月后复查，患者右眼上睑睑缘高度同左眼，位于上方角膜缘下2mm，右眼各方向运动到位，余检查同前。患者自诉复视症状明显改善。

（臧思雯）

# 参考文献

[1] 陈建卓，赵莺，朱卓颖，等. 中老年复视与血管病的临床分析[J]. 中国微循环，2008，12（1）：43-43.

[2] 李养军，严宏，王为农，等. 以复视为首发症状的急性眼外肌麻痹病因分析及治疗[J]. 国际眼科杂志，2004，4（6）：1140-1142.

[3] 王巧萍，叶真. 糖尿病性眼肌麻痹临床特点和治疗探讨[J]. 中国实用眼科杂志，2000，18（10）：639.

[4] Park S J，Yang H K，Byun S J，et al. Risk of ischemic stroke after third，fourth，and sixth cranial nerve palsies in type 2 diabetes[J]. J Diabetes，2019，11（5）：379-385.

[5] Watanabe K，Hagura R，Akanuma Y，et al. Characteristics of cranial nerve palsies in diabetic patients[J]. Diabetes Res Clin Pract，1990，10（1）：19-27.

[6] Greco D，Gambina F，Pisciotta M，et al. Clinical characteristics and associated comorbidities in diabetic patients with cranial nerve palsies[J]. J Endocrinol Invest，2012，35（2）：146-149.

[7] Greco D，Gambina F，Maggio F. Ophthalmoplegia in diabetes mellitus：a retrospective study[J]. Acta Diabetol，2009，46（1）：23-26.

[8] Al Kahtani E S，Khandekar R，Al-Rubeaan K，et al. Assessment of the prevalence and risk factors of ophthalmoplegia among diabetic patients in a large national diabetes registry cohort[J]. BMC Ophthalmol，2016，16：118.

[9] Acaroglu G，Akinci A，Zilelioglu O. Retinopathy in patients with diabetic ophthalmoplegia[J]. Ophthalmologica，2008，222（4）：225-228.

[10] Lajmi H，Hmaied W，Ben Jalel W，et al. Oculomotor palsy in diabetics[J]. J Fr Ophtalmol，2018，41（1）：45-49.

[11] Tamhankar M A，Biousse V，Ying G S，et al. Isolated third，fourth，and sixth cranial nerve palsies from presumed microvascular versus other causes：a prospective study[J]. Ophthalmology，2013，120（11）：2264-2269.

[12] Jung J S，Kim D H. Risk factors and prognosis of isolated ischemic third，fourth，or sixth cranial nerve palsies in the Korean population[J]. J Neuroophthalmol，2015，35（1）：37-40.

[13] Al Saleh M，Bosley T M. Microvascular cranial nerve palsies in an Arabic population[J]. J Neuroophthalmol，1999，19（4）：252-256.

[14] Keane J R. Multiple cranial nerve palsies：analysis of 979 cases[J]. Arch Neurol，2005，62（11）：1714-1717.

[15] Jacobson D M. Pupil involvement in patients with diabetes-associated oculomotor nerve palsy[J]. Arch Ophthalmol，1998，116（6）：723-727.

[16] Trigler L，Siatkowski R M，Oster A S，et al. Retinopathy in patients with diabetic ophthalmoplegia[J]. Ophthalmology，2003，110（8）：1545-1550.

[17] Akagi T，Miyamoto K，Kashii S，et al. Cause and prognosis of neurologically isolated third，fourth，or sixth cranial nerve dysfunction in cases of oculomotor palsy[J]. Jpn J Ophthalmol，2008，52（1）：32–35.
[18] Ji M，Qin Y，Zi Y，et al. Acupuncture for ophthalmoplegia：Protocol for a systematic review[J]. Medicine（Baltimore），2018，97（24）：e11065.
[19] Uluduz D，Bozluolcay M，Ince B，et al. Simultaneous multiple cranial nerve neuropathies and intravenous immunoglobulin treatment in diabetes mellitus[J]. Neurol India，2006，54（3）：308–309.

08

第八章

# 糖尿病性**视神经病变**

由于糖代谢的异常，糖尿病可导致全身血管、神经的慢性功能障碍。眼作为一个重要的靶器官，糖尿病除了引起糖尿病性视网膜病变外，相关视神经病变也是不容忽视的一个重要方面。一旦引起视神经的损伤，将产生不可逆的视功能损害。

## 第一节 糖尿病性视神经病变的常见类型

### 一 前段缺血性视神经病变

前段缺血性视神经病变（anterior ischemic optic neuropathy，AION）可分为非动脉炎性AION（NAION）和动脉炎性AION，以NAION多见，占95%。NAION是50岁以上中老年最常见的急性视神经病变，也是仅次于青光眼的第二常见的永久性视神经相关性视力缺损的眼病，主要因供应前部视神经的睫状后短动脉发生急性暂时无灌注或低灌注造成视盘区及部分筛板后视神经缺血缺氧、轴索水肿的筋膜室综合征等改变。

NAION多见于50岁以上的中老年人，但最近发现50岁以下的糖尿病人群也可发生，且50岁以下患NAION比50岁以上患病累及另一眼的概率更高。在美国，每年大约有6 000例NAION新发病例。在白种人中发病率更高，不分男女。而我国NAION年发病率为1：16 000。

当糖尿病性血管病变使睫状后短动脉壁弹性和血流自身调节下降时，可导致毛细血管灌注不足、视神经缺血缺氧、轴浆流动阻滞、视盘水肿，进而使位于小视盘或无生理性视杯的视神经周围的毛细血管受到挤压，造成视神经进一步缺血，形成恶性循环，出现临床上NAION的表现。前部视神经缺血缺氧后继发视网膜神经节细胞损伤变性可能由兴奋性谷氨酸毒性、活性氧、细胞内钙离子超载和细胞凋亡介导产生有毒的环境所致。NAION病理改变可见视网膜神经节细胞（RGC）凋亡和视神经轴突变性。研究表明NAION可以导致视网膜神经纤维层厚度和视盘形态发生改变。

NAION的危险因素包括以下几个方面：

1. 糖尿病　陈婷等研究显示糖尿病是NAION的危险因素，糖尿病发生NAION的风险是非糖尿病患者的4.72倍。糖尿病不仅增加了一眼罹患NAION风险，同时也增加了另一眼患病率，30%～36%的NAION患者并发糖尿病性视网膜病变。持续性高血糖可以导致血管内皮细胞和周细胞损伤、异常血流动力学、血液黏度增高、血管自身调节紊乱、微循环阻塞和微血栓形成以及毛细血管灌注不足，最终引起视神经缺血性损伤。糖尿病增加细胞炎症反应，在高血糖状态下视网膜Muller细胞分泌的VEGF表达上调，造成高血糖环境下视网膜明显肿胀和突出的炎症缺血反应。DM这些改变使视神经易发生低灌注，导致NAION的发生发展。

2. 高血压 长期高血压可以增加终末动脉的血管阻力，继发视盘血流动力学异常和血管自主调节功能紊乱，导致视神经周围血流量减少，进而极易发生视神经供血障碍。

3. 高血脂 虽然高脂血症可促进动脉粥样硬化，增加血液黏度，影响血小板聚集和动脉血液灌注，但是关于高脂血症作为NAION危险因素之一，目前尚无定论。我国学者王润生等研究观察260例非颞动脉炎性前部缺血性视神经病变（NAION）患者的血脂改变，结果显示病变组胆固醇、甘油三酯明显高于对照组，认为高脂血症与前部缺血性视神经病变的发生密切相关。学者杨晖等研究发现236例NAION患者血脂水平较180例正常健康者无显著性差异，认为高血脂水平不是NAION发病的危险因素。

4. 夜间低血压 Hayreh等研究观察到75%的NAION患者多在晨起后发现视力损失，24h动态血压监测表明睫状后短动脉循环不足和视神经灌注减少与夜间低血压现象有关，且夜间低血压与患者睡前口服降压药物和血管自身调节功能失常有关。夜间机体血管活动调节以副交感神经为主，外周血管松弛，外周血压有降低的趋势，在使用药物β受体阻滞剂（口服剂、滴眼剂）、钙通道阻滞剂、血管紧张素转换酶抑制剂等的基础上，夜间血压骤降，会引发睫状后短动脉灌注减少，从而诱发NAION。

5. 阻塞性睡眠呼吸暂停综合征 Mojon等在17位NAION患者中发现阻塞性睡眠呼吸暂停综合征（obstructive sleep apnea syndrome，OSAS）发病率高达71%，认为OSAS可能是NAION的危险因素之一。Palombi等研究提出OSAS在NAION患者中的发生率比正常人高。严重的OSAS患者如一眼患有NAION，无法坚持气道正压通气治疗，另一眼患NAION的概率将增大。可能机制：OSAS是高血压、糖尿病、凝血异常等的独立危险因素。OSAS诱导动脉血压急剧变化（呼吸暂停时血压下降，恢复通气时血压升高）、NO和内皮素不平衡致血管内皮细胞功能失常、促进动脉硬化斑块形成等进一步导致视神经供应血管调节失常，同时呼吸暂停时长期低氧和眼内压增高可对视神经造成直接损害。

6. 眼压变化　视盘周围脉络膜血管和视神经血管是最易受眼压升高影响的脉络膜循环部位。视盘血流的灌注压与眼压呈负相关，任何引起眼压升高的因素都可以降低视盘的血流。眼压升高可使睫状后动脉灌注压突然下降以致血液动力学发生显著异常，进而引起筛板和筛板后区拥挤的小视杯中紧密排列的血管神经组织急性缺血性损害，极易发生梗塞、水肿。

7. 局部解剖因素　97%的NAION患者具有小视盘或无生理性视杯的视盘解剖变异特点，这种视盘被称为“高危视盘”，属于NAION最重要的危险因素之一。视神经临床缺血缺氧代偿期，当视神经通过拥挤的视盘时，轴浆流淤滞于筛板处的视神经纤维中致视盘水肿，水肿的轴索压迫视神经周围毛细血管，进一步加重缺血缺氧，形成恶性循环，诱发NAION。

AION通常表现为单眼急性无痛性视力下降，相对传入性瞳孔功能障碍，与生理盲点相连的特征性绝对或相对视野缺损，伴部分或弥漫视神经水肿和一个或多个视盘旁视网膜火焰状出血，常在晨起后发现。眼底可见视盘色稍淡，或呈节段状或扇形不对称性水肿，当水肿消退后，视盘变苍白。FFA见视盘充盈延缓或缺损，可见视盘上荧光强弱不均，晚期视盘代偿扩张的毛细血管渗漏荧光而呈强荧光。视野表现为与生理盲点相连的上半或下半的弧形视野缺损，可为象限盲或垂直偏盲。

## 二　糖尿病性视盘新生血管

国外鲜有相关糖尿病性视盘新生血管（diabetic neovascularization of the optic disc，DNVD）数据。国内学者丁小燕等研究表明， DNVD的患病率在糖尿病患者中的比例为25.8%；谭叶辉等研究糖尿病性视网膜病变视盘新生血管的临床特征观察显示糖尿病患者发生DNVD的发生率为15.87%，临床上并不少见，并提出其发生与DR分期、病程、空腹血糖和餐后血糖控制水平均相关，应引起临床工作者的高度重视。

研究表明视盘位于脉络膜血管分水岭内，是生理性缺血区域，易受缺血性改变的影响，也是新生血管的好发部位。长期慢性高血糖引起视神经细胞代谢紊乱、氧化应激、视网膜微循环缺血缺氧障碍刺激VEGF、EGF、TGF-β2表达增加等促进视盘新生血管形成。

DNVD危险因素包括以下几个方面：

1. 糖尿病性视网膜病变　许多学者认为在视盘新生血管形成之前，往往有视网膜无灌注区存在。目前大量研究表明DNVD的形成是由于DR引起视网膜的严重缺血、缺氧所致，一般发生在DR基础之上。DNVD常引起玻璃体积血和牵拉性视网膜脱离，导致视力严重丧失，而且进展快，预后差。

2. 糖尿病病程　研究发现DNVD的发生随着糖尿病病程的延长而增加，DNVD的发生与糖尿病病程成正相关关系。

3. 血糖控制水平　谭叶辉等研究发现合并NVD的DR患者往往血糖控制较差，而且随着血糖水平的增高，其DNVD的发生显著增加，DNVD的发生与空腹血糖和餐后2h血糖水平均成正相关。

4. 临床表现　新生血管可见于视盘某一象限或整个视盘或视盘周围1个视盘直径范围内，多位于视盘颞上象限，呈不对称分布，并可延伸至邻近视网膜或伸入玻璃体内。

FFA检查显示新生血管的形态呈点状、斑状、线状、网状、车轮状或海扇状，并可彼此融合成簇，造影早期即见视盘新生血管显影，荧光充盈迅速，常与脉络膜荧光同时出现，中、晚期荧光渗漏明显，形成局部强荧光，常伴有严重的视网膜毛细血管无灌注区。

## 三　糖尿病性视盘病变（DP）

最早Freund在1965年报告了2例糖尿病患者合并视盘水肿，1971年Lubow和Makley在3例1型糖尿病年轻患者发现双眼视盘水肿并命名为“青少年型糖尿病假性视盘水肿”，1980 年 Appen 等报道2例类似病例并首次将此病命名为“糖尿病视盘病变”，认为DP是局部的视盘血管改变，无需治疗。随后Pavan等报道10例、Barr等报道12例类似病例。综上文献，大多数学者认为DP好发于年轻人、和糖尿病史关联、视功能损伤轻的特点可以与传统的NAION区分，具有与NAION完全不同的发病病理过程，是一种独立眼病。近年报道显示DP更多见于2型糖尿病患者。2002年，Vaphiades等报道了1例33岁糖尿病患者的双眼先后出现视盘水肿，无明显的视神经功能损害，诊断为DP。Hayreh等对此诊断提出了质疑，认为这例患者的临床表现完全符合NAION的特征，DP并不应该成为独立的临床诊断。Hayreh在陆续的研究中提出DP不是一个独立的疾病，也不是一个独立的疾病临床表现，而是NAION疾病谱中的轻型或临床亚型。

Barr等报告DP大约占眼科医生所诊治的糖尿病患者的0.4%。近年也有文献指出DP在1型和2型DM中的发生率为1.4%。

目前关于DP的发病机制说法不一。Appen、Pavan等认为DP的发病特点可以与NAION区分，具有与NAION完全不同的发病病理过程，是一种独立眼病；Hayreh则认为DP是视盘缺血的一种形式，类似或等同于NAION，只是NAION的临床亚型或轻型，两者区别仅在于缺血性视神经病变缺血程度更重和累及的视神经纤维更多。Almog和 Goldstein在研究23例无症状性视盘水肿的患者时，发现有糖尿病史的19人中，36%的DP患者后期病情加重最终转变为缺血性视神经病变，认为在一定程度上DP与NAION相关联，DP可能代表AION的进展。

大量研究文献认为DP是糖尿病早期视盘表面及其周围毛细血管微循环障碍造成血管的缺血缺氧及渗漏增加、代谢产物的毒性作用、拥挤视盘处的轴索肿胀引起神经递质轴索传导阻滞形成的，与糖尿病密切相关，而非睫状后短动脉病变的结果。

DP的危险因素有以下几个方面：

1. 血糖控制较差或胰岛素治疗初期血糖急剧下降　Ostri等对2 066例1型糖尿病患者平均随访4.9年，发现5例双侧DP患者3个月内HbA1c最大降幅仅为2.5%，认为血糖控制较差是DP的危险因素之一。Mallika等随后在2012年报道了1例22岁患1型糖尿病的急性DP患者在2天内突发双眼视力下降，经过积极治疗患者的视力初期得到改善，因血糖水平下降速度过快而最终恶化，说明DP进展与血糖短期内控制过快存在关联。许多文献研究也表明糖尿病视盘病变血糖控制良好的患者较血糖控制不佳的患者拥有更好的长期视力预后。

2. 小杯盘比　许多文献指出DP和NAION一样都具有小杯盘比的局部解剖特点。纵观国内外文献报道，笔者发现DP和NAION在临床上的共同点，如眼底视盘水肿和小杯盘比，也有报道DP进展为NAION的文献说明，而尚无NAION发展为DP的报道。如果按Hayreh的观点，DP只是NAION的临床亚型或轻型，那么笔者推测DP小杯盘比的程度比NAION轻，目前国内外尚无相关文献说明。值得注意的是，明显的视盘水肿会影响杯盘比的测量。

DP的眼底表现为视盘对称性轻度或中度水肿，视盘周围有放射状毛细血管扩张。

FFA早期见视盘表层扩张的辐射状毛细血管，随即扩张的毛细血管渗漏荧光，晚期视盘及其周围广泛渗漏强荧光（图8-1-1）。

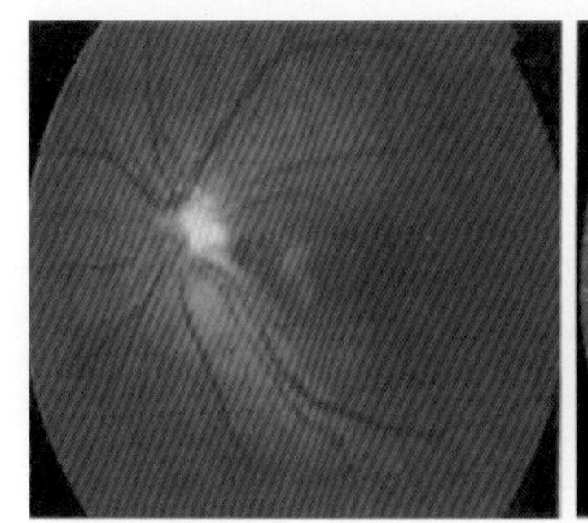
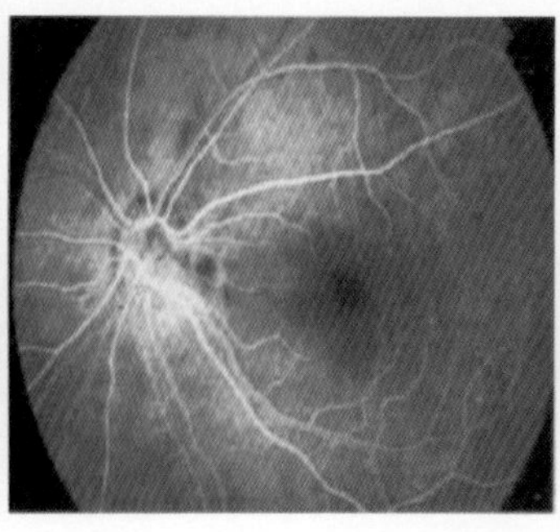
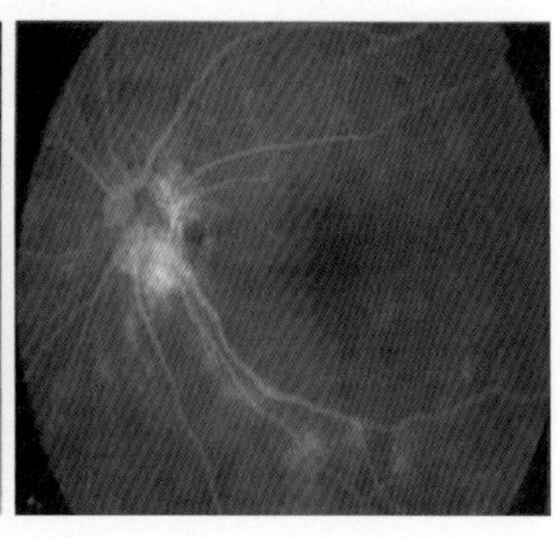

图8-1-1　糖尿病性视盘病变

下方视盘水肿边界不清，FFA 早期视盘毛细血管扩张，晚期弥漫性强荧光［引自：丁小燕、欧杰雄、马红婕：《糖尿病性视神经病变的临床分析》，《中国实用眼科杂志》2005年23期，第1269-1274页。］

视野表现为生理盲点扩大或中心暗点，也可正常。

虽然关于DP和NAION的关系说法尚未一致，但大多数研究学者支持DP和NAION是两种不同的疾病。纵观文献，可以从以下几个方面鉴别DP和NAION：

（1）发病机制　DP是糖尿病早期视盘表面及其周围毛细血管微循环障碍造成血管渗漏和轴索肿胀致神经递质轴索传导阻滞形成的，与糖尿病密切相关。NAION是供应前部视神经的睫状后短动脉发生急性暂时无灌注或低灌注形成的，与各种原因致低灌注疾病如高血压、糖尿病等密切相关。

（2）临床表现　DP：起病隐匿，发病年龄多在50岁以下，一般无明显症状或仅轻微视力下降，常无相对性传入性瞳孔障碍（RAPD），眼底表现以暂时急性单侧或双侧视盘水肿为主要特征，视盘周围血管呈放射状扩张，可合并黄斑水肿或不同时期的糖尿病性视网膜病变，偶伴视网膜内出血、硬性渗出或明显的视盘表面毛细血管扩张改变而无新生血管生成，视野多无明显损害或仅为生理盲点扩大，眼底荧光血管造影检查早期表现为毛细血管扩张导致的毛细血管渗漏，晚期渗漏明显。NAION：起病急，发病年龄多见于50岁以上，视力多严重下降，RAPD阳性，眼底视盘色淡，节段性或扇形水肿，视野表现多样，损害严重，常表现为与生理盲点相连的特征性上半或下半的弧形视野缺损，眼底荧光血管造影表现为不同程度的充盈缺损、延迟或局限性弱荧光，视盘荧光强弱不均，晚期代偿扩张的毛细血管渗漏呈强荧光。

（3）预后　DP往往症状轻微，DP视盘水肿在2～10个月后消退，遗留轻微的视神经萎缩和视野缺损，不需药物治疗即可恢复，预后良好。NAION遗留永久性视力下降，预后差，易发展为视神经萎缩。近来研究显示36%的DP患者后期病情加重最终转变为缺血性视神经病变，在一定程度上DP与NAION相重叠。

因此，临床工作者要提高对DP和NAION两者的认知水平，注意DP有加重并转变为缺血性视神经病变的可能，临床上对待诊断为DP的患者要密切随访，一旦转变为缺血性视神经病变应当积极治疗，防止视神经萎缩。

### 四 Wolfram综合征

各种糖尿病性视神经病变（diabetic opticneuropathy，DON）晚期均可导致视神经萎缩。局限性视神经萎缩视野表现为相应方位视野扇形缺损，全视神经萎缩视野表现为视野向心性缩小。眼底荧光血管造影视盘始终呈弱荧光。

1938年Wolfram和Wagener在青少年糖尿病伴视神经萎缩的患者中首次描述并命名Wolfram综合征。近年研究发现Wolfram综合征是一种与线粒体功能失常有关的常染色体隐性遗传的神经退行性病变，临床上以尿崩症、幼年性糖尿病、视神经萎缩和耳聋为主要表现，其他表现包括尿失禁、共济失调、周围神经病变、精神病、抑郁、智力减退，是不同于糖尿病性视神经萎缩的一种诊断。最近发现，Wolfram综合征的发生与WFS1基因突变有关：正常的WFS1基因编码wolframin蛋白，在大脑和胰腺中都有表达。当突变的WFS1基因编码异常的wolframin蛋白，导致胰岛素分泌减少、胰岛β细胞死亡、视神经变性和其他中枢神经系统神经元异常，共同导致Wolfram综合征。据估计Wolfram综合征流行率为1/770 000，临床少见。Wolfram综合征临床表现多样，目前暂无有效治疗，预后差。

## 第二节 糖尿病性视神经病变与糖尿病性视网膜病变的关系

糖尿病性视网膜病变和糖尿病性视神经病变都是由高血糖引起的并发症，有密不可分的关联：两者病因相同，可以相互促进加快眼底病变的进程，但又不是完全平行，没有绝对的先后因果联系。我国学者丁小燕等对173例321眼0～Ⅴ期糖尿病性视网膜病变患者分析，发现Ⅰ～Ⅲ期DR患者约1/4伴有以视盘水肿为主的视神经损害，而Ⅳ~Ⅴ期DR患者65%以上均有以视盘新生血管为主的视神经异常，可见糖尿病性视神经病变可见于各期DR中，DON发生率随DR严重程度的发展逐渐升高，糖尿病性视网膜病变越严重，发生糖尿病性视神经病变的可能性越大，但两者不平行。彭清等研究发现在合并AION的DR眼的眼底改变常较无AION的眼轻，说明眼底血流量的减少可能对DR的发展起保护或抑制性作用。

1995年Regillo在研究19例2型糖尿病的DP患者中，发现92%DP发生在非增殖期DR，仅2%发生在增殖期DR。Ho Ac观察DP患者在视盘水肿消退后迅速出现视盘新生血管，指出DP可能是糖尿病性视网膜病变进展的征兆。随后2002年Bayraktar等观察到37%的DP患者尚未发生DR，合并DR的患者中，54%的DP发生在DR的非增殖期，8%的DP发生在增殖期，可见在DR各期和无DR的患者均可发生DP ，而DP更多见于DR的非增殖期。Bandello F等则认为无论增殖期还是非增殖期DR，DP均是糖尿病性视网膜病变进展的危险因素之一。Bayraktar等同意Bandello F的观点，同时指出糖尿病病程长且双眼均受累的DP患者是DR进展的显著危险人群。目前关于DR和DP的关联说明文献较少，尚需更多研究文献证实。

NVD在视网膜严重缺血的病理基础上发生，与DR严重程度和分期平行。

## 第三节 治疗与预后

目前尚无特效疗法，强调综合治疗。尽管关于DON确切发病机制尚不明确，但是积极治疗原发病及控制致病危险因素如糖尿病、高血压、高血脂等，仍是控制预防DON的主要关键措施。糖尿病性视神经病变对视力造成的损害在早期及时治疗后可以得到改善或控制，如果不能及时治疗，视神经一旦发生不可逆的萎缩，将会明显损害视力，因此早期识别诊断糖尿病性视神经病变显得尤为重要。我国学者丁小燕等研究发现糖尿病性视神经病变的发病率随糖尿病性视网膜病变的严重程度而有增加趋势，故在糖尿病性视网膜病变的各期都要注意有无合并糖尿病性视神经病变，以便早期及时治疗。研究表明，糖尿病病程越长，DON的发病风险越高，因此对于糖尿病史超过10年的患者应定期检查眼底以便尽早发现DON及 DR。

非动脉炎性前部缺血性视神经病变是一种与多种全身性疾病有关的多因素致病的眼部视神经缺血性病变，首先要严格控制高血压、糖尿病、高脂血症等全身病，其次运用大量血管扩张剂、活血化瘀药及神经营养药物。急性期尽早使用糖皮质激素可以改善视神经的血液供应，减轻视神经炎性水肿及渗出，最大限度减少其并发症的发生。激素使用不宜大量，因有加重全身病的危险，临床上应评估患者全身情况后再决定是否应用。血管扩张及改善微循环的药物如血管紧张素受体拮抗剂、肾上腺素受体阻滞剂、前列腺素类药物，中成药如复方血栓通、复方樟柳碱等，可改善微循环，改善组织缺血缺氧，缓解因缺血造成的视神经功能损害。神经生长因子、维生素B等神经营养药物可修复神经损伤、恢复神经传导功能，用于各种类型DON的治疗。缺血性视神经病变依据视神经缺血的部位和范围而定，有的可保留较好的中心视力，严重的可导致失明。

研究发现血糖短时间内控制过快是导致DP进展的风险因素，因此对于血糖过高的糖尿病患者，降血糖不应过快，应缓慢将血糖降至正常。视杯盘比小的人易发生DP和缺血性视神经病变，因此对于杯盘比小且合并糖尿病的患者应特别注意视神经的检查。糖皮质激素可消除水肿，恢复血-视网膜屏障功能，改善视神经血液供应，可用于治疗各类型视盘水肿较重的DON患者。DP的症状较轻，视神经功能损伤轻，多可自行缓解，一般无须特殊治疗。最近有关于DP的病例报道，曲安奈德或玻璃体腔注射抗血管内皮生长因子VEGF药物治疗DP，对减轻视盘水肿非常有效。二者联合使用对视力快速提高有效，但需进一步研究。目前尚无证据表明玻璃体腔注射抗VEGF药物可改善DP的预后，且抗VEGF治疗价格昂贵，因此对于DP的患者是否应该积极采取抗VEGF治疗尚存在争议。一般DP患者预后良好。

视盘新生血管会造成眼底大出血而使视功能丧失，配合全视网膜激光光凝术可使视盘新生血管萎缩而减少出血失明的危险。对于反复玻璃体积血的患者应考虑行玻璃体切割术。视盘新生血管经全视网膜光凝或玻璃体切除治疗后，一般预后良好，少部分患者可出现视神经萎缩。

（杨晖）

# 参考文献

[1] 王润生，吕沛霖. 高脂血症在前部缺血性视神经病变发病中的作用[J]. 中国实用眼科杂志，2005，23（9）：989-990.

[2] 杨晖，黎健菁，钟毅敏，等. 非动脉炎性前部缺血性视神经病变患者血脂水平分析[J]. 中华眼底病杂志，2010，26（4）：324-327.

[3] 闫洪欣，魏世辉，夏丽萍，等. 非动脉炎性前部缺血性视神经病变患者动态血压分析[J]. 临床和实验医学杂志，2013，12（9）：664-665.

[4] 丁小燕，欧杰雄，马红婕，等. 糖尿病性视神经病变的临床分析[J]. 中国实用眼科杂志，2005，23（12）：1269-1274.

[5] 谭叶辉，吴国基，邵毅，等. 糖尿病性视网膜病变视盘新生血管的临床特征观察[J]. 中华眼底病杂志，2010，26（2）：131-134.

[6] 李瑞峰. 眼科激光治疗概要[M]. 北京：人民卫生出版社，1998：99-130.

[7] 彭清，任佩贤，于秉丽，等. 糖尿病性视网膜病变合并前部缺血性视神经病变的眼底及临床特征[J]. 山西医科大学学报，2004，35（5）：522-524.

[8] 李漫丽，张小猛，王艳丽，等. 糖尿病性视神经病变的FFA诊断价值[J]. 中国实验诊断学，2007，11（2）：217-219.

[9] KERR N M，CHEW S S，DANESH-MEYER H V. Non-arteritic anterior ischaemic optic neuropathy：a review and update[J]. J Clin Neurosci，2009，16（8）：994-1000.

[10] MILLER N R，ARNOLD A C. Current concepts in the diagnosis，pathogenesis and management of nonarteritic anterior ischaemic optic neuropathy[J]. Eye（Lond），2015，29（1）：65-79.

[11] ARNOLD A C，COSTA R M，DUMITRASCU O M. The spectrum of optic disc ischemia in patients younger than 50 years（an Amercian Ophthalmological Society thesis）[J]. Trans Am Ophthalmol Soc，2013，111：93-118.

[12] HAYREH S S，JOOS K M，PODHAJSKY P A，et al. Systemic diseases associated with nonarteritic anterior ischemic optic neuropathy[J]. Am J Ophthalmol，1994，118（6）：766-780.

[13] KAUP M，PLANGE N，AREND K O，et al. Retrobulbar haemodynamics in non-arteritic anterior ischaemic optic neuropathy[J]. Br J Ophthalmol，2006，90（11）：1350-1353.

[14] QUIGLEY H A，MCKINNON S J，ZACK D J，et al. Retrograde axonal transport of BDNF in retinal ganglion cells is blocked by acute IOP elevation in rats[J]. Invest Ophthalmol Vis Sci，2000，41（11）：3460-3466.

[15] SUCHER N J，LIPTON S A，DREYER E B. Molecular basis of glutamate toxicity in retinal ganglion cells[J]. Vision Res，1997，37（24）：3483-3493.

[16] LEVIN L A，CLARK J A，JOHNS L K. Effect of lipid peroxidation inhibition on retinal ganglion cell death[J]. Invest Ophthalmol Vis Sci，1996，37（13）：2744-2749.

[17] JONAS J B，XU L. Optic disc morphology in eyes after nonarteritic anterior ischemic optic neuropathy[J]. Invest Ophthalmol Vis Sci，1993，34（7）：2260–2265.
[18] CHEN T，SONG D，SHAN G，et al. The association between diabetes mellitus and nonarteritic anterior ischemic optic neuropathy：a systematic review and meta–analysis[J]. PLoS One，2013，8（9）：e76653.
[19] LEE M S，GROSSMAN D，ARNOLD A C，et al. Incidence of nonarteritic anterior ischemic optic neuropathy：increased risk among diabetic patients[J]. Ophthalmology，2011，118（5）：959–963.
[20] BERI M，KLUGMAN M R，KOHLER J A，et al. Anterior ischemic optic neuropathy. VII. Incidence of bilaterality and various influencing factors[J]. Ophthalmology，1987，94（8）：1020–1028.
[21] HAYREH S S，ZIMMERMAN M B. Nonarteritic anterior ischemic optic neuropathy：clinical characteristics in diabetic patients versus nondiabetic patients[J]. Ophthalmology，2008，115（10）：1818–1825.
[22] CIULLA T A，AMADOR A G，ZINMAN B. Diabetic retinopathy and diabetic macular edema：pathophysiology，screening，and novel therapies[J]. Diabetes Care，2003，26（9）：2653–2664.
[23] DONG N，LI X，XIAO L，et al. Upregulation of retinal neuronal MCP–1 in the rodent model of diabetic retinopathy and its function in vitro[J]. Invest Ophthalmol Vis Sci，2012，53（12）：7567–7575.
[24] WONG V H，VINGRYS A J，JOBLING A I，et al. Susceptibility of streptozotocin–induced diabetic rat retinal function and ocular blood flow to acute intraocular pressure challenge[J]. Invest Ophthalmol Vis Sci，2013，54（3）：2133–2141.
[25] FEIT–LEICHMAN R A，KINOUCHI R，TAKEDA M，et al. Vascular damage in a mouse model of diabetic retinopathy：relation to neuronal and glial changes[J]. Invest Ophthalmol Vis Sci，2005，46（11）：4281–4287.
[26] STEINBERG D，PARTHASARATHY S，CAREW T E，et al. Beyond cholesterol. Modifications of low–density lipoprotein that increase its atherogenicity[J]. N Engl J Med，1989，320（14）：915–924.
[27] HAYREH S S. Role of nocturnal arterial hypotension in the development of ocular manifestations of systemic arterial hypertension[J]. Curr Opin Ophthalmol，1999，10（6）：474–482.
[28] MOJON D S，HEDGES T R，3rd，EHRENBERG B，et al. Association between sleep apnea syndrome and nonarteritic anterior ischemic optic neuropathy[J]. Arch Ophthalmol，2002，120（5）：601–605.
[29] PALOMBI K，RENARD E，LEVY P，et al. Non–arteritic anterior ischaemic optic neuropathy is nearly systematically associated with obstructive sleep apnoea[J]. Br J Ophthalmol，2006，90（7）：879–882.
[30] APTEL F，KHAYI H，PEPIN J L，et al. Association of nonarteritic ischemic optic neuropathy with obstructive sleep apnea syndrome：consequences for obstructive sleep apnea

screening and treatment[J]. JAMA Ophthalmol，2015，133（7）：797–804.
[31] MOJON D S，MATHIS J，ZULAUF M，et al. Optic neuropathy associated with sleep apnea syndrome[J]. Ophthalmology，1998，105（5）：874–877.
[32] HAYREH S S，BILL A，SPERBER G O. Effects of high intraocular pressure on the glucose metabolism in the retina and optic nerve in old atherosclerotic monkeys[J]. Graefes Arch Clin Exp Ophthalmol，1994，232（12）：745–752.
[33] FREUND M，CARMON A，COHEN A M. papilledema and papillitis in diabetes：report of two cases[J]. Am J Ophthalmol，1965，60：18–20.
[34] LUBOW M，MAKLEY Jr. T A，Pseudopapilledema of juvenile diabetes mellitus[J]. Arch Ophthalmol，1971，85（4）：417–422.
[35] APPEN R E，CHANDRA S R，KLEIN R，et al. Diabetic papillopathy[J]. Am J Ophthalmol，1980，90（2）：203–209.
[36] PAVAN P R，AIELLO L M，WAFAI M Z，et al. Optic disc edema in juvenile–onset diabetes[J]. Arch Ophthalmol，1980，98（12）：2193–2195.
[37] BARR C C，GLASER J S，Blankenship G. Acute disc swelling in juvenile diabetes. Clinical profile and natural history of 12 cases[J]. Arch Ophthalmol，1980，98（12）：2185–2192.
[38] REGILLO C D，BROWN G C，SAVINO P J，et al. Diabetic papillopathy. Patient characteristics and fundus findings[J]. Arch Ophthalmol，1995，113（7）：889–895.
[39] VAPHIADES M S. The disk edema dilemma[J]. Surv Ophthalmol，2002，47（2）：183–188.
[40] HAYREH S S. Diabetic papillopathy and nonarteritic anterior ischemic optic neuropathy[J]. Surv Ophthalmol，2002，47（6）：600–602.
[41] BAYRAKTAR Z，ALACALI N，BAYRAKTAR S. Diabetic papillopathy in type II diabetic patients[J]. Retina，2002，22（6）：752–758.
[42] ALMOG Y，GOLDSTEIN M. Visual outcome in eyes with asymptomatic optic disc edema[J]. J Neuroophthalmol，2003，23（3）：204–207.
[43] OSTRI C，LUND–ANDERSEN H，SANDER B，et al. Bilateral diabetic papillopathy and metabolic control[J]. Ophthalmology，2010，117（11）：2214–2217.
[44] MALLIKA P S，AZIZ S，ASOK T，et al. Severe diabetic papillopathy mimicking non–arteritic anterior ischemic optic neuropathy（NAION）in a young patient[J]. Med J Malaysia，2012，67（2）：228–230.
[45] Diabetes Control and Complications Trial Research Group，NATHAN DM，GENUTH S，et al. The effect of intensive diabetes treatment on the progression of diabetic retinopathy in insulin–dependent diabetes mellitus. The Diabetes Control and Complications Trial[J]. Arch Ophthalmol，1995，113（1）：36–51.
[46] STROM T M，HORTNAGEL K，HOFMANN S，et al. Diabetes insipidus，diabetes mellitus，optic atrophy and deafness（DIDMOAD）caused by mutations in a novel gene（wolframin）coding for a predicted transmembrane protein[J]. Hum Mol Genet，1998，7（13）：2021–2028.

[47] INOUE H, TANIZAWA Y, WASSON J, et al. A gene encoding a transmembrane protein is mutated in patients with diabetes mellitus and optic atrophy (Wolfram syndrome) [J]. Nat Genet, 1998, 20 (2): 143-148.

[48] BOUTZIOS G, LIVADAS S, MARINAKIS E, et al. Endocrine and metabolic aspects of the Wolfram syndrome[J]. Endocrine, 2011, 40 (1): 10-13.

[49] BANDELLO F, MENCHINI F. Diabetic papillopathy as a risk factor for progression of diabetic retinopathy[J]. Retina, 2004, 24 (1): 183-184.

09

第九章

# 抗VEGF药物**在糖尿病眼病的临床应用**

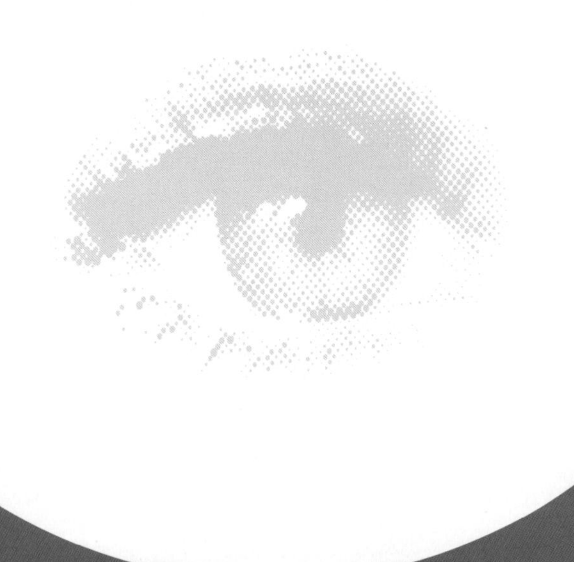

血管内皮生长因子（vascular endothelial growth factor，VEGF）在糖尿病性视网膜病变的进展过程中具有重要的推动作用。增殖型糖尿病性视网膜病变及糖尿病性黄斑水肿患者的玻璃体腔中，VEGF水平均升高。人类VEGF家族成员包括5种：VEGF-A，VEGF-B，VEGF-C，VEGF-D和胎盘生长因子，其中在糖尿病性视网膜病变中起关键作用的是VEGF-A。VEGF-A由胶质细胞、节细胞、内皮细胞和视网膜色素上皮层细胞等所分泌，对血管的生长及神经元的存活具有重要的生理作用。VEGF-A受体有VEGFR-1和VEGFR-2，二者主要表达在血管内皮细胞表面。当VEGF与其受体结合时，可通过酪氨酸蛋白激酶途径将信号传入细胞内，促使血管内皮细胞的增殖与移行，诱导新生血管的形成，同时，VEGF可以显著地增加血管通透性而引起黄斑水肿等。目前，VEGFR-2被认为在VEGF-A所致的病理性血管生长及通透性增加方面扮演关键作用。

## 第一节 抗VEGF药物概述

最早应用于眼部抗VEGF治疗的药物为RNA类制剂——哌加他尼钠（Pegaptanib），可特异性结合VEGF-A165的RNA。目前市面上的抗VEGF药物主要有单克隆抗体［贝伐单抗（Bevacizumab）、雷珠单抗（Ranibizumab）］和融合蛋白［阿柏西普（Aflibercept）、康柏西普（Conbercept）］。

贝伐单抗是一种重组人源性全长的单克隆抗体，具有较大的分子量且半衰期比雷珠单抗长而价格较低，对增殖型糖尿病性视网膜病变的疗效是肯定的，对视网膜及虹膜新生血管的消退具有显著的疗效。

雷珠单抗是可结合VEGF-A所有异构体的克隆抗体片段，半衰期较其他抗VEGF药物短。其缺乏完整单克隆抗体的可结晶片段（Fc段），故分子量较小，理论上具有更好的视网膜穿透能力及无可结晶片段结合受体所致的毒性反应。

阿柏西普是一种大小为115kDa的融合蛋白类抗VEGF药物，其全人源化的特点大大减少了免疫反应的可能。阿柏西普对VEGF-A的亲和力比贝伐单抗或雷珠单抗大约高100倍，且能结合VEGF-A、VEGF-B和胎盘生长因子（PIGF）。

康柏西普是一种和阿柏西普结构类似的重组融合蛋白，其分子质量为142kDa。与阿柏西普不同的是，康柏西普具有VEGF受体的免疫球蛋白样区域（VEGFR-1及VEGFR-2的特定结构域），该结构能提高与VEGF的亲和力。4种抗VEGF药物总结如表9-1-1所示。

表 9-1-1　抗 VEGF 药物信息总结

| | 贝伐单抗 | 雷珠单抗 | 阿柏西普 | 康柏西普 |
|---|---|---|---|---|
| 分子量/kD | 149 | 48 | 115 | 142 |
| 亲和力 | Kd=58pmol/L | Kd=46pmol/L | Kd=0.497pmol/L | Kd=0.1 ~ 0.3pmol/L |
| 结构域 | 93%人源化的单抗，7%鼠源 | 95%人源化的单抗Fab片段，5%鼠源 | 全人源化重组融合蛋白，VEGF R1结合域2+VEGFR2合域3 | 全人源化重组融合蛋白，VEGF R1结合域2+VEGFR2合域3，4 |
| 玻璃体腔内半衰期 | 9.82天（人）<br>4.32天（兔） | 9天（人）<br>2.84天（兔） | 目前无人数据<br>3.63天（兔） | 目前无人数据<br>2.5 ~ 4.2天（兔） |
| 靶点 | VEGF-A | VEGF-A | VEGF-A、VEGF-B、PlGF | VEGF-A、VEGF-B、PlGF |

注：Kd解离常数。

上述抗VEGF药物注射间隔多为1个月左右，而频繁注射可能会导致患者依从性下降等问题，目前抗VEGF药物正向长效制剂方面迈进，新药正逐步上市或在临床研究阶段。

Brolucizumab是临床上最小的人源化单链抗体片段，而单链抗体片段具有体积小、增强的组织穿透性、体内循环快速清除和药物递送特性。目前该药已被美国FDA批准用于治疗湿性老年性黄斑变性，其药效可持续12周甚至更长。其原理是通过抑制血管内皮生长因子抑制异常血管的生长和液体渗漏。目前，该药正用于治疗DME的3期临床研究中，相信不久的将来，该药物也可用于治疗糖尿病性视网膜病变。

Abicipar pegol是一种设计的锚蛋白重复序列（Designed ankyrin repeat

proteins，DARPins），是血管内皮生长因子A（VEGF-A）的拮抗剂，可高效抑制VEGF-A所有相关亚型。其具有分子量小、高效力和半衰期长的特点。该药的临床研究结果表明，每8周或12周对DME患者注射abicipar pegol，即可达到与雷珠单抗相当的功能和解剖学疗效，且注射频率更低，疗效持续时间可达28周。

## 第二节

# 抗VEGF药物的治疗应用

### 一 治疗糖尿病性黄斑水肿（DME）

目前，贝伐单抗、雷珠单抗、阿柏西普及康柏西普均被证明对糖尿病性黄斑水肿具有显著疗效。在美国DRCR.net的一个为期2年的对比阿柏西普、贝伐单抗及雷珠单抗在累及黄斑中心的DME随机临床对照研究中，3种药物各自的有效性是肯定的。该研究的患者随机入组，第一年每4周进行一次玻璃体腔抗VEGF治疗，第二年则视患者病程而调整至4～16周一次。其视力变化结果如图9-2-1所示，可知在104周的

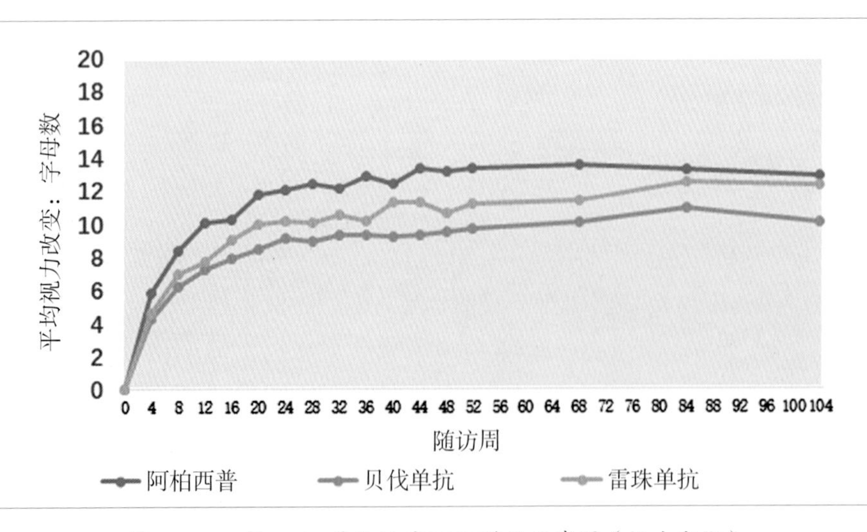


图9-2-1　抗VEGF药物治疗DME随访观察图（视力变化）

[引自：Wells J A, Glassman A R and Ayala A R, "Aflibercept, Bevacizumab, or Ranibizumab for diabetic macular edema two-year results from a comparative effectiveness randomized clinical trial", *Ophthalmology*123, no. 6（2016）：1351-1359.]

随访终点，各组患者视力均明显提高。此外，在随访终点对比阿柏西普与贝伐单抗、阿柏西普和雷珠单抗、雷珠单抗和贝伐单抗的疗效差异，其P值分别为0.02、0.047及0.11，故对长期治疗而言，阿柏西普及雷珠单抗疗效优于贝伐单抗。

就OCT上黄斑中心区视网膜厚度（CSF thickness）而言，在使用3种抗VEGF药物后均显著下降，对比阿柏西普与贝伐单抗、阿柏西普和雷珠单抗、雷珠单抗和贝伐单抗的疗效差异，其P值分别为<0.001、0.008及0.001，故阿柏西普优于雷珠单抗、雷珠单抗优于贝伐单抗（图9-2-2）。

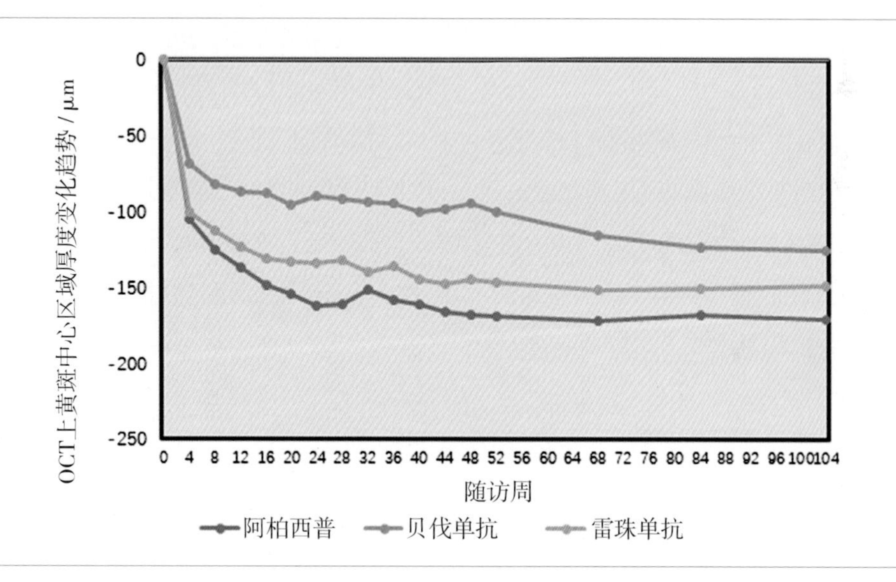


图9-2-2 抗VEGF药物治疗DME随访观察图（OCT变化）

［引自：Wells J A, Glassman A R and Ayala A R,“Aflibercept, Bevacizumab, or Ranibizumab for diabetic macular edema two-year results from a comparative effectiveness randomized clinical trial”, *Ophthalmology*123, no. 6（2016）: 1351-1359.］

对于视力低于20/50的DME患者，在2年的随访终点时，阿柏西普对视力的疗效对比贝伐单抗有统计学意义（$P$=0.01），而对比雷珠单抗则无统计学差异（$P$=0.19）。但是，在一年随访点时，阿柏西普的疗效明显优于其他二者，故对于初始视力较差（低于20/50）的DME患者，抗VEGF药物可首选融合蛋白类药物。而对于视力在20/32～20/40间的患者，3种药物的疗效差异并无统计学意义。

由表9-1-1可知，康柏西普是4种药物中亲和力最高的，结合VEGF靶点最多，并且是100%人源化蛋白，避免了鼠源化蛋白的免疫风险，其对于DME的疗效也是肯定的。研究发现，康柏西普玻璃体腔注射（1+PRN方案，平均5.6±0.8针）在12月随访终点，最佳矫正视力能显著地提高9.7±4.5字母，而且，单独使用康柏西普与康柏西普联合标准视网膜激光光凝治疗，二者疗效并无统计学差异。

## 二 抗VEGF药物在增殖型糖尿病性视网膜病变中的应用

贝伐单抗作为全视网膜激光光凝（PRP）的辅助治疗或单独应用于PDR的治疗有一定的疗效。临床研究Protocol S是一项对高风险、未经治疗的PDR患者随机分组，一组每4周接受一次0.5mg雷珠单抗注射，另一组在1～3次随访中完成PRP。在2年的随访期内，雷珠单抗组就视力改善而言并不差于PRP组，同时雷珠单抗组发生DME、周边视野缺损及需玻璃体切割术的概率较低。CLARITY是对比低危及高危PDR患者接受2.0mg阿柏西或者PRP的一项随机对照临床试验，该研究并未包括DME患者。阿柏西普组患者每4周需接受一次玻璃体腔注射治疗，连续4次，4次后视患者情况按需注射，52周时为随访终点。在52周时，PRP组约有29%患者（30例）进展为DME，而阿柏西普组的为11%（12例）。阿柏西普组对新生血管的消退和抑制DME的发生具有更好的效果。

## 三 抗VEGF治疗在玻璃体出血的应用

玻璃体腔出血患者使用抗VEGF药物可以达到减少手术需求及缩短积血的吸收时间。在一个病例对照研究中，接受贝伐单抗治疗的玻璃体积血患者中的10%最终需要行玻璃体切割术，而观察组则为40%。此外，该研究表明，贝伐单抗组的玻璃体积血吸收时间为11.9±9.5周，而对照组为18±12.7周，差别具有统计学意义。在对糖尿病性视网膜病变玻璃体腔出血的另一个临床研究中，研究人员对比玻璃体腔注射0.5mg雷珠单抗及等体积的生理盐水以探究抗VEGF的疗效。结果表明，抗VEGF组具有更低的玻璃体腔出血复发率，视力改善更多，更利于完成全视网膜光凝治疗。

## 四 抗VEGF药物在新生血管性青光眼治疗中的作用

新生血管性青光眼可以是增殖型糖尿病性视网膜病变的并发症之一。玻璃体腔注射贝伐单抗具有使虹膜及房角新生血管消退的效果进而达到降眼压的作用。有研究表明，贝伐单抗玻璃体腔注射可有效减少新生血管性青光眼患者的手术需求。此外，玻璃体腔注射贝伐单抗联合全视网膜光凝能显著地促使新生血管消退，降低眼压。

### 五 抗VEGF药物在玻璃体切割术前的应用

需行玻璃体切割术的PDR患者术前玻璃体腔注射雷珠单抗、康柏西普或阿柏西普可以缩短手术时间，减少术中并发症，减少术后玻璃体积血，同时能显著提高术后视力。术前使用该类药物，需要适当的时间才能起上述作用，间隔太短则不能有效消退新生血管而无法达到辅助手术的作用，而间隔太长（平均13天）则可导致纤维血管膜收缩牵拉，可能发生牵拉性视网膜脱离。在随访期的第6个月时，玻璃体切割术前5～10天接受玻璃体腔注射贝伐单抗对比术前1～3天接受者能显著提高视力且手术并发症更少。

## 第三节 抗VEGF药物的安全性与不良反应

研究表明，目前发现抗VEGF药物在治疗糖尿病性视网膜病变的应用过程中所发生的不良反应并不常见，尽管玻璃体腔注射该类药物可引起局部及全身的不良反应。

### 一 眼球局部的不良反应

1. 眼内炎　玻璃体腔注射有导致眼内炎的风险。有meta分析表明，在105 536例玻璃体腔注射抗VEGF药物的患者中，52例发生了眼内炎，发生率约为0.049%。此外，该报告发现链球菌为主要致病菌。虽然发生眼内炎的概率并不高，但是大多数接受抗VEGF治疗的患者需重复注射，其累积风险在2年时间内可达1%。由于在调配、分装的过程中有污染的可能，故预装的注射剂更具安全性。

2. 孔源性视网膜脱离　孔源性视网膜脱离是玻璃体腔注射过程中罕见的并发症，可能的原因包括视网膜的直接损伤或者玻璃体液的变化所致的玻璃体后脱离进而导致视网膜脱离。在一个多中心的病例系列研究中，孔源性视网膜脱离的发生率并不高，约为0.013%（5/35 942），均在术后2～6天内发生。

3. 眼压升高　注射抗VEGF药物后，对短期及长期的眼压升高均可造成影响。Lee等在对65眼进行注射前后的眼压及眼球平均灌注压进行研究分析后发现，注射前平均眼压为16.66±3.50mmHg，注射后马上上升到43.81±9.69mmHg，30min后则下降至17.57±4.44mmHg，1天后则是15.00±4.21mmHg，而1周后则是15.90±3.63mmHg。眼球平均灌注压的变化趋势随眼压升高而降低，故玻璃体腔注射会造成一过性的眼压升高及血流灌注压降低，但很快恢复至基线水平。一般认为，早期的眼压升高是因为注射后眼内容积的改变所致。这种眼压的急性上升一般对健康的眼球不会造成损害，但对青光眼患者的处理需谨慎，推荐采取相应降眼压措施。对于眼压持续升高的患者，其存在的危险因素包括：青光眼史、糖皮质激素用药史、增加注射次数等。此类患者，需警惕眼压的变化，及时检测及控制眼压以防止对视力造成损害。

4. 其他眼部不良反应　目前有研究发现，PDR患者术前使用贝伐单抗会增加眼底纤维增殖。在血管增殖过程被阻断之后，促进纤维增殖的活动反而增强了，该观点被认为是此现象的原因。同时，也要认识到生理状态下，VEGF对神经元具有保护作用，而长期抑制VEGF的作用可引起视网膜神经退行性改变。

## 二　全身性不良反应

在使用抗VEGF药物治疗肿瘤的研究中，发现不良反应有高血压、动静脉血栓栓塞、心肌缺血、出血等。目前多个随机临床试验及meta分析均未发现玻璃体腔注射抗VEGF药物造成的全身症状。然而，上述研究选择的人群并未包括卒中史或心梗史的患者。在一个有卒中高风险的患者研究中，接受玻璃体腔注射雷珠单抗的患者对比对照组，有更高的卒中风险。当长期、每月接受玻璃体腔抗VEGF治疗时，全身性不良反应的概率可能会增加。如每月接受阿柏西普2mg或雷珠单抗 0.5mg，持续24个月的患者，比激光治疗组有更高的脑血管意外发生的风险。

（曾运考　张良）

# 参考文献

[1] FUNATSU H，YAMASHITA H，IKEDA T，et al. Vitreous levels of interleukin-6 and vascular endothelial growth factor are related to diabetic macular edema[J]. Ophthalmology，2003，110（9）：1690-1696.

[2] GUPTA N，MANSOOR S，SHARMA A，et al. Diabetic retinopathy and vegf[J]. The Open Ophthalmology Journal，2013，7（1）：4-10.

[3] OLSSON A，DIMBERG A，KREUGER J，et al. Vegf receptor signalling ? In control of vascular function[J]. Nature Reviews Molecular Cell Biology，2006，7（5）：359-371.

[4] AVERY R L，PEARLMAN J，PIERAMICI D J，et al. Intravitreal bevacizumab（avastin）in the treatment of proliferative diabetic retinopathy[J]. Ophthalmology，2006，113（10）：1695-1705.

[5] HUSSAIN N，GHANEKAR Y，KAUR I. The future implications and indications of anti-vascular endothelial growth factor therapy in ophthalmic practice[J]. Indian Journal of Ophthalmology，2007，55（6）：445.

[6] DE OLIVEIRA DIAS J R，DE ANDRADE G C，NOVAIS E A，et al. Fusion proteins for treatment of retinal diseases：a flibercept，ziv-aflibercept，and conbercept[J]. International Journal of Retina and Vitreous，2016，2：3.

[7] HOLASH J，DAVIS S，PAPADOPOULOS N，et al. Vegf-trap：a vegf blocker with potent antitumor effects[J]. Proceedings of the National Academy of Sciences of the United States of America，2002，99（17）：11393-11398.

[8] PAPADOPOULOS N J，MARTIN J H，RUAN Q，et al. Binding and neutralization of vascular endothelial growth factor（vegf）and related ligands by vegf trap，ranibizumab and bevacizumab[J]. Angiogenesis，2012，15（2）：171-185.

[9] SCHMIDTERFURTH U，KAISER P K，KOROBELNIK J F，et al. Intravitreal aflibercept injection for neovascular age-related macular degeneration：ninety-six-week results of the view studies[J]. Ophthalmology，2014，121（1）：193-201.

[10] KROHNE T U，ETER N，HOLZ F G，et al. Intraocular pharmacokinetics of bevacizumab after a single intravitreal injection in humans[J]. American Journal of Ophthalmology，2008，146（4）：508-512.

[11] BAKRI S J，SNYDER M R，REID J M，et al. Pharmacokinetics of intravitreal bevacizumab（avastin）[J]. Ophthalmology，2007，114（5）：855-859.

[12] XU L，LU T，TUOMI L，et al. Pharmacokinetics of ranibizumab in patients with neovascular age-related macular degeneration：a population approach[J]. Investigative Ophthalmology & Visual Science，2013，54（3）：1616-1624.

[13] BAKRI S J，SNYDER M R，REID J M，et al. Pharmacokinetics of intravitreal ranibizumab（lucentis）[J]. Ophthalmology，2007，114（12）：2179-2182.

[14] PARK S J，OH J，KIM Y K，et al. Intraocular pharmacokinetics of intravitreal vascular endothelial growth factor-trap in a rabbit model[J]. Eye，2015，29（4）：561-568.

[15] LI H，LEI N，ZHANG M，et al. Pharmacokinetics of a long-lasting anti-vegf fusion

protein in rabbit[J]. Experimental Eye Research, 2012, 97(1): 154-159.

[16] WELLS J A, GLASSMAN A R, AYALA A R, et al. Aflibercept, bevacizumab, or ranibizumab for diabetic macular edema two-year results from a comparative effectiveness randomized clinical trial[J]. Ophthalmology, 2016, 123(6): 1351-1359.

[17] XU Y, RONG A, BI Y, et al. Intravitreal conbercept injection with and without grid laser photocoagulation in the treatment of diffuse diabetic macular edema in real-life clinical practice[J]. Journal of Ophthalmology, 2016, 2016: 2143082.

[18] SIMUNOVIC M P, MABERLEY D. Anti-vascular endothelial growth factor therapy for proliferative diabetic retinopathy: a systematic review and meta-analysis[J]. Retina-the Journal of Retinal and Vitreous Diseases, 2015, 35(10): 1931-1942.

[19] GROSS J G, GLASSMAN A R, JAMPOL L M, et al. Panretinal photocoagulation vs intravitreous ranibizumab for proliferative diabetic retinopathy: a randomized clinical trial[J]. JAMA, 2015, 314(20): 2137-2146.

[20] SIVAPRASAD S, PREVOST A T, VASCONCELOS J C, et al. Clinical efficacy of intravitreal aflibercept versus panretinal photocoagulation for best corrected visual acuity in patients with proliferative diabetic retinopathy at 52 weeks (clarity): a multicentre, single-blinded, randomised, controlled, phase 2b, non-inferiority trial[J]. The Lancet, 2017, 389(10085): 2193-2203.

[21] HUANG Y-H, YEH P-T, CHEN M-S, et al. Intravitreal bevacizumab and panretinal photocoagulation for proliferative diabetic retinopathy associated with vitreous hemorrhage[J]. Retina, 2009, 29(8): 1134-1140.

[22] EHLERS J P, SPIRN M J, LAM A, et al. Combination intravitreal bevacizumab/panretinal photocoagulation versus panretinal photocoagulation alone in the treatment of neovascular glaucoma[J]. Retina-the Journal of Retinal and Vitreous Diseases, 2008, 28(5): 696-702.

[23] ZHANG Z, LIU H, MOTA S E H, et al. Vitrectomy with or without preoperative intravitreal bevacizumab for proliferative diabetic retinopathy: a meta-analysis of randomized controlled trials[J]. American Journal of Ophthalmology, 2013, 156(1): 106.

[24] ZHAO L, ZHU H, ZHAO P, et al. A systematic review and meta-analysis of clinical outcomes of vitrectomy with or without intravitreal bevacizumab pretreatment for severe diabetic retinopathy[J]. British Journal of Ophthalmology, 2011, 95(9): 1216-1222.

[25] RIBEIRO J A S, MESSIAS A, ALMEIDA F P, et al. The effect of intravitreal ranibizumab on intraoperative bleeding during pars plana vitrectomy for diabetic traction retinal detachment[J]. British Journal of Ophthalmology, 2011, 95(9): 1337-1339.

[26] YANG X, XU J, WANG R, et al. A randomized controlled trial of conbercept pretreatment before vitrectomy in proliferative diabetic retinopathy[J]. Journal of Ophthalmology, 2016, 2016: 2473234.

[27] ELSABAGH H, ABDELGHAFFAR W, LABIB A M, et al. Preoperative intravitreal bevacizumab use as an adjuvant to diabetic vitrectomy: Histopathologic findings and clinical implications[J]. Ophthalmology, 2011, 118(4): 636-641.

[28] AREVALO J F, MAIA M, FLYNN H W, et al. Tractional retinal detachment following intravitreal bevacizumab (avastin) in patients with severe proliferative diabetic retinopathy[J]. British Journal of Ophthalmology, 2008, 92 (2): 213–216.

[29] CASTILLO J, ALEMAN I, RUSH S W, et al. Preoperative bevacizumab administration in proliferative diabetic retinopathy patients undergoing vitrectomy: a randomized and controlled trial comparing interval variation[J]. American Journal of Ophthalmology, 183: 1–10.

[30] CHEUNG N, WONG I Y, WONG T Y. Ocular anti–vegf therapy for diabetic retinopathy: overview of clinical efficacy and evolving applications[J]. Diabetes Care, 2014, 37 (4): 900–905.

[31] SCHWARTZ S G, FLYNN H W. Endophthalmitis associated with intravitreal anti–vascular endothelial growth factor injections[J]. Current Ophthalmology Reports, 2014, 2 (1): 1–5.

[32] MEYER C H, MICHELS S, RODRIGUES E B, et al. Incidence of rhegmatogenous retinal detachments after intravitreal antivascular endothelial factor injections[J]. Acta Ophthalmologica, 2011, 89 (1): 70–75.

[33] LEE J W, PARK H, CHOI J H, et al. Short–term changes of intraocular pressure and ocular perfusion pressure after intravitreal injection of bevacizumab or ranibizumab[J]. BMC Ophthalmology, 2016, 16 (1): 69.

[34] ABEDI G, ADELMAN R A, SALIM S. Incidence and management of elevated intraocular pressure with antivascular endothelial growth factor agents[J]. Seminars in Ophthalmology, 2013, 28 (3): 126–130.

[35] DEDANIA V S, BAKRI S J. Sustained elevation of intraocular pressure after intravitreal anti–vegf agents: what is the evidence?[J]. Retina–the Journal of Retinal and Vitreous Diseases, 2015, 35 (5): 841–858.

[36] ZHANG Q, QI Y, CHEN L, et al. The relationship between anti–vascular endothelial growth factor and fibrosis in proliferative retinopathy: clinical and laboratory evidence[J]. British Journal of Ophthalmology, 2016, 100 (10): 1443–1450.

[37] HOMBREBUENO J R, ALI I H, XU H, et al. Sustained intraocular vegf neutralization results in retinal neurodegeneration in the ins2akita diabetic mouse[J]. Scientific Reports, 2016, 5 (1): 18316.

[38] ETMINAN M, MABERLEY D, BABIUK D W, et al. Risk of myocardial infarction and stroke with single or repeated doses of intravitreal bevacizumab in age–related macular degeneration[J]. American Journal of Ophthalmology, 2016, 163: 53–58.

[39] ZARBIN M A, DUNGER–BALDAUF C, HASKOVA Z, et al. Vascular safety of ranibizumab in patients with diabetic macular edema: a pooled analysis of patient–level data from randomized clinical trials[J]. JAMA Ophthalmology, 2017, 135 (5): 424–431.

[40] AVERY R L, GORDON G M. Systemic safety of prolonged monthly anti–vascular endothelial growth factor therapy for diabetic macular edema: a systematic review and meta–analysis[J]. JAMA Ophthalmology, 2016, 134 (1): 21–29.

10

第十章

# 糖尿病眼病的**围手术期管理**

如今糖尿病患者人数逐年增多，随着医疗技术及设备的发展，越来越多的糖尿病患者能够长期存活。由于病程和年龄的延长，糖尿病眼部并发症的发生比例也逐步上升，相当一部分患者需要眼科手术来处理糖尿病引起的白内障、玻璃体积血和糖尿病性视网膜病变。当糖尿病患者出现眼部并发症需要手术处理的时候，有时候全身病情会对手术造成很大的挑战。比如在准备行眼科手术时候发现血糖没有控制稳定，血压偏高，以及糖尿病肾病需要透析治疗，在这类患者身上进行眼科手术治疗糖尿病性视网膜病变将会非常棘手。这对糖尿病患者的围手术期处理提出了比一般患者更高的要求。

围手术期是指以手术治疗为中心，包括了手术前、手术中、手术后治疗的一段时期。在这一段时期对糖尿病患者进行的合适处理将对手术效果及预后起到关键作用。

## 第一节 糖尿病与手术的相互影响

### 一　手术分类

手术可分为小型手术、中型手术及大型手术。小型手术是指0.5～1h完成，局麻，不需禁食的无菌手术；中、大型手术是指1h以上，腰麻、全麻，需禁食，胃肠道或非无菌手术。对于眼科手术来说，白内障属于小型手术，简单的清除玻璃体积血的玻璃体切割术亦属于此范畴。复杂的糖尿病性视网膜病变手术时间需要2h以上，属于中大型手术。

### 二　血糖控制目标分层的概念

血糖控制目标分层的概念是由2013年中国成人住院患者高血糖管理目标专家共识所提出。具体内容：①一般控制：空腹血糖（FBG）或餐前血糖（PMBG）：6～8mmol/L；餐后2h血糖（2hPBG）或不能进食时任意时点血糖水平：8～10mmol/L。②宽松控制：FBG 或PMBG：8～10mmol/L；2hPBG 或不能进食时任意时点血糖水平：8～12mmol/L，特殊情况可放宽至13.9mmol/L。③严格控制：FBG 或PMBG：4.4～6.0mmol/L；2hPBG 或不能进食时任意时点血糖水平：

6～8mmol/L。中国成人围手术期住院患者高血糖管理目标见下表（表10–1–1）：

表 10–1–1　中国成人围手术期住院患者高血糖管理目标

| 病情分类 | 血糖控制目标 | | |
|---|---|---|---|
| | 宽松 | 一般 | 严格 |
| 择期手术（术前、术中、术后） | | | |
| 大、中、小手术 | √ | | |
| | 术前 HbA1C<8.5% | | |
| 精细手术（如整形） | | | √ |
| 器官移植手术 | | √ | |
| 急诊手术（术中、术后） | | | |
| 大、中、小手术 | √ | | |
| 精细手术（如整形） | | | √ |
| 器官移植手术 | | √ | |

（引自：中华医学会内分泌学分会：《中国成人住院患者高血糖管理目标专家共识》，《中华内分泌代谢杂志》2013年29期，第189–195页。）

## 三　糖尿病与手术之间的相互影响

### （一）麻醉及手术对糖尿病患者的影响

手术和麻醉的应激可改变肝脏葡萄糖生成和外周组织葡萄糖利用之间的精细平衡。手术及麻醉压力可刺激皮质醇、胰高血糖素、儿茶酚胺及生长激素的分泌增加，导致过度释放出白细胞介素–6、白细胞介素–1β和肿瘤坏死因子–α等炎性细胞因子。皮质醇可促进蛋白质、脂质分解代谢，促进糖异生，增加肝脏葡萄糖产生，引起血糖水平增高。胰高血糖素可促进肝糖原分解和糖异生，使血糖升高；还可促进脂肪分解，同时又能加强脂肪酸氧化，导致酮体生成增多。儿茶酚胺可增加胰高血糖素的分泌，抑制胰岛β细胞释放胰岛素，导致血糖升高。由于上述激素增加引起脂肪分解作用增强，游离脂肪酸浓度增高，可抑制由胰岛素刺激的葡萄糖摄取和限制葡萄糖转运活动中的骨骼肌细胞内信号级联反应。肿瘤坏死因子–α干扰葡萄糖转运蛋白–4受体的合成或易位，减低了外周组织对葡萄糖的摄取。手术的应激反应可能导致应激性高血糖；麻醉和手术可使原有代谢紊乱恶化，甚至出现急性并发症。麻醉、失血和抗感染用药有可能使原来处于边缘状态的心、肾功能失代偿发展。手术复杂性增加，住院期延长，感染及死亡的风险增高。

### （二）糖尿病对麻醉及手术的影响

必须充分认识到糖尿病也会对麻醉及手术造成相当的影响：①包括导致手术及麻醉意外风险增加；②由于组织修复能力减弱，切口不愈合；③免疫功能下降，易发生感染（全身、局部）；④发生低血糖；⑤微血管病变：肾脏病变→肾功能不全，大血管病变：心血管病变→心肌缺血、充血性心力衰竭、心律失常、高血压，脑血管病变→暂时性脑缺血、脑梗死、脑出血等，周围血管病变→动脉栓塞、深部静脉栓塞等。

### （三）糖尿病患者围手术期风险评估

包括病史和查体。血常规、尿常规、生化八项、肝肾功能、凝血指标、胸片、EKG。术前检查糖化血红蛋白HbA1C，血糖（空腹和餐后2h），监测4段微机血糖。注意尿糖、尿酮体、电解质，必要时可作血气分析，根据结果对患者各方面的状况和功能进行综合评价。其中高风险因素包括：术前空腹血糖（FBS）>13.9mmol/L；年龄>65岁，合并心血管疾病或肾功能不全；病程>5年；手术时间>90min或全麻。

根据2013年中国成人住院患者高血糖管理目标专家共识，对于普通大、中、小手术，术前FBG 应控制在10mmol/L 以下，餐后血糖控制在12mmol/L 以下，或HbA1C<8.5%。急诊手术，如血糖>10mmol/L，应予胰岛素纠正，同时注意有无酸碱、水、电解质紊乱。对于精细手术（如整形、眼科手术等），建议采用严格控制标准。另外，有文献提出眼科手术对患者的血糖要求更加严格，建议控制在5.8～6.7mmol/L。

第二节

# 围手术期处理

## 一 术前处理

对于病情轻、患病时间短、没有严重的糖尿病并发症的患者，若施行的是小型手术，不需要改变原来的口服降糖药物治疗方案。但若施行的是中大型手术，而患者本身是糖尿病长期患者，平常血糖控制不稳，或是合并有严重的糖尿病肾病导致的肾功能不全，需要透析，应该于术前使用胰岛素控制血糖稳定后再行手术。另外，若糖尿病患者拟行全麻手术，术前需禁食，亦需在术前改用胰岛素调整血糖。

胰岛素治疗方案为：三餐前短效胰岛素+睡前中长效胰岛素，或使用预混胰岛素每天2次。具体剂量根据血糖水平调整。因此，术前监测血糖是必须的。若血糖相对平稳，可监测4段血糖（3餐前+9PM），若血糖不稳，需测三餐前、餐后2h及睡前血糖，必要时测凌晨血糖。对于需要行急诊手术的糖尿病患者，术前监测血糖，若血糖偏高，需检查是否有酮体。对于血糖偏高的患者使用胰岛素治疗，若血糖很高，可使用小剂量胰岛素静脉滴注或微量泵推注[0.1 U/（kg·h）]，并密切监测血糖，观察血糖以4～6mmol/L的速度下降，当血糖降到13.9mmol/L，酮体消失，血气分析提示无酮症酸中毒情况下方可开展急诊手术。对于术前禁食的患者要暂停原来的餐前胰岛素，可静脉滴注葡萄糖+胰岛素，按一定比例使用可平稳血糖同时补充能量。

## 二 术中处理

对于小型手术，由于手术时间较短，可采取不影响患者正常进食和原术前降糖方案，大部分情况下并不需进一步特殊处理。对于中、大型手术的患者，手术时间长，全麻患者术中应予静脉补充葡萄糖并配以一定比例的胰岛素以控制血糖平稳。可采用双通道法或极化液法。双通道法是指开通两个静脉通道，一个通道静脉滴注葡萄糖，另一个通道使用微量泵推注胰岛素或静脉滴注胰岛素。此方法可灵活调整胰岛素用量，更容易调整血糖水平。极化液法是使用葡萄糖+短效胰岛素+氯化钾（10%葡萄糖500mL+短效胰岛素10U+10%氯化钾10mL）静脉滴注。但此方法不是个体化的，不是为精细控制血糖设计的。如果血糖很高，需重新配置加入更多胰岛素，极化液可能会加重低钠血症。对于全身麻醉的患者，每0.5 ~ 1h测一次血糖，根据血糖水平，调整胰岛素用量。全身麻醉患者一般由麻醉师监测血糖及调整胰岛素用量，手术医生一般不用太担心。但若是局麻下行复杂的、需时较长的玻璃体切割手术，主刀医生一定要在手术的同时兼顾到如何根据血糖水平调整胰岛素使用量的问题。

## 三 术后处理

对于小型手术的糖尿病患者，手术后继续沿用原血糖治疗方案，无须更改，部分患者会有一过性血糖升高波动，可临时加用一次短效胰岛素帮助控制血糖。对于中、大型手术的患者，手术后需继续监测血糖水平，根据具体情况调整胰岛素用量。例如对于糖尿病患者行复杂玻璃体视网膜手术后，由于应激反应及术中会使用地塞米松球结膜下注射，术后血糖几乎都会升高，这需要及时调整胰岛素用量，必要时请内分泌科协助处理。

## 四、糖尿病伴有全身并发症的处理

糖尿病患者在围手术期除了控制血糖，还有全身并发症需要重视，例如患者合并有糖尿病肾病肾功能不全所引起的肾性高血压是较难控制的，必须请肾内科协助处理。临床上作者经常见到平时血压控制还算平稳，当术前散瞳及患者紧张时，可导致血压短时间内飙升，收缩压可以从140mmHg，迅速上升到170 ~ 180mmHg，当患者躺上手术台上时，血压甚至会升到200 ~ 210mmHg，特别是局麻下行玻璃体视网膜手术时，这将迫使手术暂停，需请心血管内科医师会诊协助处理。在临床实践中，有相当部分的患者由于糖尿病病情严重，出现眼部严重并发症威胁视力，部分是独眼的患者，若不手术必然致盲。其中少部分患者在围手术期尽管采取各项措施均不能有效控制血压平稳、血糖或肾功能水平稳定。对此类患者进行眼科手术的风险很高，主诊医师必须充分跟患者和家属解释手术风险及预后，医患双方达成共识，取得患者及家属的理解，并请多学科会诊，以确定患者的全身情况是否适合进行眼科手术。若确定能进行手术，最好考虑在全麻下进行手术，术中让麻醉师控制血压、血糖等指标。若是在局麻下进行复杂的眼科手术，手术医生将不可避免地承担许多的超越眼科范畴的风险及责任。作者的临床实践证明，相当一部分患者在施行眼科手术后避免了盲的发生。

## 五、控制感染风险

糖尿病患者在围手术期重要的目标之一是降低发生感染的风险。由于糖尿病患者抵抗力较一般人差，容易受到外部或内源性感染，因此，术前要详细检查，排除感染因素，才能安排手术。对于有感染风险的糖尿病患者，术前半小时内可预防性应用抗生素。在手术过程中要注意无菌操作，手术切口需要缝合密闭，避免因切口闭合不佳致眼压偏低，导致细菌进入眼内引起眼内感染。临床上由此引起的眼内炎的病例并不特别少见，尤其容易发生在微创玻璃体视网膜手术中巩膜切口闭合不良而没有即时缝合的情况。因此，当术中发现切口密闭性不佳时，缝合1针将很有效地减低感染的风险。另外，术后要注意眼部的清洁换药；规则使用抗生素滴眼液、眼膏可有效控制术后感染的发生。

综上所述，糖尿病患者围手术期的处理至关重要，它是保证糖尿病患者手术顺利进行，获得理想手术效果的关键。认真仔细地执行围手术期的各项处理措施，将为手术的顺利进行及得到良好预后提供非常有益的帮助。

（黄中宁）

## 参考文献

[1] 中华医学会内分泌学分会．中国成人住院患者高血糖管理目标专家共识 [J]．中华内分泌代谢杂志，2013，29（3）：189-195.

[2] 王彤，肖新华．糖尿病患者围手术期的血糖管理[J]．中华内分泌代谢杂志，2010，26（6）：527-528.

[3] 韩萍．合并糖尿病老年病人围手术期处理[J]．中国实用外科杂志，2009，29（02）：115-117.

[4] 杨华，王保君，孔德兰．糖尿病人眼科手术的围手术期处理[J]．中国实用眼科杂志，2005，23（5）：540-541.

[5] Leung V，Ragbir-Toolsie K．Perioperative management of patients with diabetes[J]．Health Serv Insights，2017，10：1-5.

[6] Duggan EW，Carlson K，Umpierrez GE．Perioperative hyperglycemia management：an update [J].Anesthesiology，2017，126（3）：547-560.

[7] Duncan AE．Hyperglycemia and perioperative glucose management[J].Current Pharmaceutical

Design，2012，18（38）：6195-6203.

[8] Sebranek JJ，Lugli AK，Coursin DB. Glycaemic control in the perioperative period[J].Br J Anaesth，2013，111（Suppl 1）：i18-34.

[9] Pichardo-Lowden A，Gabbay RA. Management of hyperglycemia during the perioperative period[J].Curr Diab Rep，2012，12（1）：108-118.

[10] Dhatariya K，Levy N，Kilvert A，et al. British Diabetes Societies. NHS diabetes guideline for the perioperative management of the adult patient with diabetes[J].Diabet Med，2012，29（4）：420-433.

[11] Woo JH，Ng WD，Salah MM，et al. Perioperative glycaemic control in diabetic patients undergoing cataract surgery under local anaesthesia：a survey of practices of Singapore ophthalmologists and anaesthesiologists[J].Singapore Med J，2016，57（2）：64-68.

11

第十一章

# 糖尿病眼病的**中医防治**

中医称糖尿病为消渴病，由消渴病所致眼病，不仅有消渴内障，还有消渴翳障和其他与消渴相关的眼病，总称为消渴目病。消渴内障是因消渴日久，视衣（视网膜）受损的内障眼病。《三消论》指出："夫消渴者，多变聋盲"，说明消渴可引起眼病，并严重影响视力。消渴内障病程长，多为虚证。

糖尿病眼病是由糖尿病引起的眼部并发症，分别为糖尿病性视网膜病变、糖尿病性白内障、糖尿病性视神经病变、糖尿病性眼肌病变；糖尿病性视网膜病变相当于消渴内障，多为双眼先后或同时发病，对视力造成严重影响；糖尿病性白内障相当于消渴翳障，视力缓慢进行性下降；糖尿病性视神经病变相当于目系暴盲，视力急降；糖尿病性眼肌病变相当于风牵偏视，眼外肌麻痹导致双眼复视。

中医眼科对本病的病因及证治逐渐认识，认为本病的发生，阴虚燥热或脾肾虚弱为本，血瘀为标。素体阴虚，情志失调或劳伤过度可伤津化热，脾胃素虚或过食肥甘，或形胖湿盛均致运化失司。其病机多为阴虚—气阴两虚—脾肾亏虚，最终发展为气滞血瘀，痰湿互结，虚实夹杂。在治疗上，多分型诊治，从养阴化热、补肾健脾着手，根据病变发展的不同阶段，结合活血化瘀、化痰祛湿、软坚散结，同时还必须注意患者的全身治疗。在有条件的地方，对增殖型糖尿病性视网膜病变要适时进行视网膜光凝，中西医结合抢救视力。

## 第一节 消渴内障的诊断与治疗

### 一 病因病机

1. 病久伤阴，阴虚燥热，虚火上炎，灼伤目中血络。

2. 饮食不节，脾胃受损，气不摄血，血不循经，溢于络外，或水液外渗。

3. 阴虚日久，气无所化，目失所养，气虚帅血乏力，阴虚血行滞涩，目中瘀血阻络。

4. 消渴日久，累及肝肾，气虚渐重，阴损及阳，阴阳俱虚，目失温煦与濡养。

## 二 临床表现

### （一）自觉症状

早期眼部多无自觉症状，病久可有不同程度视力减退，眼前黑影飞舞，或视物变形，甚至失明。

### （二）眼部检查

眼底表现包括微动脉瘤、出血、硬性渗出、棉绒斑、静脉串珠状、视网膜内微血管异常、黄斑水肿、新生血管、视网膜前出血及玻璃体积血。根据眼底表现可分为非增殖型和增殖型。

### （三）实验室及特殊检查

1. 荧光素眼底血管造影（fundus fluorescein angiography，FFA） 可出现异常荧光，如微血管瘤样强荧光、毛细血管扩张或渗漏、视网膜无灌注区、新生血管及黄斑囊样水肿等，因此FFA可提高诊断率，有助于评估疾病的严重程度，并指导治疗，评价临床疗效。

2. 暗适应和电生理检查 可出现暗适应功能异常，表现为杆阈、锥阈升高；多焦ERG检查表现为黄斑区反应密度降低；标准闪光ERG检查a波、b波振幅降低；患病早期可见视网膜振荡电位（OPs）异常，表现为总波幅降低，潜伏期延长，由于OPs能客观而敏感地反映视网膜内层血循环状态，故能显示DR病程的进展和好转。

## 三 诊断依据与鉴别诊断

### （一）诊断依据

1. 确诊为糖尿病患者。

2. 眼底检查可见微动脉瘤、斑点状出血、硬性渗出、棉绒斑、静脉串珠状、视网膜内微血管异常、黄斑水肿、新生血管、视网膜前出血及玻璃体积血等。

3. FFA可帮助确诊。

### （二）鉴别诊断

本病需与络损暴盲进行鉴别，详见表11-1-1。

表 11-1-1　消渴内障与络损暴盲鉴别表

| | 消渴内障 | 络损暴盲 |
|---|---|---|
| 病因 | 消渴（糖尿病） | 高血压、结核等 |
| 眼别 | 双眼 | 多为单眼 |
| 视力 | 多缓慢下降，部分突然下降 | 多突然下降 |
| 视网膜 | 斑点状出血、水肿、渗出 | 火焰状出血、渗出 |
| 血管 | 微动脉瘤、静脉扩张 | 静脉扩张迂曲明显 |
| 新生血管 | 后期新生血管 | 可出现 |

### 四　治疗

临床上，全身整体与眼局部相结合的辨证方法，可取得良好的治疗效果。本病基本病机主要为气阴两虚、脾肾亏虚、阴阳两虚而致脉络瘀阻、痰浊凝滞，本虚标实当以益气养阴、补肾健脾、阴阳双补治其本，通络明目、活血化瘀、化痰散结治其标。临证时应在治疗消渴本病的基础上（控制血糖），以中医药辨证论治为主，适时采用眼底激光光凝或手术，提高疗效和减少失明。

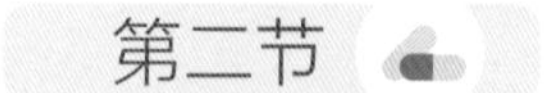

## 第二节　辨证论治

### 一　阴虚燥热证

主证：本病早期，视力减退，眼底见视网膜毛细血管静脉扩张，微血管瘤及出血灶，色鲜红。伴燥渴喜饮、消谷善饥，形体消瘦，咽干口燥，便干尿赤。舌红少苔，脉细数。

病机分析：本病早期多见阴虚燥热之征，肺胃有热则烦渴喜饮、消谷善饥、便干尿赤，舌红脉数；热盛伤阴，饮津不足则咽干口燥，形体消瘦，苔少、脉细；阴虚火旺，上扰清窍，灼伤脉络，则导致眼底出血，视力下降。

治法：滋阴清热，止血化瘀。

方剂：玉女煎合白虎汤加减。

药物组成：生地黄30g，生石膏30g，沙参10g，麦门冬10g，知母15g，黄芩10g，黄连10g，生蒲黄15g，女贞子15g，旱莲草15g，三七粉3g，甘草6g。

## 二 气阴两虚证

主证：本病病变发展，视力明显减退，眼前黑影飞舞。眼底见视网膜静脉扩张，微血管瘤，出血斑，硬性渗出斑，棉絮状白斑，或兼水肿，新生血管，视网膜前出血，玻璃体积血。伴神疲乏力，少气懒言，咽干口燥，五心烦热，自汗盗汗，肢体麻木疼痛。舌红少津，舌体胖大有齿痕，苔薄或花剥。或舌质紫暗，或有瘀斑，或舌下静脉怒张，脉细数无力。

病机分析：本病初起多阴虚燥热，燥热不仅伤阴，久则还伤气；阴津亏虚，气无所化，而致气阴两虚，血行无力，引起血瘀及出血。气虚则见神疲乏力，少气懒言，自汗，舌体胖大有齿痕；阴虚则见咽干口燥，五心烦热，盗汗，舌红少津；肢体麻木疼痛，舌质紫暗，或有瘀斑，或舌下静脉怒张；眼底：视网膜静脉扩张，微血管瘤，出血斑等。以上均为瘀血阻滞，目络瘀阻之征。

治法：益气养阴，活血明目。

方剂：生脉散合四妙勇安汤加减。

药物组成：黄芪15g，山药15g，玄参10g，苍术10g，沙参10g，麦门冬10g，五味子10g，生地黄15g，当归10g，金银花15g，丹参15g，赤芍10g，甘草5g。

## 三 肾阴亏虚证

主证：病变迁延，自觉视物模糊，眼内干涩不适。眼底可见微血管瘤、出血大部分吸收，渗出物减少。伴腰酸乏力，咽干口燥，夜尿多。舌红少苔，脉细数。

病机分析：肾为先天之本、水火之脏。久病及肾，阴虚日久必致肾水亏虚，肾阴虚则见腰酸乏力，咽干口燥，舌红少苔；阴虚无以制火，虚火上炎，灼伤目络，导致眼底出血而影响视力。

治法：滋阴益肾，活血明目。

方剂：六味地黄汤加减。

药物组成：熟地黄15g，山茱萸10g，山药10g，丹皮10g，泽泻10g，茯苓10g，丹参15g，葛根15g，菊花10g，枸杞子15g，菟丝子15g。

## 四 阴阳两虚证

主证：本症病变进一步发展，自觉眼前黑影较著，视力显著下降，甚至失明。眼底见微血管瘤、出血，渗出物、新生血管，玻璃体积血，增殖机化条索物。伴咽干口燥，五心烦热，潮热盗汗，畏寒肢冷，面色苍白无华，腰腹怕冷，夜尿频多，阳痿早泄。舌质淡红，舌体胖嫩，边有齿痕，苔薄白，脉沉细无力。

病机分析：肾为先天之本、元阴元阳之府，且阴阳互根、相生相成，阴虚日久，阴损及阳，导致阴阳两虚。肾阴虚则咽干口燥，五心烦热，潮热盗汗；肾阳虚则畏寒肢冷，面色苍白无华，腰腹怕冷，夜尿频多，阳痿早泄，舌质淡红，舌体胖嫩，边有齿痕，苔薄白，脉沉细无力。

治法：温阳育阴，活血化瘀，软坚散结。

方剂：桂附地黄汤。

药物组成：肉桂10g，制附子10g，熟地黄15g，山茱萸10g，山药10g，牡丹皮10g，泽泻10g，茯苓10g，丹参15g，葛根15g，泽兰10g，山楂10g，海藻10g，昆布10g。

## 五 其他治法

1. 中成药治疗

（1）芪明颗粒　口服，适用于肝肾不足、气阴两虚、目络瘀滞者。

（2）杞菊地黄丸　口服，适用肝肾阴虚者。

（3）复方血栓通胶囊　口服，适用于气阴两虚、目络瘀滞者。

2. 激光光凝治疗　全视网膜光凝主要适于临床分级第4～5级者，过早激光治疗弊大于利。糖尿病性黄斑水肿可作局部格栅样光凝。

3. 玻璃体切割术　用于大量玻璃体积血和/或有机化条带牵拉致视网膜脱离。

4. 针刺治疗　取睛明、球后、攒竹、血海、足三里、三阴交、肝俞、肾俞、胰俞等穴，可分两组轮流取用，每次取眼区穴1～2个，四肢及背部3～5个，平补平泻，留针30min，每天1次，10次为1个疗程。

# 第三节 经验方

## 一 糖网明方

本方为中国中医科学院广安门医院高培质研究员经验方。

组成：生黄芪30g，太子参15g，麦门冬12g，生地黄20g，黄精15g，当归15g，丹参15g，三七3g，枸杞子15g。

适应证：糖尿病性视网膜病变非增殖型、增殖型，中医辨证属气阴两虚者。

加减法：气虚重于阴虚者，生黄芪用量加倍或加用炙黄芪20g；阴虚重于气虚者，加天门冬15g、沙参15g；阳虚为主者，原方去生地、麦门冬，加川芎10g、桂枝10g；大便稀溏者，原方去生地、当归，加淫羊藿10g、苍术10g；玻璃体混浊者，加黑芝麻15g、桑叶10g、夏枯草10g。

## 二 固本通络汤

本方为浙江省中医院柏超然主任医师经验方。

组成：佩兰、黄芪各30～60g，生地黄30～90g，党参、玄参、天花粉、连翘各15～30g，乌梅、山萸肉（或五味子）各6～12g，酒蒸大黄3～6g，北细辛1～3g。水煎服，每天1剂。

适应证：糖尿病性视网膜病变。

加减法：玻璃体积血严重加茜草、生蒲黄、熟蒲黄、藕节、三七粉；增殖病变严重加晚蚕沙、鹿茸草；大便坚加芒硝；大便次数多加黄连；舌红口渴不饥加石膏，尿糖高加鸡内金粉、苍术；尿中出现蛋白加蝉衣、益母草；尿中出现酮体加黄连与干姜、紫草、金银花、黄芩、大青叶；血脂高者加马蹄、决明子、泽泻；血糖不降加玉米须、黑栀子、桑寄生；面色浮白、脉弱者加肉桂粉（桂枝）、附子。

### 三 明目地黄丸加减方

本方为天津中医药大学第二附属医院田芬兰教授经验方。

组成：生地黄12g，熟地黄12g，山茱萸10g，枸杞子12g，五味子10g，女贞子12g，红花6g，天冬10g，何首乌15g，茯苓10g，赤芍10g，牡丹皮9g，益母草10g，桃仁5g，夏枯草10g，胆南星5g，半夏5g，石菖蒲6g。水煎服，每天1剂。

适应证：糖尿病性视网膜病变。

加减法：眼底出血甚者加蒲黄、茜草、三七粉；气虚者加人参、黄芪、山药、白术、太子参、黄精；阳虚者加菟丝子、肉苁蓉、巴戟天；阴虚内热者加菊花、白蒺藜、决明子、密蒙花。

## 第四节 临证心得

### 一 辨病审因，积极治疗原发病

糖尿病的中医病因病机，主要包括三个方面：①饮食不节。多食膏粱厚味，损伤脾胃，致使脾胃运化不力，酿生内热，日久使体内津液干涸，所以发生“三多”症状。②情志失调。喜、怒、忧、思、恐、悲、惊七情失调，日久可以化火，内火旺则伤阴耗液致使津液干涸，从而发生消渴。③恣情纵欲。房事不节则伤肾，肾阴亏虚则火旺，以致消耗津液而出现“三多”症状。清代医家徐灵胎认为“三消一证，虽有上、中、下之分，其实不越阴亏阳亢，津涸热淫而已。”一语总结了糖尿病的中医发病机理，说明阴虚与燥热是糖尿病发生的主要原因，且互为因果。责之脏腑，则主要与肺、脾、肾相关，肺主气、敷布津液，肺病则气失固摄，津液失去敷布而不足，所以烦渴多饮；脾主运化，脾病则消化吸收功能障碍，以致多食而消瘦；肾主纳气，通调水道，肾病则气失摄纳，水道失司，出现多饮、多尿症状。总之，中医认为糖尿病的发生，在于肺、脾、肾功能失调，但其中主要又在肾，因为肾为先天之本、水火之脏，肾水亏虚，无以制火，火旺煎熬脏腑，灼于肺而作烦渴，蓄于脾而消谷善饥，伏于下焦则肾虚而多尿。所以糖尿病辨证重在辨脏腑、辨虚实，脏腑主要涉及肺、脾、肾，早期以肺、脾症状为主，后期以肾的病变为主要表现；虚实夹杂、迁延难愈则为本病的特点，虚主要指阴虚、气虚、阳虚，且渐次发展，实主要指燥热、郁火、瘀血、痰浊等。糖尿病性视网膜病变多见于糖尿病后期，临床多见阴津不足、肾水亏耗之体征。由于阴虚水亏，不能制阳，致虚阳浮越，犯于目窍而灼伤血络，使血溢脉外而出现视网膜出血与渗出等症状。由此可见，治疗本病必须追本溯源，积极治疗原发病。

## 二 病证结合，首辨脏腑和虚实

根据本病的病因、病机和病理特点，中医辨治在病证结合的基础上，重在辨脏腑和虚实，如前所述，脏腑以肺、脾、肾为主，虚实以阴虚和燥热为多。凡伴有咽干口燥，五心烦热，盗汗，舌红无苔、少津，脉细或细数者为阴虚，兼见耳鸣、耳聋、腰酸背痛或遗精者，为肾阴虚；兼烦渴、多饮，为肺阴虚；兼呕恶，舌绛无苔或剥苔，为胃阴虚。凡伴有气短、乏力，自汗，疼痛，大舌淡或胖，边有齿痕，脉细弱无力为气虚，兼见语声低微，懒言短气，为肺气虚；兼见面色萎黄，纳呆食少，浮肿，或便溏，为脾气虚。凡伴有气短乏力，肢冷畏寒，自汗，舌淡胖，脉沉细弱为阳虚，兼见耳鸣耳聋、腰脊酸楚，小便失禁，尿清余沥或阳痿，为肾阳虚；兼见便溏，腹中雷鸣，为脾阳虚。如出现口苦、口渴、多饮、舌干少津，为火旺，兼见口臭、消谷善饿、舌苔黄燥或黄腻为胃火；兼见咳嗽无痰或黄痰、烦渴、多饮为肺热。如出现肢痛、肢麻、半身不遂、面有瘀斑、舌黯、舌有瘀斑、脉涩为血瘀。需要注意的是，由于多数患者长期使用降糖药物，临床主观症状常不太明显，所以临床辨证时上述各种症状、体征不必悉具，但见2～3项即可作为辨证依据，在体征不明显时，舌、脉象改变常作为重要依据。

## 三 分期论治，辨证治疗出血灶

由于糖尿病患者眼底血管较脆，极易破裂出血，且反复发生，所以眼底出血是最常见且治疗颇为棘手的并发症，无论是非增殖型出血还是增殖型出血，就控制及减少出血而言，现代中医多采取分期辨证论治的方法，具有一定的特色和优势。

1. 出血初期宜凉血止血　出血初期多指新鲜出血，时间在半月内，为出血活动期，视网膜见点状、片状鲜红色出血，治疗以止血为要，可用生四物汤、生蒲黄汤等加减。若实火伤络者，多突然发病，出血量多，舌红苔黄，脉弦数，治宜清热凉血止血兼利水活血，可酌加白茅根、车前草、泽兰等；若虚火灼络者，多血色鲜红，量较少，伴见五心烦热，失眠多梦，口干，舌红少苔，脉细数，可酌加知母、黄柏、地骨皮、玄参等；若气虚不摄者，除眼底出血外，全身伴见神疲倦怠，气短乏力，舌淡苔薄白，脉沉，可酌加太子参、黄芪、山药、茯苓等。

2. 出血中期宜活血化瘀　多在出血后半个月至2个月，眼底出血停止，见血色暗红，或黄白色渗出，或玻璃体呈褐色，眼底窥不进。治疗主要从气滞血瘀、气虚血瘀两方面入手。眼底出血之病因多有瘀滞，并且在出血之后，常因视物不清或视物不见而更致心情抑郁，故此时治疗宜活血化瘀，兼以疏肝行气，方用桃红四物汤、血府逐瘀汤加减；气虚血瘀者，多见于体虚多病之人，治以益气活血，常用补阳还五汤、归脾汤加减。

3. 出血后期宜滋补肝肾　多在出血后2个月以后，病程日久，迁延难愈，久病多虚，累及肝肾，故出血后期多注重滋补肝肾，常用驻景丸或明目地黄丸加减。结合久病多瘀、痰瘀互结的理论，治疗上还应考虑瘀、痰二因，因眼内出血瘀积，日久不化而成瘀血，血病日久，可引起痰水为患，正如《血证论》所说："血积既久，亦能化痰"，在眼底具体表现为硬性渗出、机化形成。若为痰瘀互结者，以硬性渗出、机化物为主，可在滋补肝肾基础上加半夏、陈皮、桃仁、红花、丹参等。需要特别指出的是，由于本病肾阴亏虚的病机本质及视网膜血管较脆、容易出血的病理特点，临床须慎用活血化瘀药，一是不宜单用，多和养阴和血、益气摄血药同用；二是不用峻猛之品，如三棱、莪术、大黄、水蛭等，以免再次出血；三是不宜久用，活血化瘀药多系辛香温燥之品，久用耗阴伤气反受其害。

（詹宇坚　刘求红）

## 参考文献

[1] 高培质. 糖尿病性视网膜病变的中医辨证优势[J]. 北京中医药，2008，27：325-326.
[2] 柏超然. 糖尿病性视网膜病变的证治经验[J]. 江西中医药，1994，S2：76.

12

# 第十二章

# 糖尿病眼病患者的**饮食治疗**

在糖尿病综合治疗（饮食、药物、运动、自我监控与教育）的方法中，饮食治疗是各种类型糖尿病患者最基本的治疗措施。合理的控制饮食，有效地配合药物治疗，才能达到血糖控制的目标。

## 第一节 合理控制饮食

糖尿病患者的血糖如果长期得不到有效控制就会诱发各种并发症，特别是可以导致永久性失明的糖尿病性视网膜病变，因此了解糖尿病患者的饮食搭配并严格控制好摄入量是所有糖尿病患者必修的功课。对糖尿病患者而言，正确地吃饭，是调治糖尿病的关键环节，控制的好坏直接影响病情发展。

### 一 制订合理的饮食方案

可以请营养师根据每个患者的情况综合膳食结构，初步制订饮食方案，每个月再根据日常就餐情况、体力活动、血糖监测情况、胃肠道功能等，及时做出膳食调整。三餐分配要合理，血糖稳定时至少保证一日三餐，血糖波动大、易出现低血糖时可适当改为每天进餐5~6次，通过“少食多餐”，既保证了一天总摄入量，又可避免因一餐摄入过多导致血糖升高。

### 二 饮食控盐有讲究

很多患者经常说自己盐摄入量控制得很好，比如每次做饭都用限盐勺等，但却忽视了很多“含盐大户”，比如味精、鸡精、酱油、酱豆腐、酱菜、咸菜、泡菜、膨化食品等。所以，避免吃盐过多，应从两方面下手：一是少吃看得见的盐，二是少吃隐形盐。

### 三 合理搭配能量比例

合理控制总能量是糖尿病营养治疗的主要原则，以能维持或略低于理想体重为宜。蛋白质一定要占到每天总能量的1/3以上，每天脂肪摄入量不能超过30%。根据患者身高、体重、劳动强度计算出总热量。通过严格限制总热量以保持合理体质量，合理分配人体所需三大营养素（碳水化合物占总热量50%～60%，脂肪占总热量25%～35%、蛋白质占总热量15%～20%）和适量维生素、矿物质、食物纤维等，再根据食物交换份法制订出食谱，限制饮酒。

### （一）计算标准体重，明确体型

每天所需总热量需要通过标准体重和单位体重所需热量来计算，可以参照以下步骤：

1. 明确自己的标准体重　标准体重（kg）=身高（cm）−105

2. 评价自己是肥胖还是消瘦　通过低于或超过标准体重的百分数来衡量：

（1）肥胖　超过标准体重20%。

（2）超重　超过标准体重10%。

（3）消瘦　低于标准体重20%。

（4）体重不足　低于标准体重10%。

### （二）计算自己每天所需的总热量

根据自己的体型，在下表中找出每千克体重所需的热量，然后乘以标准体重得出每天的总热量。

表 12-1-1　每千克标准体重所需热量表

单位：千卡/（千克·天）

| 劳动强度 | 举例 | 正常 | 肥胖 | 消瘦 |
|---|---|---|---|---|
| 卧床 | | 15～20 | 15 | 20～25 |
| 轻体力劳动 | 办公室职员、老师、售货员、钟表修理工 | 30 | 20～25 | 35 |
| 中体力劳动 | 学生、司机、电工、外科医生 | 35 | 30 | 40 |
| 重体力劳动 | 农民、建筑工、搬运工、舞蹈者 | 40 | 35 | 40～45 |

### （三）把总热量换算成具体食物

营养师把含有90kcal热量的食物定义为一个单位，只要把总热量除以90kcal就可以换算出每天需要几个热量单位的食物。

举例：张先生，54岁，教师，体重80kg，身高170cm，被确诊为糖尿病，医生建议先进行饮食运动治疗，辅以药物治疗。

第1步：计算理想体重

【公式】理想体重（kg）=实际身高（cm）－105

张先生的理想体重应该为170－105=65kg，目前张先生的实际体重为80kg。[（80－65）÷65]×100%=23%，超过理想体重（65kg）20%，属于肥胖。

第2步：计算出总热量

张先生是教师，故属于轻体力工作者，而且属于肥胖，每天每千克体重所需热量为20～25kcal。

【公式】总热量=理想体重×每天每千克体重需要热量

张先生所需总热量为65×（20～25）=1300～1625kcal。

第3步：把热量换算成具体食物

确定热量单位（1300～1625）÷90=14～18份，张先生只要根据食谱进行搭配就可以，在搭配中按照碳水化合物占总热量50%～60%、脂肪占总热量25%、蛋白质占总热量20%的黄金比例，最终张先生的一天膳食框架如下表格：

| 主食类 | 蔬菜类 | 水果类 | 肉蛋类 | 乳类 | 油脂类 |
|---|---|---|---|---|---|
| 8份 | 1份 | 0份 | 3份 | 1.5份 | 1.5份 |

## 第二节 中医中药对不同证型糖尿病患者的饮食建议

糖尿病属于中医消渴病范畴，初病多以燥热为主，病程较长则阴虚与燥热互见，日久则以阴虚为主，进而可致气阴两虚，脉络瘀阻，最终导致气血阴阳俱虚之证，病位主要为肺、胃（脾）、肾。中医自古就有“药食同源”的说法，中医食疗在传统中医学理论指导下，以阴阳五行理论为基础，以五脏为中心，以辨证论治为原则，将不同食物进行合理配伍，能调节生理机能、辅助疾病治疗及促进机体康复，其理论沿革至少有3 000年历史。具有中医特色、口感好、味道鲜美、有效、个性化的糖尿病食疗药膳，不仅可以增强糖尿病患者体质，减轻病状，减少西药的毒副作用，更重要的是，它能提高临床治疗效果，帮助调控血糖。糖尿病临床上根据辨证分为不同的证型。

## 一 阴虚热盛型

见于消渴病早期未治或治疗效果不佳者。

1. 证候　烦渴多饮，易饥多食，乏力，急躁易怒，怕热心烦，失眠，溲赤或浊，量多，便秘，舌红苔黄，脉弦数或滑数。

2. 食疗原则　清热滋阴、益气生津润燥。忌食燥热伤津油腻之品。

3. 应用的药物和食物

药物：天花粉、黄柏、知母、葛根、天冬、麦门冬、西洋参、熟地黄、白芍、石斛、山药、玉竹、黄芪、党参、玄参、百合、太子参、石膏、乌梅、女贞子、地骨皮、北沙参、黄连、山茱萸、五味子、枸杞子、甘草、僵蚕、上杞菜、淡竹叶、川牛膝、茯苓等。

食物：黄瓜、猪瘦肉、苦瓜、白木耳、橄榄、木瓜、胡萝卜、桑叶、荔枝核、丝瓜、鲜藕、蛤蜊肉、蟹肉、茭白、田螺、豆腐、大麦芽、绿豆、菠菜、甲鱼、芦根汁、雪梨、海底椰、鸭肉、粳米、兔肝、乌鸡肉、无花果、燕窝、竹茹、鸭蛋、鲫鱼、蚌肉、绿茶、猪大肠、鲍鱼、响螺肉、莴笋、西红柿、豆浆、松菇、魔芋、带叶南瓜藤等。

4. 药膳举例

方1　麦门冬五味子瘦肉汤：麦门冬20g，苦瓜200g，五味子6g，猪瘦肉200g，葱花，调味品少许。每天1次。功效：滋阴清热，降糖，宁心安神。适用于心肺火旺证。

方2　葛根药芍粥：葛根粉20g，鲜山药50g，白芍6g，魔芋粉丝20g，胡萝卜10g，粳米50g，调味料适量。每天1次。功效：清热养阴生津，补血。适用于阴虚热盛夹瘀证。

方3　参竹老鸭汤：北沙参15g，玉竹10g，鸭肉250g，隔天1次。功效：养阴清热，润燥补虚。适用于肺胃燥热证。

方4　绿豆菖蒲粥：绿豆20g，干荷叶6g，石菖蒲10g，粳米50g。每天1次。功效：清热燥湿，化痰。适用于肺热津伤、痰热内结。

## 二 气阴两虚型

多见于病程较长，合并心血管病变及末梢神经炎之患者。

1. 证候　倦怠乏力，自汗盗汗，气短乏力，口渴喜饮，五心烦热，视物模糊，心悸失眠，溲赤便秘，肢体麻木，舌红少津或紫暗，舌体胖大，或有瘀斑苔薄或花剥，脉弦细或细数，舌下脉络Ⅰ~Ⅱ度迂曲。本证候既有肺、脾（胃）、肾三脏元气亏虚之征，又有五脏阴液内耗之候。

2. 食疗原则　益气养阴，燥湿清热，健脾益肾，活血化瘀，化痰通络。忌食燥热壅滞之品。脾胃虚寒慎用。

3. 应用的药物和食物

益气养阴、健脾补肾药物：人参、石斛、女贞子、党参、天冬、麦门冬、黄芪、熟地黄、黄精、山药、山茱萸、枸杞子、天花粉、葛根、茯苓、桑螵蛸、太子参、（炮制）苍术、鸡内金、灵芝、五味子。

活血行气、化痰通络并用药物：黄芪、苍术、白术、法半夏、瓜篓、鲜竹沥、石菖蒲、竹茹、酒大黄、干姜、甘草、茯苓、佩兰、陈皮、厚朴、山楂、鸡血藤、黄柏、怀牛膝、何首乌、绿豆衣、僵蚕、泽泻、丹参、鬼箭羽、赤芍、益母草、五加皮、当归、三七、川芎、水蛭、桃仁、红花、地龙、桂枝、路路通、锻龙牡等。

食物：老母鸡、猪（或鸭、鸡）胰子、猪瘦肉、黄鳝、兔肉、蛤蜊肉、乌鱼、牡蛎肉、海蜇、桑椹、桑叶、蜂乳、鸡蛋、大枣、黑米、紫红米、芥菜、慈姑、鱼肚、菱角、甘薯、斑鸠、黑木耳、白萝卜、芹菜、淡菜、鲈鱼、鲍鱼、红豆、腐竹、黑豆、黑芝麻等。

4. 药膳举例

方1　芪精黑豆粥：黄芪15g，制黄精10g，川芎6g，猪脊骨200g，黑豆100g。每天1次。功效：健脾补肾，活血化瘀，养阴生津降糖。适用于脾肾两虚证。

方2　参芪肉汤：党参20g，黄芪6g，白芍12g，魔芋粉丝20g，猪瘦肉100g，盐、油、鸡精适量。每天1次。功效：益气养阴养血。适用于气血两虚证。

方3　归参瓜蒌鳝鱼羹：黄鳝500g，当归10g，西洋参9g，山药15g，杏仁9g，麦门冬12g，全瓜蒌20g，生姜3片，大枣2个。功效：益气养阴，化痰通络。适用于气血两虚夹痰瘀。

方4　杞参炖兔肉：枸杞子20g，熟地黄10g，丹参10g，兔肉200g，姜10g，盐、油鸡精适量。每天1剂。功效：滋补肝肾，活血化瘀。适用于肝肾阴虚夹血瘀。

## 三　阴阳两虚型

多见于糖尿病后期合并肾病、脉管炎等。

1. 证候　形寒怯冷，面白无华，耳鸣腰酸，时有潮热，盗汗，四肢欠温，肢体微肿或麻木，大便溏薄，小便清长，阳痿早泄，舌质淡红，舌体胖嫩，边有齿印，苔薄白或白腻，脉沉细或细数无力或涩。

2. 食疗原则　益气温阳，滋阴补肾，清热解毒，行气利水。

3. 应用的药物和食物

药物：有熟地黄、山茱萸、桑螵蛸、枸杞子、菟丝子、制附子、党参、黄芪、白术、泽泻、水蛭、肉苁蓉、淫羊藿、乌梅、何首乌、当归、杜仲、冬虫夏草、益智仁、鹿角胶、茯苓、知母、山药、白芍、肉桂、桂枝、巴戟天、金樱子、炒芡实等。

食物：猪脊骨、海参、海马、黑豆、刀豆、乌鱼、甲鱼、虾、核桃肉、泥鳅、乌鸡肉、银鱼、栗子、牛尾巴、羊肉、老鸡、老雄鸭、猪腰、鹌鹑肉、枸杞叶、羊肾、韭菜、雪蛤膏、乳鸽、鲍鱼、鱼肚、猪小肚。

4. 药膳举例

方1　鲫鱼羹：鲫鱼500g，大蒜1头，黄芪15g，砂仁3g，陈皮5g，胡椒3g，荜茇3g等。隔日1次。功效：健脾温肾行气利水。适用于脾肾亏虚并水湿内停。

方2　参附茯苓老鸡汤：党参20g，茯苓10g，熟附子5g，黄芪15g，甘草3g，老鸡肉300g。分服，连用7天。功效：温肾阳，通心阳。适用于心肾阳虚证。

方3　黄鳝补肝汤：黄鳝300g，芦根15g，桑寄生25g，少许油、盐、鸡精，每天1次。功效：滋补肝肾，清热生津，降压、降糖及降血脂。适用于肝肾亏虚证。

方4　决明子丹参瘦肉汤：猪瘦肉250g，何首乌15g，枸杞子10g，决明子10g，山楂10g，丹参5g，调味料适量。每天1次。功效：滋养肝肾，活血化瘀。适用于肝肾阴虚，浊毒瘀阻证。

## 四　脾虚湿蕴型

1. 证候　口渴少饮，能食与便溏并见，或饮食减少，精神不振，四肢困倦，脘腹痞闷，舌质淡胖，苔白厚腻，脉濡滑或细滑。

2. 食疗原则　益气健脾，除湿降浊。

3. 应用的药物和食物

药物：黄芪、党参、葛根、佩兰、砂仁、芡实、豆蔻、山药、赤茯苓、苍术、白术、玉米须、厚朴、玄参、白扁豆、陈皮、鸡内金、神曲、草果、山栀子、甘草、藿香、莱菔子等。

食物：橘皮、冬瓜、鲫鱼、生姜、草鱼、蘑菇、莲子肉、芦笋、莲藕、蚕豆、佛手、山楂、赤小豆、萝卜、猪肚、茅根等。

4. 药膳举例

方1 麦门冬苦瓜汤：麦门冬20g，苦瓜200g，猪瘦肉100g。功效：滋阴清热，健脾祛湿降糖。适用于脾虚湿盛证。

方2 薏苡仁鲫鱼汤：薏苡仁15g，鲫鱼100g，葱、生姜、味精、食盐适量。功效：健脾祛湿。适用于脾虚湿盛便泻，食欲不振。

方3 薏楂苓萝汤：薏苡仁30g，山楂10g，茯苓9g，猪瘦肉50g，白萝卜250g。每天1剂，分2次服食。功效：益气健脾，除湿降浊。适用于脾虚湿蕴证。

方4 芪苓薏苡仁粥：黄芪15g，薏苡仁30g，茯苓15g，竹茹10g，陈皮3g，甘草3g，粳米50g。每天1次。温服。功效：益气利水，燥湿化痰。适用于脾虚湿蕴夹痰瘀。

综上所述，饮食治疗不仅可以有效控制高血糖，还能控制体重改善糖脂代谢。因此，治疗糖尿病的各种方案都离不开饮食治疗这一基本手段，其需要合理搭配各种营养，还要考虑到三大营养素的比例以及补充适当维生素和矿物质。糖尿病中医食疗通过调节人体阴阳平衡，纠正不足与偏亢，达到治病补虚，促进血糖、血脂达到或接近正常值，防止或延缓血管或神经系统并发症，特别是眼部并发症的发生和发展。

（岳丽菁）

## 参考文献

[1] 叶任高. 内科学[M]. 北京：人民卫生出版社，2006，922-924.
[2] 唐大寒，张胜康，夏冰. 成年糖尿病患者热能需要量计算方法的探讨[J]. 中国糖尿病杂志，2000，8（5）：289-291.
[3] 邓宝春，杨丽勤. 浅析糖尿病患者的饮食疗法[J]. 山西临床医药杂志，2002，11（6）：444-446.
[4] 张庆兰. 糖尿病的中医辨证分型[J]. 甘肃中医，2006，19（7）：6-7.
[5] 刘铜华，郑鸿雁. 糖尿病的中医食疗述要[J]. 国际中医中药杂志，2006，28（6）：371-373.